マインドフルネスの世界・ブック 1

瞑想はあなたが考えているものではない

なぜマインドフルネスがこれほど重要なのか

Meditation Is Not What You Think
Mindfulness and Why It Is So Important

ジョン・カバットジン［著］
Jon Kabat-Jinn
大野純一［訳］
Jyunichi Oono

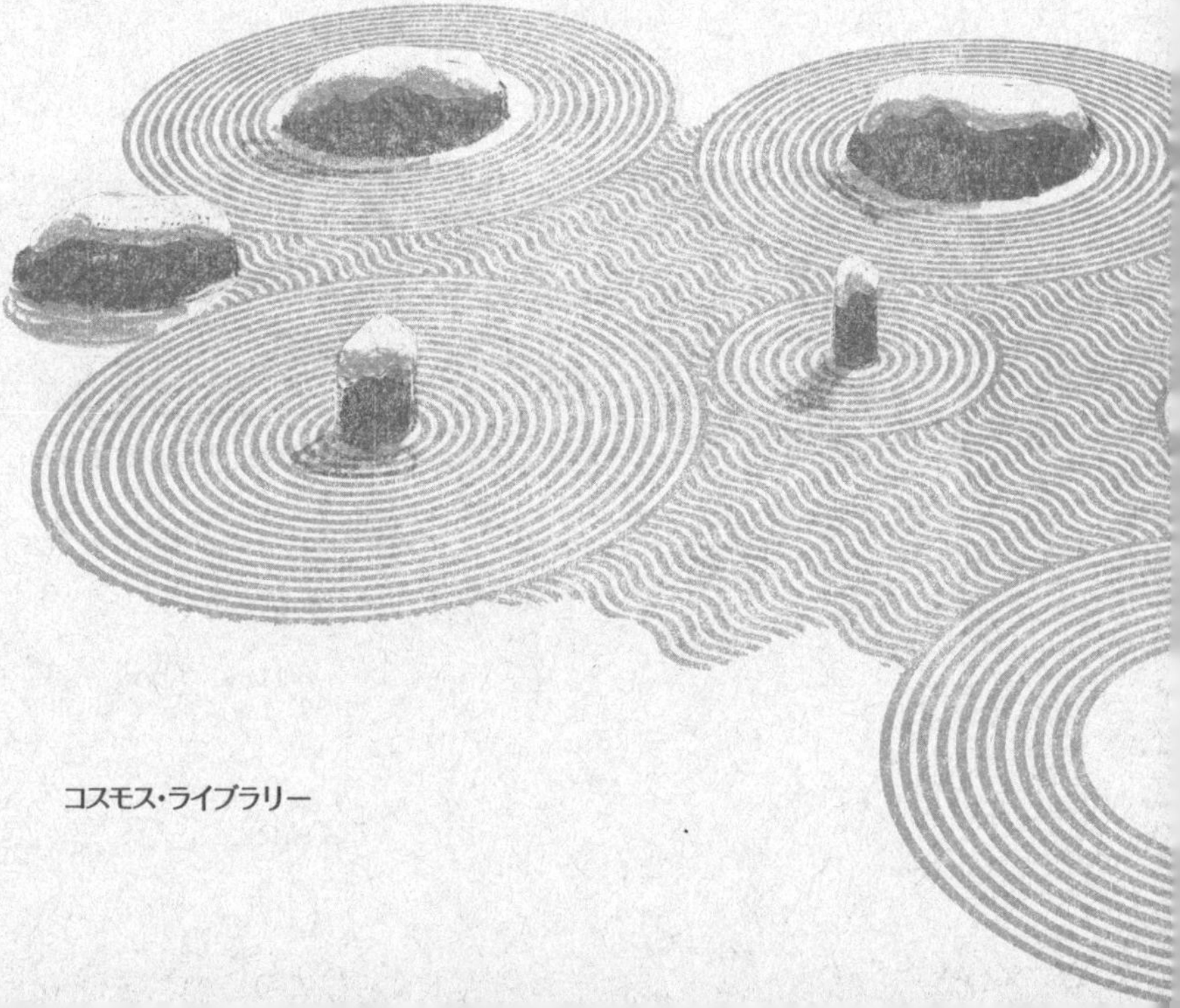

コスモス・ライブラリー

マイラへ

ステラ、アーシャ、トビーへ

ウイルとテレサへ

ノーションへ

セレナへ

サリーとエルヴィン、ハゥイーとローズを偲んで

全ての思いやり深い方々へ

可能であるもののために

ありのままのもののために

知恵のために

明晰のために

親切な心のために

愛のために

瞑想はあなたが考えているものではない
なぜマインドフルネスがこれほど重要なのか
マインドフルネスの世界・ブック1

目次

緒言

ところで瞑想とは何なのでしょう?

昨今、瞑想はとても通俗化されていて、とりわけその色々なイメージやそれへの一通りの言及、さらにはそれをテーマにしたポッドキャストやオンライン・サミットが溢れているので、人々が瞑想とは何か自分は知っていると思い込むことは珍しくはありません。が、実際には、また無理もないことながら、私たちの多くは依然として、瞑想とはどのようなもので、それが私たちに何をすることができるのかについてかなり狭い、または不完全な考えを抱いているかもしれません。私たちは「瞑想とは、もっぱら、床に座ったまま、ずっと自分の心《マインド》から全ての思考(想念)を効果的に払いのけ続けることである」とか、「瞑想から効果的な結果を得るには、それを長期間にわたって、しばしば実践しなければならない」とか、「瞑想は古来の伝統からの特定の信念体系や精神《スピリチュアル》／霊的な枠組みを採用することと密接不可分に結びついている」といった固定観念にあまりにも容易に陥りがちです。あるいは、「瞑想をすると体《ボディー》や心《マインド》や魂《ソウル》に摩訶不思議な効果が及ぼされる」と思っている人もいるかもしれません。こうした捉え方はいずれもそれなりの真実の要素を含んでいるものの、どれも正しく瞑想のことを伝えているとは言えません。

実際には、それよりずっと興味深いのです。

では、瞑想とはいったい何なのでしょう？　あなたの人生に瞑想を取り入れるということを、少なくとも試してみることに、なぜ意味があるかもしれないのでしょうか？　これがまさに本書のテーマです。

『瞑想はあなたが考えているものではない（Meditation is Not What You Think）』は、元々は『我に返る――マインドフルネスによって我々自身ひいては世界を癒す（Coming to Our Senses: Healing Ourselves and the World Through Mindfulness）』という題のより大きな本の一部として、二〇〇五年に出版されました。この出版を機に、マインドフルネスは、信じられないほど大々的に表舞台に登場するようになりました。世界中の何百万もの人々が、彼らの日常生活の一部として、形式的《フォーマル》マインドフルネス瞑想を実践するようになったのです。思うに、これは非常に有望な、大きな進展であり、長年にわたって多くの人々とともに待望し、その促進に努めてきたことです。

が、マインドフルネス瞑想が主流になるにつれて、必然的にある種の誇大広告や商業的利用やご都合主義が随伴するようになり、そして、その素養もほとんどなく、また訓練も受けていないままにそれを教えると主張する人々も現れています。また、たとえ誇大広告ではあっても、それを成功の証と見なすことはできますが、しかし自分の生きられる経験との一つの関わり方としてのマインドフルネス瞑想の大きな癒しと変容促進的な力《パワー》がより広く理解され、取り入れられていくにつれて、行き過ぎたそれが長続きせず、抑制されていくことを願っています。

瞑想とは、床や椅子にただじっと静座しているだけのことでは少しもありませんが、〝着席する〟ことは、文字通り、そして比喩的にもマインドフルネスの重要な要素です。本質的に、それは展開していくあなた自身の人生と、そして生得的な気づきの能力とのより大きな親密さを育み――また、気づきが実際にはいかに貴重であるにもかかわらず、見逃され、過小評価されている資産かを悟る――ための直接的で便利なやり方であると言い得るでしょう。

人生との恋愛

〝自分の人生において自分の席に着く〟という行為はまた、ある特定の種類の立場をはっきりさせることと見なされることもあり得ますが、それ自体が人間の知能／知性《インテリジェンス》の深遠な表現です。結局のところそれは、根本的な正気と愛の行為――つまり、私たちの瞬間を、本当にそれらの中に私たちを住まわせ、たとえほんの一瞬間だけでもその中に立ち寄らせることなく私たちを通過させてしまう、全ての行いを止める――ということです。その立ち寄りは極めてシンプルですが、しかし同時に、瞑想実践および一つの在り方としてのマインドフルネスを補強する、極めて根本的な行為です。それを学ぶことは容易です。それを行うことは容易です。が、この種の立ち寄りが、文字通りそして比喩的に全く時間を要せず、ただ思い出すことを要するだけであるにもかかわらず、それを実践するのを忘れてしまうこともまた等しく容易です。

幸いなことに、この、私たち自身の気づきの能力との親密さ《インティマシー》は、それが社会の様々な分野――学童から高齢者まで、学者からビジネス専門家まで、技術エンジニアから地域共同体《コミュニティ》の指導者や社会活動家まで、大学生から医学生、大学院生、（なんと！）政治家、さらにはあらゆるレベルのアスリートまで――に浸透していくにつれて、ますます多くの人々によって様々な形で取り上げられ、培われつつあります。そしてほとんどの場合、マインドフルネスは贅沢な嗜《たしな》みとか、一時的な流行としてではなく、私たちが人生を十分誠実に――言い換えれば、倫理的に――生きるためには絶対に必要なものかもしれないという認識の高まりを背にして、培われ、育まれつつあります。とりわけ、私たち全員が毎日、ぼんやりとした、だが不気味なほど大きなチャレンジに日々直面させられている一方、時間の中のこの瞬間に利用できる、等しく大きくて魅惑的な機会と選択肢に恵まれているのですから。すなわち、人という種に特有の盲目性の原因である、私たちの心《マインド》が勝手に設けた習慣的な制限や、私たちが自分自身に言い聞かせる、十分に真実とは言えない物語の正体を、ほんの一瞬間でも見抜き、それを超越することができる、そういう機会と選択肢に。この企ては、詰まるところ、一つの大きな死活に関わる冒険です――ちょうど人生と同じように浮き沈みに満ちた。しかし、この冒険とどのように関わり合うかを選ぶことが、この冒険、あなたの人生というこの冒険がどのように展開するかに大きな違いを生じさせ、そしてその中では、あなたが薄々感じている以上に、あなたには言うべきことが沢山あるのです。

形式的《フォーマル》瞑想を通して、および日々の生活や仕事の中での瞑想の両者においてマインドフルネスを育むための、多くの異なったやり方があります。これから見ていくように、形式的瞑想は座る、横になる、立つ、あるいは歩くなど、多くの姿勢を通して実践できます。そして私たちが〝非形式的瞑想実践《インフォーマル》〟と呼んでいるものが結局は真の瞑想実践なのですが、それは人生そのものにあなたの瞑想実践と同一の広がりを持たせ、また、望ましい、望ましくない、気づかれないものなど、人生で展開されるあらゆるものが真の瞑想カリキュラムであると認識することを含んでいます。このように大きな観点から瞑想を見る時、自分の心や人生や世界の中で起こるものは何一つ排除されることはなく、そしていかなる瞬間も起きていることに気づきを向け、それによって学び、成長、癒しをもたらすための完全な瞬間なのです。

やがて最も重要になるのは、自分にとって真正の、直観的にぴったり合い、信頼できる実践方法、すなわち、同時に、マインドフルネスを生み出した古代の伝統の本質に誠実でもあるそれを見つけ出すことです。

本書の目的は、あなたがただそのようにすること、少なくともあなたが生涯の冒険に着手するのを手助けすることです。もしあなたが初心者なら、どうすれば日常的な場でマインドフルネスを実践したらいいか学べるでしょうし、すでにそれに取り組んでいる人は、さらに実践を深めるよう願っています。いずれにせよ、あなたはそれを雑用や重荷、すでに超多忙なあなたの日々に追加されたもう一つの〝べし〟(should) としてではなく、一種の〝恋愛〟行為と見なすにはどうしたらいいかを学び、それによって、結局はあなたが生きるべき人生の中で深く生き始めるでしょう。数十年に及ぶ研究が示しているように、マインドフルネスは、一生涯直面するストレス、痛み、病気という課題に向き合い、それらを乗り超えるための強力な味方となるでしょう。

することとしないこと

時々、マインドフルであることは何かをすることのように思われます。また、時々、マインドフルであることは何もしないことのように思われることがあります。外から見ただけでは、本当はどうなのかはわかりません。しかし、何もしていないように見えたり、感じられても、実はそうではないのです。事実、それは〝すること〟では全くありません。少々狂っているように聞こえるかもしれませんが、マインドフルネス瞑想とは何かをすることや、どこかへ行き着くことの問題というよりはむしろ、私たちが持っている唯一の瞬間――この瞬間――に、〝在ること〟の中にただ立ち寄ることのそれなのです。どのようにあなたが在るか――任意の瞬間にあなたがどこにいようと――が、少なくともさしあたりは、十分に素晴らしいのです！　実際、あなたが自分自身に対して親切にし、何かを強いることがないまま、進んでその瞬間の中に気づきを保持する気になっているなら、それで完璧です。

マインドフルネス瞑想を定期的に実践することは、私たち自身の内側にあって、純粋な気づきを特徴づけている広大な寛容さに私たちが近づき、そして、世界の中での私たちの振舞い方を通じてそれを表現するのを助けます。そして、私たちが世界の中でどう振舞うかを通じてそれは表現されるでしょう。マインドフルネスの定期的な実践は、とりわけあなたがストレスや痛みに悩まされていたり、特に確信のなさや情緒的不安といった――もちろん私たち全員が、程度の差はあれ、人生における何らかの瞬間または時間に味わう場合に――あなたの人生を文字通り、そして比喩的にあなたに取り戻させることができるでしょう。

が、この瞬間に流行の先端を行っているマインドフルネスは、その好評または悪評にもかかわらず、何よりもまずは〝実践《プラクティス》〟であり、時々は根気がいるそれです。私たちのほとんどにとって、それは意図的かつ継続的な養成を要求します。そしてその育成は、定期的で規律正しい、純粋でシンプルな瞑想実践によって促進されます。また、シンプルであるとはいえ、必ずしも容易ではないことも時にはあります。それはやってみるだけの価値がある理由の一つです。時間とエネルギーを投資することは十分に有益です。それは癒しをもたらします。それは全面的に変容促進的効果を発揮することができます。マインドフルネスの実践が「自分の人生を取り戻させてくれた」と人々が言う理由の一つがここにあります。

マインドフルネス、主流になる

瞑想、とりわけマインドフルネス瞑想の実践が過去四〇年余りにかけて主流に躍り出たのには多くの理由があります。私は一九七九年にマサチューセッツ大学医療センターでMBSR（mindfulness-based stress reduction マインドフルネスストレス低減法）というプログラムを開発し、始動させ、それを教える世界中の同僚から成り、今も成長しているコミュニティの一員になるという光栄に浴したわけですが、理由の一つはその彼らとの仕事に関わっています。その後数年にわたり、MBSRは以下を含むその他いくつかのマインドフルネスに基づいた実践の開発や研究を鼓舞してきました。うつ病に対応したMBCT（mindfulness-based cognitive therapy マインドフルネス認知療法）、および人々が置かれているその他の環境に対応した、MBSRをモデルにした他の一連のプログラムで、科学的な研究によって価値や効果があることが示されてきたもの〔原注〕。

MBSRクリニックでの八週間一コースの形式での外来患者プログラムの当初の目的は、通常の医療には対応しておらず、それゆえ主流の医療やヘルスケアシステムから見落とされてしまう、慢性的症状を抱えた医療患者のストレス、痛み、そして病気にまつわる苦しみを軽減・緩和する一助としてのマインドフルネス・トレーニングの潜在的な価値を検証することでした。MBSRは、脱落しかかっている人々のための安全網《セーフティーネット》の役を果たし、自分自身がいる場所から出発して、より大きな健康と安寧福祉《ウェルビーイング》に向けた軌道に乗るために彼ら自身が何かをするよう働きかけるつもりだったのです。MBSRは新しい医療やセラピーを目指したものではありません。むしろ、それは自己教育的な公衆衛生への介入として目論まれ、より多くの人がMBSRを経験するにつれて、人類の正規分布曲線《ベルカーブ》をより大きな健康、安寧福祉《ウェルビーイング》、知恵の方向へ動かす可能性を潜在的に持っているかもしれない

〔原注〕部分的なリストは以下を含んでいます。MBCP (mindfullness-based childbirth and parentingマインドフルネス出産／育児); MBRP (mindfulness-based relapse prevention マインドフルネス再発防止）過飲対応; MB-EAT (mindfulness-based eating awareness therapyマインドフルネス食観セラピー）摂食障害対応; MBSPE (mindfulness-based sport performance enhancementマインドフルスポーツ成績増進); MBWE (mindfulness-based wellness educationマインドフルネスウェルネス教育); etc.

と見込まれたのです。私たちは、ある意味で、外来患者が、マインドフルネスの実践を通して彼らの内的資源を動員させることによって、彼ら自身の担当医や病院が彼らの患者のために行う処置とどのように協働したらいいかを教え、またそうすることによって通院せずに済ますことができるようになるかどうか、あるいは少なくとも、より良く自分自身の面倒を見、様々なレベルのストレスや痛みや、様々な健康上の課題や慢性的な状態に効果的に対処したり、それらを調節したりする新しいやり方を覚えることができるかどうか見てみるよう促してきたのです。

私たちは、八週間のプログラムの中で週六日、一日四十五分間、マインドフルネスを強調する瞑想を定期的に行った場合、それが参加者たちの生活の質（ＱＯＬ）や健康と安寧福祉《ウェルビーイング》に大きな違い（改善）を生じるどうかをできるだけ見て、確認することに関心を持っていました。予期した通り、プログラムの開始直後から大多数の参加者に違いが生じました。事実、私たち自身が、八週間を通じた参加者の変化を目の当たりにすることができ他のです。参加者たちは喜んで自分が経験している変化のいくつかをクラスで明かし、いかに元気づけられたかを打ち明け、そして私たちが収集したデータもそれを裏付けました。

一九八二年には、私たちは医学文献に載せた論文で自分たちの所見を共有し始めました。その後、数年のうちに他の科学者や臨床医たちも、科学界《コミュニティ》でマインドフルネスについてのますます厳格な研究に加わり、今では広範な知識群に追加しつつあります。

今日では、医療、心理学、神経科学だけでなく、他の多くの分野でマインドフルネスとその利用可能性への探求が活気を帯びています。そのこと自体、非常に注目すべきことです。というのも、未だかつて出会うことのなかった、人間の知識の二領域が合流していることをそれは表しているからです。すなわち、一方には医学と科学が、他方には古代の黙想的実践が。

二〇〇五年一月に『我に返る（Coming to Our Senses）』が出版された当時は、医学文献と科学文献に載せられた論文で〝マインドフルネス〟をタイトルに含むそれらは百四十三本しかありませんでした。その数は、二〇一七年までに発表されたマインドフルネスに関する三千七百三十七件の論文の三・八%に過ぎません。この間に、医学と科学の中に、あらゆるものに及ぼされるマインドフルネスの効果――（神経可塑性《ニューロプラスティシティ》と呼ばれている）脳が自らを作り直す（再形成する）驚くべき能力への効果から、（エピジェネティクスと呼ばれている）遺伝子とその調節機能へのそれ、テロメア［訳注］ひいては生物学的なエイジングへのそれ、また私たちの思考と感情（特に躁鬱、心配／不安、嗜癖／依存に関わるもの）へのそれ、ならびに家庭生活、仕事生活、社会生活へのそれにまで及んでいる、あらゆるものへの効果――を検証するという、より広範囲に及ぶ一大分野が出現したのです。

新たな時代のための新たなフォーマット

以前述べたように、本書『瞑想はあなたが考えているものではない Meditation Is Not

［訳注］テロメア (telomere) は真核生物の染色体の末端部にある構造。染色体末端を保護する役目をもつ。telomere はギリシア語で「末端」を意味する τέλος (telos) と「部分」を意味する μέρος (meros) から作られた語である。末端小粒《まったんしょうりゅう》とも訳される。(Wikipedia)

What You Think』は、元々は『我に返るComing to Our Senses』というより大きな本の一部として、二〇〇五年に出版されました。以来起ってきたあらゆることを考慮すると、その本を新しい世代の読者のために、より短めの四分冊にすることが役立つのでないかと私は考えました。たった今、あなたはその四分冊のうちの第一巻（ブック1）を手にしていらっしゃり、ここまで読み進めてきたからには、瞑想全般に、また特にマインドフルネス瞑想に多少興味を持っておられるのではないかと推測します。が、たとえあなたが瞑想にさほど興味が湧かなくても、心配ご無用です。あるいはあなたの人生に瞑想というーーこなさねばならない、そのための時間、貴重な瞬間など自分は持ち合わせていないと思い込んでいるーーものを追加することにいささか怯えたり、家族や友人にどう思われるか気がかりになったり、そもそも形式的《フォーマル》瞑想などという考え自体があなたを尻込みさせたり、もっともらしいが、非実際的に聞こえるなどと思われるかもしれません。仮にそうかもしれなくても、心配する必要はありません。それは問題ではありません。なぜなら瞑想、特にマインドフルネス瞑想は、実は〝あなたが考えているものではない〟からです。

瞑想は、あなたと思考との関係それ自体を変容させることができます。私たちは、あまりにもしばしば、自分の思考は単に思考であって、真理であるよりはむしろ、気づきの分野における事象に過ぎないということを忘れて、それらに閉じ込められてしまいがちです。が、むしろ瞑想は、あなたがすでに持っていて、利用することができる異なった知能《インテリジエンス》の一つーーただし一つーーをあなたが味方にするのを助けることができるのです。ですから、本書の内容はマインドフルネスの〝何？（what?）〟と〝なぜ？

（why?）〟から成っている言っていいかもしれません。

シリーズの二巻目（ブック２）『深く目覚めるために（Falling Awake）』は、日常生活の中でマインドフルネスを体系的《システマティック》に育むにはどうしたらいいかを詳しく探査しています。マインドフルネスが持っている癒しおよび変容促進力は、実践それ自体の中にあります。マインドフルネスは技法《テクニック》ではありません。それはあなたの内面的および外面的経験の全体性との賢明な関係における一つの在り方《ビーイング》です。そして、それはあなたの感覚の全て――後述するように、五つよりずっと多くあります――が、とてつもなく大きい、決定的に重要な役割を果たすことを意味しています。ですからこの第二巻では、形式的瞑想の実践と一つの在り方としてのマインドフルネスの〝いかにして？（how?）〟の詳細が扱われていると言えるでしょう。

三巻目（ブック３）の『マインドフルネスの持つ癒しの力（The Healing Power of Mindfulness）』は、実は、マインドフルネスの〝約束（promise）〟についてのものです。マインドフルネスの持つ潜在的な利点について、私が直接関わった二つの研究を含め、非常に幅広い観点から探求しています。私は、二〇〇五年以降に発表された新しい科学的な研究結果のすべてを確かめた訳ではありません。すでに分量があまりにも多い上に、日々新しい結果が発表されているからです。が、主要な動向はこの巻の「緒言」に要約されており、最近の極めて刺激的ないくつかの研究にも言及しています。

この、シリーズ第三巻はまた、科学を超えて、私たちを啓蒙し癒しを与えてくれるかもしれない、種々様々な視点や状況に内在している美や詩をも喚起します。その一部は瞑想の伝統に基づいた、特に禅、ヴィパッサナー、ゾクチェン、ハタヨガなどで、これらは私が瞑想を始めた二十一歳の頃に個人的に深く感銘を受け、マインドフルネスを私自身の人生の中に統合するように私を駆り立ててくれました。それらは全て、私たちに内在する相互関連性や具現化された目覚め／覚醒状態の価値を指し示しています。それらに備わっている力強い視点や洞察、実践は何世紀にもわたって私たち人類に受け継がれてきました。それは今日ますます精彩を放ち、繁栄している、人間としての素晴らしい系統《リネージ》に他なりません。

四巻目（ブック4）の『全ての人のためのマインドフルネス（Mindfulness for All）』は、あなた自身の人生の中でのマインドフルネスの実現――単に個人としてだけでなく、人類という拡大家族の一員として、できるだけあなた自身のやり方でそれを現実のものにするという意味での実現――に関するものです。この本では個人的体よりも、集合的体、および私たちが過去四十年あまりにわたり医学で学んできたこと、さらには人類が数千年以上にわたる黙想的伝統から学んできた、今この瞬間に地球に生きているホモ・サピエンス・サピエンス＝人間としての私たちにとって本質的な価値を持っているかもしれないものにより多くの焦点を当てています。それはまた、生きそして呼吸する独特な人間存在としてのあなた自身の潜在可能性だけでなく、あなたがあなた自身の目覚め／覚醒／能力を体現し、創造性、寛大さ、配慮、安らぎと共にあり、そして、そうすることがごく自然に生じさせる知恵を享受する時に、より大きな世界であなたが占める場所をも呼び起こします。ですからこの巻の内容は、個人の実現だけでなく、より大きな社会やホモ・サピエンス・サピエンス＝人間の規模での十分な潜在可能性への目覚めを含んでいます。

私の願いは、これらの四巻を通じて、マインドフルネスが持っている時間を超えた力と、私たちが今日置かれている世界の中でそれが述べられ、培われ、適用されることができる多くの異なったやり方で新しい世代に紹介することです。実際私は、未来の世代が彼らが置かれている状況にふさわしい、彼ら自身のやり方で、多くの新しい応用や取り組み方《アプローチ》を開発し、実施していくことと信じています。今日、私たちの世界には地球温暖化に対する新たな認識、不当な人的犠牲（損失）、戦争による破壊、制度化された経済的不正、人種差別、性差別、年齢差別、暗黙の偏見、セクシャルハラスメントや性的暴力、いじめ、ジェンダー・アイデンティティの課題、サイバーハッキング、注意を引くための果てしない競争（いわゆる〝アテンション・エコノミー〟［訳注］）、全般的な礼節の欠如、政府内および政府間での極端な分極化や扇動《デマ》、ならびにその他多くの戦慄すべきことがある一方で、歴史の始まりからいつも、この上ない美が、人生の一部として私たち人間に常に随伴してきました。

同時に、本当は何も変わらなかった、という見方を肝に命じておくことも重要です。フランス人が好むことわざにあるように――*"Plus ça change, plus s'est la meme chose."*（変われば変わるほど、変わらないのだ／いくらうわべが変わっても、本質は変わ

［訳注］人々の関心や注目の度合いが経済的価値を持つという概念。インターネットの普及が、情報量の爆発的増加と情報そのものの価値の低下をもたらし、情報の優劣よりも注目を集めること自体が重要視され、資源または交換財になるという傾向を指す。1997 年に米国の社会学者 M ＝ゴールドハーバーが提唱。関心経済。

らない)。貪欲、憎悪、妄想/思い違いは、太古の昔から人間の心の中で働いてきていて、果てしない暴力や苦しみを引き起こしてきました。ですから私たちは、今、この瞬間、この地球上で、自分自身のため、そして世界のためにそれらを断ち切るという、難しい仕事をあてがわれています——もしもこの道をあなたが選ぶならば。また、同時に、人間の心が奥底からおのれ自身を知る時、私たちが太古の昔から美、親切、優しさ、創造性および洞察力を知ってきたことがわかります。寛大さ、親切、優しさ、同情《コンパッション》/慈悲心もまた、常に人間の本性および人間の状態の不可欠の部分でした。卓越した芸術作品、音楽、詩、科学、そして知恵および内面的/外面的な平和が広く行き渡る可能性もまたその部分だったのです。

現在の瞬間が気づきに抱きしめられる時に発揮する力

マインドフルネス、同情《コンパッション》/慈悲心、知恵がこれまで以上に重要になっていることに疑問の余地はありません——たとえマインドフルネスの本質が今もまたこれまでも時間を超えていて、この瞬間および何であれ他の任意の瞬間への私たちの関係に関わっているとしても。過去はこの現在の瞬間においてしか私たちに利用できません。同様のことが、私たちが延々と心に思い描き、コントロールしようとする、まだ見えない未来に繰り広げられることにも言えます。もし未来が違ったものになって欲しいのであれば、そのためにあなたが持っている唯一の梃子《てこ》は、現在の瞬間を住処《すみか》にして十分に、つまり、マインドフルにそしてハートフルに生きることです。それは、それ自体が〝することdoing〟です――たとえそれが〝しないことnon-doing〟に見えようと。すると、まさに次の瞬間が新しい可能性でいっぱいになるでしょう。なぜなら、その瞬間にあなたが進んで姿を現したからです。今この瞬間を住処にして、それを十分に生きなさい。そうすれば、まさに次の瞬間（未来）は既に違ってきます。今の各々の瞬間は分岐点です。次の瞬間にはどんなことでも起こり得ます。しかし何が起こるかは、あなたが進んで十分に目覚め、そして気づいているかどうか、また、どの程度までその気になっているかにかかっています。時には知恵や同情／慈悲心《コンパッション》、正義や自由のために行動することも重要です。しかし、行動それ自体は、私たちがそれを私たちの〝あること《ビーイング》〟それ自体から出てくるようにさせない限り、無思慮《マインドレス》で愚かしいものになる可能性があります。もしもそうした可能性がないように気をつければ、全く異なった種類の行為（〝すること《ドゥーイング》〟）――私たちが〝賢い行動《ワイズ・ドーイング》〟または〝賢い行為《ワイズ・アクション》〟と呼ぶことができるでしょう――マインドフルネスの炉で成形された本物《オーセンティック》の行為が現れるでしょう。

時計を見てみると、不思議なことに、秒針が毎瞬毎瞬〝今〟を刻んでいることに気づくでしょう。一つの実践としての、また、一つの在り方としてのマインドフルネスに着手し、そうすることで学び、成長し、癒し、変容するという生涯の旅を始め、あるいは再開し、あるいは活力を与え直すのに、〝今〟以上の好機はあるでしょうか？　同時に、逆説的ではありますが、あなたはどこにも行くことはないでしょう。なぜなら、あなたはすでに全体《ホール》であり、すでに完全《コンプリート》であり、充溢《フルネス》の中ですでにあなた自身だからです。マインドフルネスはあなたを改善するためのものではなく、それはあり得ません。あなたはすでに全体であり、すでに完全であり、（全ての〝欠点《インパーフェクション》〟を含めて）すでに完璧《パーフェクト》なのです。むしろそれは、あなたの思考する心《マインド》の中の小賢しい部分がまさにこの同じ瞬間にしている反論にもかかわらず、まさにこの瞬間にあなたはすでに全体であり、すでに完全であることを認識することを含意しています。それは、あなたの人生という一回限りのそれを生きるチャンスをあなたが持っている間に生きることの十分な大きさと可能性を取り戻すことに関わっています。そしてそれから、任意のまたあらゆる瞬間に、それを潜在的には無数にある創造的なやり方の一つまたはそれ以上に絞り込んで、気づきの中で具体的に生きてみるのです。この、人生の中で目覚めかつ気づくという在り方《ウエイ・オブ・ビーイング》の中には、とてつもなく大きな選択の自由と創造性があるのです。

進化の弧

マインドフルネスの実践は数千年前のインドや中国の文明に遡り、ブッダに先んじてさえいますが、しかしそれを極めて明確に、綿密に述べたのは、ブッダと、何世紀にもわたって彼の先例に倣った人々でした。ブッダはマインドフルネスのことを、苦しみからの解放へと至る「一本道」だと語りました。これまで見てきたように、マインドフルネスは一つの在り方、人間の目覚め／覚醒状態の本質を常に見直し、何度も綿密化し続け、新しい課題に直面しながら、それを新しい時代と文化の中で具現化していく在り方と考えることができるでしょう。〝マインドフルネス〟という言葉は、何世紀にもわたり成長してきた後、今や互いに密接に関わり合っている惑星的存在としての私たちの人生に固有の全体性を認識するのを助けるため、新しいやり方を見出し、新しい形式を帯びつつある、〝人間の知恵の進化の弧〟を表すものとされ始めており、それゆえ、それは、極めて若く早熟な種としての私たちの継続的な成長を育んでくれるものと受け止められつつあります。

科学者と瞑想者との間で行われている研究や交流、対話を通じて、また、多くの異なった伝統や文化からの多様で献身的で、十分に訓練された、ますます増えつつあるマインドフルネス教師の仕事を通じて、私たち人類は未だかつてないほど妥当なやり方でマインドフルネスを理解し、その潜在的な治癒的で変容促進的な効果を見出し、また新しい分野でそれらを施すための新たなやり方を見出しつつあります。世界中の政治家や政府でさえ注目し、その育成や実践に携わり始め、地域共同体《コミュニティ》や国の健康を促進するためのマインドフルネスの可能性に基づいて政策を策定し始めています――ただし、彼らが私たちと同じように人間らしく振る舞い、社会の中で組織的に公民権を奪われたり、権利を与えられていない人々に大きな救いの手を差し伸べるなど、状況によって社会の大義のために行動ができるような場合を除き、政治家を過信すべきではないでしょう。

課題《チャレンジ》、そして切なる願い

最終的には、最も重要な課題《チャレンジ》は私たち全員がほんの少しでもいいからより多く目覚め、文字通りまた比喩的にも我に返ることだ、とあなたは言うかも知れません。程度はどうあれ、できる限り、欲するだけ我に返ること、特に、マインドフルネスが、人間存在としての私たちの中で最も深い、最善の部分との恋愛であると悟る時に。その時私たちは、私たちのすべての感覚を介して、見られるべくここにあるものを見、感じられるべくここにあるものを感じ、より多く気づくようになるための、より良い位置にあることでしょう。人間の経験の全てが、あなたの人生により十分に招き入れられ、気づきの中に保持され、そして一生の実験または冒険として、あなたがチャンスを持っている間に何が展開するかを見てみるよう待ち受けています。ますます拡大していく志向性と具現される目覚めのサークルにようこそ。

あなたのマインドフルネスへの関心と理解が一瞬また一瞬、一日また一日と育ち、開花し、あなたの人生と仕事、家族と地域共同体《コミュニティ》、そして私たち全員が属しているこの世界に滋養を与え、活気づけてくれますように。

二〇一八年一月二十四日
マサチューセッツ　ノーサンプトンにて
ジョン・カバットジン

イントロダクション

生涯を通じたチャレンジ——より大きな健康と健全さへ向かう旅への誘い

もうどうしてよいか分からないというそのときこそ、
ほんとうの仕事と出会っている。
また、もうどちらに向かうべきか分からないというそのときこそ、
ほんとうの旅が始まっている。

ウェンデル・ベリー〔訳注〕

あなたがどう思うかはわかりません。ただ私自身は、私たち、この惑星上の生きものは重大な岐路に立たされているように感じています。異なった様々なことが待ち受けている可能性があり得るのです。世界は燃えており、私たちのハートもまた然り。それは、恐れや不確実性に苛まれ、確信をすっかり欠いたまま、しばしば熱情的ではあるが、しかし軽率な激情に振り回されているのです。この岐路において

〔訳注〕ウェンデル・ベリー（Wendell Berry, 1934 年 8 月 5 日 -）は、アメリカ合衆国の小説家、詩人、環境活動家、文化批評家、農家。
　1934 年、アメリカケンタッキー州生まれ。ケンタッキー大学、スタンフォード大学で学んだ。多数の小説、短編、詩とエッセイが刊行されている。(Wikipedia)
　訳詩は「維摩と語る vimala.exblog.jp」から転載させていただいた。

私たち自身ひいては世界をどのように見ることができるか、それが今後の物事の展開に大きな違いを作り出すことでしょう。

個人として、また社会としての私たちの未来の瞬間に何が現れるかは、私たちが本来持っている今この瞬間に気づくという比類のない能力をいかに適切に使えるかに大きくかかっているでしょう。それは、私たち自身および世界の中の善い、美しい、健全な全てのものを守り育むことを通して、私たちの人生および時代の根底にある苦悩や不満、そしてあからさまな〝不-安心〟(dis-ease)を癒すために何を選択するかによって形作られるでしょう。

個人および種としての私たちに突きつけられている課題は、「感覚を呼び覚ます」という意味で、我に返ることができるかどうかだと思います。まだほとんど気づかれず、理解されていないと思いますが、この方向に向かって大きなムーブメントが世界中で起こりつつあると私は考えています。多くの困難に世界が直面しているさなかにあっても、人間の創造性や善意や思いやりの細流や小川は、暖かな覚醒、慈悲、知恵の大河へと合流しつつあります。種として、また私たち個人のプライベートな人生において、この冒険がどこへ向かうのかは未知です。あるいは、ある一日から翌日へとどう向かうかさえわかりません。私たちが今巻き込まれているこの集合的な旅の目的地は、特定されているわけでも、あらかじめ決まっているわけでもありません。つまり、目的地はなく、旅そのものだけがあるのです。私たちが今現在直面しているもの、およびどのようにこの瞬間を保持し、そして理解するかが次の瞬間、またその次の瞬間に現れるものを形作り、しかも、あらかじめ決められていないやり方で形作られるのであって、つまるところ、あらかじめ決めることはできず、謎めいているのです。

が、一つのことは確かです。この旅では私たちの誰もが、地球上のあらゆる人が同伴者だということです。それを好もうと好むまいと、それを知っていようと知っていまいと、それが計画通りに進展していようと、していまいと。人生とはこんなものだと受け止めて、それを生きることに挑むことが、まるで本当に重要なことであるかのように受け止めることが求められているのです。ただし、人間である以上、それについての選択は私たち一人ひとりにかかっています。私たちは、検証されないまま頑強に居座り続け、歪んだ夢や潜在的な悪夢へと私たちを閉じ込めている勢力や習慣に、なすすべもなく押し流され続けることもできれば、それらに対して目覚め、刻々に起こっていることを、「好む」と好まざるとにかかわらず、それらが開示されることに関与することもできます。私たちが目覚める時にのみ、私たちの人生は真実《リアル》なものになり、そして、個人的、集合的な妄想、病気、苦しみから解放されるチャンスさえ持つのです。

数年前、ある瞑想教師が、ほぼ完全に無言のままの十日目のリトリートの折に、こう切り出しました。「世界はあなたをどのように扱っているのですか?」私は、事態はうまくいっているといった趣旨のことを呟きました。すると彼はこう私に尋ねました。「では、あなたは世界をどのように扱かっているのでか?」

私は不意を打たれました。そんな質問をされるとは思いもよらなかったのです。彼が一般的な意味でそれを言っていないことは明らかでした。それは心地よい会話ではありませんでした。彼はその場所で、リトリートのその日に、その時の私には意味がないように思えた、取るに足りないとさえ思えるやり方で尋ねていました。私は、自分がこのリトリートに来ることで、多かれ少なかれ「世界」を離れ去ったように思っていたのですが、しかし彼のコメントは、そもそも世界から離れ去るということなどなく、私がそれとあらゆる瞬間に、この人工的に簡素化された環境においてさえ、どのように関わるかが重要であることを納得させてくれました。実際それは、私がその場所にいることの究極の目的のために欠かせないものでした。その瞬間私は、そもそもの最初からなぜ私がそこにいるのか、瞑想とは本当は何であったのか、そしてその根底にある、私はこの人生で本当は何をしているのか、といったことについて学ぶべきことが多くあることを悟ったのです。

長年にわたって、徐々に、私には二つの問いは実際には同じコインの異なる側面であるという、明白なことがわかってきました。私たちは、すべての瞬間に世界と親密に関わり合っています。その関係性のギブアンドテイクが私たちの人生を継続的に形成しています。それはまた、私たちがその中に住み、私たちの体験が展開されるこの世界を形作り、輪郭をはっきりさせていきます。大抵の場合、私たちは人生のこの二つの側面、世界が私をどう扱うのか、そして世界を私がどう扱うのか、を別個のものと見なしています。私たちが自分たちのことを自力では行動できないプレイヤーであり、まるで世界は「外側」のみにあって「内側」にはないという思い込みに、いかに容易に囚われるか、気づいたことがあるでしょうか？　私たちはしばしば、まるで外側と内側との間に大きな分離があるかのように行動することに気づいているでしょうか？　両者の間にはごく薄い細胞膜程度の分離はあるかもしれない、が、実際には全く分離がないと経験が教えてくれるにもかかわらず。たとえ外側と内側の間の親密な関係性を感じるとしても、それでもなお、私たちは自分の人生が実際にいかに世界に影響を与え、それを形作っているか、また、世界が、あらゆるレベルでの互恵と相互依存の共生ダンス《シンビオティック・ダンス》の輪の中で私たちの人生をいかに形作っているかに対して極めて鈍感／無神経でありえます。そして、その鈍感／無神経さは、自分たちの身体（body）と心（mind）の親密さ、そして心身が経験していることへのそれから、私たちがどう家族の成員と関わっているかへのそれ、さらには私たちの購買習慣から、テレビで見たり、見なかったりするニュースについてどう考えるかへのそれ、そしてより大きな〝集合的体〟(body politic）の世界の中でどう行動するのか、しないのかへのそれに及んでいるのです。

その鈍感／無神経さがとりわけ厄介になるのは、私たちがしばしばすることですが、物事を一定のやり方、「私のやり方」(my way）で無理強いする時です。なぜなら、その時には、程度の違いはあれ、物事の進み具合のリズムの乱れがもたらす潜在的な暴力性が顧みられなくなるからです。遅かれ早かれ、そのような強制は互恵性を、ギブ・アンド・テイクの美しさを、ダンスそれ自体の複雑性を否定します。私たちは、知らず知らずのうちに、人を苛立たせます。そのような鈍感／無神経、そのような噛み合わなさ（out-of-touchness）が、自分自身の諸々の可能性から私たちを孤立させます。

私たちは、ある瞬間に物事が実際にはどうなっているかを、多分そのようであって欲しくないので、正直に認めることを拒み、また私たちは、ある状況や関係性を、自分の思いどおりにならないことへの怖れゆえに、無理やり自分の望みどおりのそれにしようとします。そう試みている間中、実際には自分が本当はどうしたいのかわかっておらず、ただわかっているつもりでいるだけだということを忘れているのです。そして私たちは、このダンスがシンプルでありながら極めて複雑なものであること、また、私たちが怖れの面前で崩折れる代わりに、自分の真実を他人に押し付けたりせず、自らが生きるようにし、何かに対して長きにわたり厳格なコントロールを及ぼすための限られた能力を乗り超え、断ち切る時、新しい、興味深いことが起こるということを私たちは忘れているのです。

　個人としても種としても、私たちはもはやこの互恵性と相互関係性という根本的な特性を無視し続けることはできないでしょう。また、私たちがそれぞれに特有のやり方で、自身の深い望みや意図に本当に忠実である時、いかに興味深い、新しい可能性が現れるかを無視することはできないでしょう。時には、それがいかに不思議で不可解に感じられるとしても。科学、哲学、歴史、霊的《スピリチュアル》伝統を通して、私たちは次のことを理解するに至りました。つまり、個人としての私たちの健康や福祉、幸福、生殖細胞系の連続性、その中では私たちは束の間の泡に過ぎない、あの生命の流れが、未来の世代にとっての生命の付与者であり、世界の建設者である私たちが、その生命を永らえている間に、自分自身の人生をどのように生きるか、その選択にかかっている、という。

　同時に、一つの文化として、私たちが住むこの地球そのものが、その上の被造物や文化財の保全は言うまでもなく、社会的存在としての私たちの集合的な行動を通しての、同様の選択に大きくかかっている、ということがわかってきたのです。

ほんの一例を挙げるならば、一部の目立った例外を除いて、今や多くの人が知り、評価していることですが、地球の気温は、少なくとも四〇万年前まで正確に遡って計測されることができ、温寒両極点値の間を変動してきたことが示されることができます。最近まで私たちは相対的に温暖な時期にあり、地球がこれまでに経験したその他の温暖期より暖かくなったことはありませんでした。が、私は、二〇〇二年、ダライ・ラマと科学者のグループとの間のミーティングで次のことを学び、愕然としました。過去四十四年間で大気中のCO_2レベルは18パーセント跳ね上がり、南極の雪の結晶中の二酸化炭素により計測したところ、過去十六万年の中での値より高いレベルでした。しかもそのレベルはますます高い比率で上昇し続けています〔原注〕。二〇一五年、二〇一六年、二〇一七年は、過去最も温暖な年になりそうです。

劇的で警鐘的な最近の大気中CO_2の上昇は、もっぱら人間の活動のせいです。気候変動に関する政府間パネル（IPCC）は、もし抑制されない場合、二一〇〇年には大気中CO_2レベルは倍増し、その結果、地球の平均温度が著しく上昇する可能性があると予測しています。その帰結は、私たち誰もが知っているように、夏期の北極において既に開水域《オープン・ウォーター》があり、両極圏で氷が溶け始めており、そして地球上の氷河が急速に消え始めていることです。世界中の気候を不安定化させる混沌とした変動のあり得る帰結は、ぞっとさせないまでも、考えさせられます。事実私たちは、その不安定化の結果としての、深刻な暴風の増加と都市への打撃を目の当たりにしています。また、本来的には予測不可能ですが、こうした結果には、

〔原注〕Steven Chu, Stanford University, Nobel laureate in physics, Mind and Life Institute, Dialogue X, Dharamsala, India, October 2002。

比較的短期間での海面の著しい上昇や、世界中の沿岸部にある都市や居住地での洪水の可能性も含まれます。もし海面が五〇フィート上昇したらマンハッタンがどうなるか想像してみてください。バングラディッシュ、プエルト・リコ、その他沿岸の国々、都市や島について考えてみてください。そこでは海面が上昇し、より深刻な気候の変化がすでに感じられています。

　こうした気温や気候パターンの変化は、人間の活動の一つの側面が地球という体全体の動的なバランスを著しく損ねているという点で、一種の地球の自己免疫疾患の兆候、多くのそれの中のほんの一つだと言いうるでしょう。私たちは知っているでしょうか？　気遣っているでしょうか？　それは他の誰かの問題でしょうか？　〝彼らの〟問題でしょうか？　その〝彼ら〟が誰…科学者、政府、政治家、公共事業者、自動車産業…であれ？　もし私たちが本当に一つの体《ボディー》の部分であるならば、この問題に対して集合的に我に返り、ある種の動的バランスを取り戻すことはできるでしょうか？　種としての私たちの活動が自分自身の生命だけでなく、次世代の生命を、そして事実、その他の多くの種の生命をも同様に脅かしている仕方に対して、私たちはそうできるでしょうか？

　思うに、他者や環境との関係性という外側の世界においてだけでなく、私たちの思考や感情、切望や恐れ、希望や夢といった内的な世界において私たちが既に知っていること、感じていることに注意を払うべき時期が来ているのです。私たちは、誰であれ、どこに住んでいようとも、誰もが一定のことを共有しています。私たちはほとんどの場合、平和裡に人生を送りたい、自分の憧れや創造的な衝動を追求したい、より大きな目的のために意味深いやり方で貢献したい、ありのままの自分として適応し、所属し、評価されたい、個人そして家族として繁栄したいという望みを共有しています。また、目的がしっかりした、相互的尊敬の念を持った社会の成員として、個人としての動的なバランスを保つことで健康に生きたいという望みを共にしています。さらに、私たちの相違を尊重し、互いの創造性を最大限伸ばし、私たちの存在と幸福に必要不可欠なものを脅かす理不尽な害を免れ、未来の可能性を最適化する、〝公共の福祉《コモンウィール》〟と呼ばれていた集合的な動的バランスの内に生きたいという望みを共有しています。

私見では、そのような集合的な動的バランスは天国のように感じられ、あるいは、少なくとも家でくつろいでいるように感じられるでしょう。私たちが、内面的にそして外面的に、本当の意味で平和を持ち、そして知る時、それこそが平和の感覚なのです。それこそが健康の感覚なのです。本物の幸福とはそうした感覚です。それは、最も深い仕方で家でくつろいでいるような感覚です。それが、私たち全員が本当に欲しがって追い求めてきたものなのではないでしょうか？

皮肉なことに、そのようなバランスは既にここに、すぐ目の前にいつでもあります。それは些細なことのようで、実はそうではなく、そして希望的観測、厳格な、または独裁的な支配、理想郷《ユートピア》とは全く無関係です。私たちが自分の体《ボディー》に、心《マインド》に、そして日々年々私たちを前進させる力に、つまり私たちの動機、生きる価値があり、取り組みを必要としているものについての私たちのビジョンに波長を合わせる時、そのようなバランスは既にここにあるのです。それは見知らぬ人同士の間で、家族の間で、戦時下の敵同士の間でさえ起こる、小さな優しさの行為の中にあります。私たちがペットボトルや新聞紙をリサイクルする都度、水を節約しようと考える都度、近隣住民への気遣いある行為を誰かと一緒にする都度、減少する自然区域やこの惑星で共生している他の種の保護活動をする都度、それはいつでもここにあります。

もしも私たちがこの惑星の自己免疫疾患によって苦しんでいるならば、またその自己免疫疾患の原因が人間の活動や心《マインド》の状態から派生しているのであれば、そのような状況に対する最も効果的なアプローチについて、最先端の現代医学から何を学ぶことができるのか、私たちはよく調べてみるといいでしょう。過去四十年間に医学は、心《マインド》／身《ボディー》医学、行動医学、心身《サイコソマティック》医学、統合医療など様々な名称で知られている分野での研究と臨床実践の注目すべき開花のおかげで、私たちが〝健康〟(health)と呼んでいる、身体《ボディー》と心《マインド》(いかにもぎごちない、人工的な区分ですが)の両方を含む神秘的で動的なバランスは、維持的で、回復的で、治癒的な性質を備えた注意(attention)によって高められることが判明しています。私たちの奥深く、ハートや骨髄には、動的で活力に満ち、内なる平安や幸福、単なる概念的思考を遥かに超えた、大きな多重知能(multifaceted intelligence)が内在していることがわかってきたのです。その能力を動員し、洗練させて、活用すれば、私たちは肉体的、感情的、精神／霊的《スピリチュアル》に、今よりずっと健康になるでしょう。そして、ずっと幸福に。私たちの思考もまたより明晰《クリアー》になり、心《マインド》の中の嵐によって苦しめられることも減るでしょう。

この、注意を払い、賢く行動する能力は、もし私たちにやる気《モチベーション》があれば、夢想だにしないほどに培われ、養成され、洗練され得るでしょう。悲しいことに、そのやる気は、しばしば、私たちが個人として、致命的な病気や、体《ソマ》や精神《サイキ》に激痛を負わせるかもしれない、系《システム》へのひどいショックをすでに体験した時に初めて起こります。ストレス低減クリニックでMBSRプログラムを施される私たちの患者の多くのように、技術を重視した医学がいかに素晴らしかろうと、それは完治を希少なものにし、治療をしばしば現状を維持するための後衛的行為に格下げしてしまうという大きな限界があるという事実に私たちが目覚める時に初めて、効果的な治療法があるかどうかを見つける気になるのかもしれません。

「緒言」でも触れたように、医学、神経科学、エピジェネティクスにおける新たな進展は、人間であるおかげで私たち誰もが共有しているように思われる資源《リソース》、一生にわたり学習し、成長し、癒し、変容するための、生得の深い資源を私たちが動員することができることを示していると、誇張なしに言い得るでしょう。これらの能力は私たちの染色体に、遺伝子に、ゲノムに、脳に、身体に、心《マインド》に、さらに私たちお互い同士そして世界との関係性の中に織り込まれています。私たちはそれらに、私たちがどこにいようと、そこからそれらにアクセスすることができます。また、それは常にここにおいてであり、私たちが常に持っている唯一の瞬間、常に今においてなのです。どのような状況に置かれていようと、長く続いているものであれ、最近現れたものであれ、〝良い〟、〝悪い〟、〝醜い〟ように見えようと、希望があろうとなかろうと、原因が内側にあるように見えようと、外側にあるように見えようと、私たち全てに癒しと変容の可能性があるのです。これら内的な資源は私たちの生得権です。それらは私たちから少しも分離しておらず、それゆえ一生を通じて利用できます。私たちの見方や行動におけるより大きな知恵へ向かい、私たち自身と他の生き物へのより大きな慈悲に向かって学び、成長し、癒し、動くことは、種としての私たちのまさに本性なのです。

それでもなお、これらの能力は明らかにされ、開発され、利用される必要があります。そのようにすることは私たちの時代に突きつけられた課題《チャレンジ》であり、つまり、それは私たちが持っている瞬間を最大限活用するためのチャンスなのです。一般に、私たちが持っている瞬間はいとも容易《たやす》く見逃されたり、好ましい、また好ましくない代物《しろもの》でいっぱいになっています。が、人生が進展していく中で、実際には、生きるための瞬間以外の何ものも私たちは持っておらず、それらの瞬間のために実際にいることは贈り物であり、そうしていると興味深いことが起き始めるということを悟ることは、等しく容易です。

時代が突きつけているこの課題《チャレンジ》、私たちに与えられているこれらの瞬間の只中で学び、成長し、癒し、変容する力を育むことを選ぶことはまた、生涯の冒険でもあります。それは私たちが本当は誰であるかを悟り、そして自分の人生を、それがあたかも本当に重要だと思って生きることへと向かう旅として始まります。実際にそれは重要です――私たちが考える以上に。私たち自身の喜び、幸福感や達成感も必然的に開花しますが、それは自らの楽しみや達成のためだけではなく、私たちが考え得る以上のものなのです。

より大きな健康と健全さないしは正気へと向かうこの旅は、私たち誰もがすでに持ち合わせている資源／能力を動員させ、開発／発展させることによって促進されます。そして最も重要なのは注意を払う能力、とりわけ、私たちの人生の様々な側面のうちの、今まであまり多くの注意を向けてこなかった、というか、私たちが長い間無視してきたかもしれない側面に注意を向ける力です。

注意を払うことは、気づき《アウエアネス》という、私たちが人という種として潜在的に持っている、個人的および集合的な学びと変容への力を言語を介して識別するという特徴を洗練させ、培います。私たちは、仏教徒たちがそれ自体で独立した感覚と見なしている心《マインド》の力と相まって、五感によって成長し、変化し、学び、そして物事を直接感知することによって気づくようになっていきます。私たちは自身の経験のいずれかの側面が相互関連性の果てしない織物の中に在り、それらのいくつかは当面のまたは長期の安寧福祉《ウェルビーイング》にとって極めて重要であることを知覚できるようになります。確かに、そうした関連性の多くはすぐには見極められないかもしれません。それらは、今のところ人生という織物の中で多かれ少なかれ隠れているものの、やがて発見されるのを待っているのかもしれません。たとえそうだとしても、これら隠れた次元、あるいは〝新しい度合いの自由〟と呼ばれ得る次元は、私たちが潜在的に利用できるものであり、もし私たちが、びっくりするほど複雑だが、しかし根本的には秩序正しい宇宙に、世界に、国や地理に、社会領域に、家族に、そして心《マインド》と体《ボディー》という、私たち自身を位置づけ方向づけるものへ意図的に注意を向けることによって、畏敬の念と優しさを込めて、意識的な気づきの能力を高め、その気づきの中に留まり続けるなら、それは次第に姿を現すでしょう。

そしてこれらは全て、私たちが知っていようがいまいが、好もうが好むまいが、あらゆるレベルにおいて絶えず流転し、変化しており、それによって私たちに多くの意外なチャレンジや機会を提供し、目覚め、そして、より明瞭に見るようになり、行為におけるより大きな知恵の方に向かって成長し、そして、習慣的に「我が家」から、そして静けさと安らぎから遠ざかっていて騒々しい、心の痛ましい苦しみを和らげさせたりしてくれるのです。

この健康と健全さないしは正気への旅は、死の床の上でようやくではなく、むしろ実際に生きている間に、人生の豊さに目覚めることへの誘《いざな》いに他なりません。まさにヘンリー・デビッド・ソローが『ウォールデン』で雄弁に警告したように。

私が森に入ったのは、人生の本質的な事実のみと向き合うため、慎重に生き、それが教えなければならないこと、教える必要がないことを見極めたかったからであり、今はの際にその真相を発見したかったからではない。

実際、十分に生きることなく死ぬこと、自分本来の人生へと目覚める機会があるのに、そうしないまま死ぬことは、現代においては、ソローの時代におけるよりも遥かに大きな、私たち誰にとっても進行中の由々しいリスクになっているでしょう。とりわけ、現代における私たちの習慣の自動性や、物事の容赦ない進展ペース、さらには、私たちにとって最も重要なものかもしれないが、同時に、私たちの人生では少しもそう思われないものに対する関係の中に蔓延する傾向があるマインドレスネス（軽率、不注意）を考慮すれば。

が、ソロー自身が忠告したように、賢明でハートが開かれた注意をするという、私たちに生来備わった能力に立脚することを学ぶことは可能です。まずハートと心《マインド》の両者の広大で広々とした気づきを味わい、その中に住まうことは可能であり、かつ極めて望ましいと彼は指摘しました。そのような気づきは、適切に育まれるならば、私たちに識別力や包容力を与え、習慣化した思考パターン、習慣化した感覚、習慣化した関係性のベールや制約から、さらにはそれらに付随した、しばしば荒れ狂った、破壊的な精神状態や情動《エモーション》から私たちを解放し、それらを乗り越えさせることができるでしょう。そうした習慣は、過去によって、つまりは遺伝によるだけでなく、トラウマ、恐れ、信頼や安心の欠如、ありのままの自分として認められ、尊重されないことからくる無価値感、あるいは過去に受けた侮辱、不正、抗いがたい、圧倒的な傷への積年の怒りといった経験を通じて、常に条件づけられています。にもかかわらず、それらは私たちの視野を狭め、理解を歪める習慣であり、もしも注意を向けられないまま放置されれば、私たちの成長や癒しを阻害します。

文字通り、そして隠喩《メタファー》としても我に返り、感覚を呼び覚ますためには、大規模には人という種として、またより小規模には一人の人間として、私たちは先ず身体《ボディー》という、生物学的な感覚、そして私たちが心《マインド》と呼んでいるものが起こる場所に返る必要があります。身体はほとんどの人が無視している場所です。私たちは、かろうじてその中に住んでいるかもしれませんが、ほとんどそれに注意や敬意を払おうとはしません。私たち自身の身体は、奇妙にも、見慣れた、同時に見慣れない風景です。それは、私たちの過去と、私たちが直面したもの次第では私たちが時々恐れ、忌み嫌いさえしたりするかもしれない領域です。またある時には、それは私たちがすっかり魅了されてしまう何かで、身体のサイズ、その格好、その重量、または外見によって取り付かれ、無意識的にですが、一見して果てしない自己没入とナルシシズムに陥ってしまう危険さえあります。

私たちは、個々人のレベルでは、過去四十年にわたる心身医学の分野での多くの研究から、大きな困難に陥っていたり、チャレンジに直面したりしている最中でさえ、身体と心の中にある程度まで平安を保ち、より大きな健康、安寧福祉《ウェルビーイング》、幸福、明晰さを得られることを知っています。MBSRを通して、既に何千人もの人々がこの旅に乗り出しており、彼ら自身にも、また彼らの人生や仕事を共にしている他の人々にも顕著な利益が出ていることが既に報告され、今もなお報告され続けています。そのようなやり方で注意を払い、それによって隠れた次元および新しい度合いの自由へと入り込むことは、選ばれた少数のための道ではないということを私たちは知るようになりました。誰もがそのような道に乗り出し、その中で大きな利益と慰安を手に入れることができるのです。

我に返るというのは、今ここにいて、ただ目覚めているというだけの、あっという間の仕事です。が、逆説的にも、それはまた一生の仕事でもあります。「我に返る」という語句《フレーズ》のあらゆる意味で、私たちはそれを〝命懸け〟で引き受けるのだと言うことができるでしょう。

いずれかおよび全てのレベルでの、我に返る冒険に伴う第一歩は、気づきそれ自体との親密さを培うことです。〝マインドフルネス〟は気づき（awareness）と同義語です。私が採用しているマインドフルネスの操作的《オペレーショナル》定義は、「今この瞬間に、判断を入れることなく、意図的に注意を払うことから起こる気づき」です。もしそうするための理由が必要だというなら、こう追記することができるでしょう。「知恵と自己理解に仕え、そして私たちに本来備わっている他の人々および世界との相互関連性を認識し、それによって親切心および慈悲心に仕えるため」。「判断を入れない」〔原注〕ことが本当に意味していることを人が理解する時、マインドフルネスは、本来、倫理的なものだということがわかるでしょう。それはあなたが判断を入れてはいけないと言っているのでないことは明らかです――実際、沢山の判断をあなたは入れることでしょう。それは、判断が起こる時に単にそれを認めて、できるだけそれを中断し、判断に更なる判断を加えないようにすることへの誘いです。気づきそして自己を知る能力は、私たちを人間的にするための最終共通経路と言いうるでしょう。私たちは、マインドフルネスを育むことによって、自らの気づきの能力に備わっている力《パワー》と知恵に接近することができます。そしてマインドフルネスは、一つの行《ぎょう》として、〝マインドフルネス瞑想〟によって達せられる一つのあり方として、慎重にかつ体系的に育まれ、洗練させられることができます。

マインドフルネスの実践はこの四十年で急速に世界中に広まり、西洋文化の主流《メインストリーム》へと入り込んできました。それは、主に、マインドフルネスの様々な効果に関する科学的および医学的研究が増えたことと、結果的に、心理学や心理療法は言うまでもなく、K-12教育〔訳注〕、高等教育、ビジネス、スポーツ、刑事司法、軍隊、政府を含む、多くの異なった領域において関心が爆発的に高まったことによります。

〔原注〕それは明晰と識別を避けることも、親切さと慈悲深さという人間的価値を避けることもありません。

〔訳注〕幼稚園～高校までの13年間。

瞑想または瞑想実践には、怪しげなものや並外れたものは何もありません。要するに、注意を払うことが、あなたの人生において、あたかも本当に、本当に重要であるかのように、そうすることとです。なぜなら、事実そうであり、あなたが思っている以上にそれは重要だからです。また、マインドフルネスは何ら並外れたものでも、桁外れに特別なものでもない一方、想像することができないような仕方で特別で、変容促進的だということを覚えておくことが助けになるかもしれません。

マインドフルネスは、育成され、洗練される時、個人から法人／企業、社会、政治、グローバルなそれまで、人間の経験のあらゆるレベルで効果的に働くことができます。が、そのためには、私たちが自分は本当は何者なのかを悟り、自分の人生を、あたかもそれが本当に重要なものであるかのように生きること、単に自分自身のためだけでなく、他者のため、世界のために生きる気になることをマインドフルネスは求めます。なぜなら、私たちが目覚める時、現実それ自体、自分たちが住んでいる世界は、深い相互関係性によって特徴づけられていることを悟るからです。他から切り離されているものなど何一つありません。私たちが目覚め、気づく実践を重ねていけばいくほど、この相互関係性はますます明らかになっていきます。

この、生涯の冒険は、その第一歩を私たちがいつ踏み出そうと、その時直ちに始まります。この道を歩く――本書とそれに続く三巻を通じて一緒にそうします――時、その努力において私たちが一人きりであることは滅多になく、苦境に陥っている時でさえ、独りぼっちでいることはないことを見出します。と言うのは、マインドフルネスの実践に着手する時、あなたは、強靭な志向性と意欲を持ったグローバルな共同体《コミュニティ》、行く行くは私たち全員を含むそれ、に参加しているからです。

冒険に乗り出す前に、もう一つ付言しておきます。

私たちが、マインドフルネスを培うことによって学び、成長し、必要な部分を癒すためにいかに努力しようと、いくつかの点でひどく不健全な世界の中では、完全に健康でいることはできないでしょう。この世界には、身近で親しい人の中にも、街角や世界中の見知らぬ人々の中にも、いかに多くの苦しみや苦悶があるかは明らかです。他の人々の苦しみはあまりにも痛々しいので、それから目を背けようと背けまいと、あらゆるものの相互関係性においては、他の人々の苦しみは私たちの苦しみです。しかしながら他の人々の苦しみは、問題というよりはむしろ、私たち自身および世界における内面的および外面的な変容のための強い動機づけ要因になりうるのです。

世界それ自体が重篤な進行性疾患に苦しんでいると言うことは、大げさではないでしょう。歴史を振り返って見ると、いつどこでであれ、あるいは生きている今でであれ、私たちの世界は狂気の痙攣性発作、周期的な集団的狂気のように思われるもの、偏狭さと原理主義の高まり、大きな不幸と混乱と遠心力が現状に蔓延する時代に見舞われていることは明白です。これらの爆発は知恵やバランスの対極にあります。それらは、普通、もっぱら自己拡大とあからさまな他者の搾取を狙った偏狭な傲慢さによって悪化させられる傾向があり、ヒューマニズム、経済的開発、グローバリズムといった美名を冠せられ、狭隘に思い描かれた物質的〝進歩〟観や西洋型民主主義観を纏わされた、イデオロギー的、政治的、文化的、宗教的、そして企業的覇権の下にあります、こうした力はしばしば、文化的または環境的同質化と衰退、そして大々的な人権の廃止という隠れたコストを抱え込み、そしてその全てが合わさって、あからさまな病気に資しているように思われます。時計の振り子はますます早く揺れているように思われ、そのような痙攣的発作のはざまにいるときに私たちに実際に行き先を指し示し、実際に安心し、遍満している平穏さから益される時間はほとんどありません。

二十世紀には、平和と静穏、そして戦争の終結の名の下に、過去の世紀におけるそれらを合わせた以上の殺戮があり、その多くが、おそらくは皮肉なことに、偉大な学問と壮麗な文化の中心地であるヨーロッパと極東で発生したことを私たちは知っています。そして二十一世紀には、殺戮は今までとは違った、だが等しく不穏なやり方で、少なめながら後についてきています。主役たちが誰であれ、秘密戦争やテロとの戦いを含む戦争が、言い分や争点が何であれ、全ての陣営によって常に説得力のある目的や原則の名の下に遂行されてきました。最後には常にむごたらしい流血に行き着き、挙げ句の果てに、一見して回避できそうに思われる時でさえ、被害者と加害者の双方に害を及ぼします。そして、それらはいつも人間の心の中の動揺によって引き起こされます。より独創的で、より良い解決策が他にあるかもしれないのに、紛争を終わらせるために他者に危害を加えるというやり方は、また、戦争と暴力それ自体が、私たち人という種が集合的に苦しんでいるように思われる、独特の自己免疫疾患の症状であることに目を閉ざさせます。それはまた、調和とバランスを回復するために利用できる別のやり方があることを見えなくさせます。実は、調和とバランスを突き崩す、本当に危険な、猛毒性の諸力があり、私たちはそれらを嫌悪し、それらに激しく抵抗し、立ち向かっているにもかかわらず、知らず知らずのうちにそのような諸力を育み、肥え太らせているのかもしれないのです。

その上、アメリカがイラクやアフガニスタンで直面しなければならなかったように、戦争に〝勝つ〟ことは、今では戦争の余波の中で平和を勝ち取るということとは格段に違った課題《チャレンジ》になっています。そのためには、全く位相を異にする考え方、気づき、計画立案が必要になります。つまり、私たち自身をより良く理解し、私たちがとても重要と見なしているものを切望していないかもしれない相手をより親身になって理解することによって初めて思いつくことができるような考え方、気づき、計画立案が。なぜなら、相手は彼ら自身の文化、習慣、価値観を持っており、信じることが時々難しいでしょうが、同じ出来事を私たちとは全く異なった仕方で知覚しているかもしれないからです。第二次世界大戦後のヨーロッパで、アメリカは予見的にも、マーシャルプランという、慈悲深い天才と知恵を働かせた素晴らしいやり方でこれを実際に成し遂げました。

にもかかわらず、私たちは知覚や動機が相対的であることを認識し続ける必要があります。知覚も、それから派生する動機のどちらも、より大きく、より包含的で、そしておそらくはより正確なものの見方の妨げになる、制限されたループに囚われてしまうかもしれないからです。世界が陥っている状況を考慮すると、異なったものの見方や知り方の根底にある、人間の知性と共通性のより深い次元に私たち全員が踏み込んでいくべき時期がそろそろ来ていると言えるでしょう。これは、私たちが自分個人の幸福と安寧福祉《ウェルビーイング》と安全だけに集中することはこの上なく愚かしいことだ、ということを示唆しています。

なぜなら、私たちが住んでいる、この絶えず縮小しつつある世界では、私たちの安寧福祉《ウェルビーイング》と安全は他のあらゆるものと密接に繋がりあっているからです。我に返るとは、私たちの全ての感覚についての包括的な気づき——私たちの心《マインド》、その限界、深い不安を感じて、多額の資産を持とうとする衝動、外の世界における可変物《ヴァリアブル》の全てをできるだけ厳しくかつしっかりコントロールしようという、不可能な、結局は消耗させる、本質的に暴力的な、くたくたに疲れる企てなどについてのそれ——を育むことを含んでいます。

世界の健康というより大きな領域では、私たちの人生においてと同じように、それはとても基本的なので、身体についての気づきに第一義的重要性を与える必要があるでしょう。が、この場合には、身体は集合的体（body politic）です。つまり、共同体《コミュニティ》や法人《コーポレーション》／企業（言葉そのものが体を意味しています）、国家とその成員である家族から成っている〝体《ボディー》〟で、それらのそれぞれが特有の病気、疾患、複合的なものの見方、並びに自分たちの伝統や文化の中での、あるいはそれらを超えた次元での、自己についての気づきを育み、癒しをもたらすための豊富な資源／能力を備えており、今日の世界の特徴の一つである、様々な文化や伝統の合流点になっています。

自己免疫疾患は、実は身体自体の自己感知役を果たすセキュリティシステム、免疫システムであり、いったん暴れ狂うと、それ自体の細胞や組織を、つまり自分自身を攻撃します。自身の一部が他の部分といがみ合っているような状態の下では、他の点ではいかに強健で活気があろうとも、どの身体も、どの集合的体も長生きすることはできません。外交政策が、アレルギー反応という、調節不全の免疫システムの顕れの一つによって、また、二〇〇一年九月十一日以後私たちは重い心的外傷後ストレスに集合的に苦しんでいるというような誠しやかな言い訳によって大きな程度まで左右されているような世界では、国は長く栄えることはできないでしょう。このトラウマはISISやグローバルなテロリズムの発生によって悪化させられただけなのです。有毒で人種差別的なポピュリズムの流れも、負けず劣らず優勢になりました。このような状況は、善意ある、またはひねくれたリーダーが、癒しや、真の安全、または真性の民主主義とはほとんどまたは全く関係のない目的のために出来事を利用しやすくするだけでしょう。

非致死的な心臓発作や、思いもよらない予期せぬ診断によって、いかに粗雑にであれ、意外なやり方でであれ、より高い健康と幸福への道の上に放り出される個人のように、生体システムに対するショックは、ぞっとさせられるかもしれませんが、もしも配慮と注意をもって理解されれば、私たちの意のままになる、深くて力強い自らの資源を癒しのため、また私たちのエネルギーを優先すべき方へ向け直すことへと動員するためのモーニングコール役にすることができます。そうした資源は、私たちが、あまりにも長く無視してきたか、または自分が所持していることすら忘れてしまっていたかもしれないものです。にもかかわらずそれらは、私たちがマインドフルに力強く適用すれば、私たちの安全と福祉を保証してくれることでしょう。

そのような、より大きな世界を癒すという仕事は、何世代にもわたる課題です。そのような取り組みは、世界という瀕死の状態にある患者に注意を払わないことによって、この惑星上の生命体という患者の病歴、特に、人間という、今後長きにわたり地球上の全ての生き物の運命を形作っていくであろう生き物のそれに注意を払わないことによって、私たちの顔をじっと見つめているのだが、それを受け入れることが難しい、自己免疫疾患に注意を払わないことによって、そして、まだ時間のゆとりがあるにもかかわらず、生きており、それゆえ感受する、私たち自身の本性の中の最も深い、最善のものの広範囲な受容を随伴した治療の可能性に注意を払わないことによって私たちが直面している危険の大きさを悟るにつれて、多くの場所ですでに始まっています。

私たちの世界を癒すという仕事は、いかに試行的にであろうと、私たちの多重知能を生命と自由、また私たち自身と未来の世代のための真の幸福の追求に供すべく、働かせることを含んでいます——西洋人やアメリカ人のためだけでなく、どの大陸や島に住んでいようとも、この惑星上の全ての住人のために。そして人間のためだけでなく、人間界を超えた、自然界の全ての生き物のために。仏教徒がしばしば言及する、生きとし生けるもの、一切衆生（sentient beings）のために。

結局のところ、感能力（sentience）［本文「パート2」中の「気づきには中心も周辺もない」二三八頁参照］こそ、我に返り、そして可能な限り目覚めることへの鍵なのです。気づきがなければ、それをどのように使い、洗練させ、意識の中に住まわせるかを学び、明晰に見ることおよび無私の行為への遺伝的能力を個人として、また組織（ビジネス、上下両院、ホワイトハウス、政府の議席、国連やEUのようなより大きい国々の集合体を含む）として発揮することができなければ、私たちは気づきの欠如（unawareness）ゆえの自己免疫疾患へと自らを運命づけ、そしてそれから延々と幻想や妄想、貪欲、恐れ、残酷さ、自己欺瞞が派生し、ついには理不尽な破壊と死に帰着します。まさに人類、人という種こそが地球という惑星の自己免疫疾患なのです。私たちは病原体であり、かつ、その最初の犠牲者でもあります。が、それで話はお終いではありません。少なくともまだ。今のところは。

と言うのは、私たちが呼吸している限り、人生を選択し、そしてそのような選択が私たちに何を問い求めているのかを省みる時間があるからです。この選択は肝心かなめの、時々刻々のものであって、巨大あるいは脅迫的な、抽象的なそれではありません。それは、私たちの人生がどのように展開していようと、その基盤の非常に近くで——内面的には思考や感情の中で、外面的には言葉や行動の中で——瞬間的になされるのです。

世界は、その全ての花をそれぞれのありのままに必要としています。たとえ私たちが〝一生〟と呼んでいるごく短い間だけ咲くとしても。一人ひとりが、また集合体としても、自身がどのような種類の花かを知り、私たちが持っているこの貴重な時間の中で、自分たちのユニークな美しさを世界と共にし、さらに私たちの生き方と私たちの社会制度に具現化され、また家庭でのそして世界中の相互関連性についての私たちの尊重の念に具現化されている知恵と慈悲心の遺産《レガシー》を、子供たちや孫たちに残すことは私たちの務《ジョブ》めです。私たちの人生と世界の中に正気を取り戻すため、危険を覚悟で立ち上がる気はありませんか？　内面と外面は互いに反映し合い、私たち人という種の天才性を発揮させられるのですから。

私たち一人ひとりのクリエイティブで想像力豊かな努力と行動が是非とも重要になっているのです。まさに世界の健康がどちらに転ぶかわからなくなっているのですから。世界は文字通り、また隠喩的《メタフォリカリー》に、種としての私たちがなんとしても我に返り、正気になることを切望しており、そして今こそその好機だと言い得るでしょう。今こそ私たちの美に十二分に目覚め、私たち自身、私たちの社会、そしてこの地球という惑星を癒すという仕事を推し進め、今までにあったものも、今開花しているものも含めて、価値ある全てのものの上に築くという仕事をさらに進めるための好機なのです。どんな意図も小さすぎることはなく、どんな努力も無意味ではありません。途中のどんな歩みも重要です。そして、お分かりでしょうが、私たち一人ひとりが重要なのです。

「緒言」に述べましたが、本書は四巻シリーズの一冊目です。それぞれにパート1とパート2があり、四冊全部を通じて、それらのここかしこに私自身の個人的体験の物語を織り込みました。それは、いかにして一方には個人的または特定の瞑想実践がありながら、同時に、他方には非個人的または普遍的なそれがあるのかというパラドックスの感覚を読者に掴み取ってもらうためです。つまり、心の執拗な自己同一化習慣がでっち上げる、〝自分〟の経験とか〝自分〟の人生とかいったストーリーの筋にはまらないように気をつけてもらい、自分の経験を真摯に受け止めるけれども、個人的に受け止めず、気軽に、一幅のユーモアを持って受け止めてもらいたいからです。こう願うのは、とりわけ、世界そして自分自身を必死になって理解しようとするあまり、私たちがあまりにもしばしば固執する自分の意見や見解と呼ばれている、ものの見方を歪曲させるレンズの究極的な儚さに照らすと、特に人間であるが故に私たちが浸される大きな苦しみに直面せざるを得ないことに思いを致すからです。

本書のパート1では、瞑想とは何であり、何でないのか、そしてマインドフルネスの育成には何が含まれているのかを探求します。パート2では、私たちの苦しみと不–安心（dis-ease）の根本原因を検証し、また判断を交えず、意図的に注意を払うことそれ自体がいかに解放に資するか、さらにマインドフルネスがどのように医学へと統合されてきたのか、いかにそれが心《マインド》とハートを深く回復させ、変容を促進させる新しい次元を開示してくれるか、検証していきます。

ブック2（深く目覚めるためにFalling Awake）のパート1では、人生における「感覚風景」を探求し、種々の感覚へのより大きな気づきがいかにして私たちの安寧福祉《ウェルビーイング》を培い、世界および私たちの内面でのものの知り方と在り方を豊かにするかを探求します。パート2では、様々な感覚を通してマインドフルネスを養成するための詳細なインストラクションを読者の皆さんにお伝えし、さらに一連の形式的（型に則した）瞑想実践をお教えして、あらゆる瞬間に利用できる洗練された豊かさを享受してもらえるようにします。

ブック3（マインドフルネスの持つ癒しの力The Healing Power of Mindfulness）のパート1では、私たちが世界をどう把握して行動したらいいかについての、「意識の直行回転」（原注）と私が呼んでいるやり方を通じて、マインドフルネスを育むことがいかに癒しとより大きな幸福へと導くか探求します。パート2ではマインドフルネスの開発が日

〔原注〕この、難解そうな言葉によって怖じ気ずく必要はありません。それは、使用される座標系に対して〝90度〟になっているというだけの意味です。それは、私たちが馴染んでいる次元を超えた新しい次元を述べており、そのより大きな次元に基づくと、私たちは新しい展望を与えてもらえれるという意味合いで理解してくださればいいでしょう。

常生活の様々な側面にどのような影響を与えるか、あなたが居る場所についての経験や、スーパー・ボウルを観戦するかしないかから、「私たちが息を引き取る前に死ぬ」ことまでのあらゆることにどのような影響を与えるか、広範な例を挙げて説明しています。

ブック4（全ての人のためのマインドフルネス Mindfulness for All）のパート1では、心身医学の観点から政治の世界と世界のストレスについて検証し、そして、マインドフルネスが集合的体および世界を変容させ、健康を促進できるかもしれないいくつかのやり方を示唆します。パート2では、私たちの人生と今現在の瞬間に直面しているチャレンジを、種それ自体の視点や地球の進化という、より大きな文脈と視座から捉え、そして、私たちの人生を、あたかもそれが本当に重要であるかのように、時々刻々に生きさせるようにする隠れた次元の可能性を明らかにしていきます。

先に述べたように、本書には四冊を通じての前進があり、マインドフルネスとは〝何か〟そして〝なぜ〟から始まって、人生の中で〝どのように〟育むのかから、そうする気にさせられる理由──言い換えれば、マインドフルネスの〝約束〟──から、私たちが人生を実際にどのように瞬間から瞬間へと生きていくかという、その〝実現〟へと向かいます。本書が皆様に滋養を与えることを願っています。

パート1

瞑想：それはあなたが考えているものではない

私たちが考え、やることの範囲は、私たちが気づきそこなっていることよって限られてしまう。

R. D. レイン

私の中にそれがある…だが、それが何なのか私にはわからない…だが、それが自分の中にあることを私は知っている。

ウォルト・ホイットマン

瞑想は意気地なしには向かない

ものごとがすごい速さで動いているときには、時間を超越した現在の瞬間の美しさと豊かさについて語ることは困難です。が、ものごとが急速度で動けば動くほど、それだけ私たちが超時間的な境地に浸ること、または居座りさえすることが重要になります。さもなければ、幸福と不幸、賢明と愚劣、安寧と浸食的動揺ほどの大違い、〝不-安心〟(dis-ease) と言っても差し支えないような事態を心《マインド》、身体、および世界に生じさせる、私たちの人間性の中の次元との接触を喪失する可能性があるのです。なぜなら、私たちの不満は、そのように思われないときでさえ、実は病気だからです。時々、私たちは、これらの種類の感情や状態に、口語表現を用いて言及し、非常に多くの時間感じているあの〝不-安心〟を〝ストレス〟として言及しています。それは、通常、苦痛に満ちています。それは私たちを圧迫します。そしてそれは常に、根深い不満感を引きずっています。

一九七九年に私は、マサチューセッツ州ワーセスターにあるマサチューセッツ・メディカル・センター内に、ストレス低減クリニックを開設しました。ほぼ四十年前のその当時を思い返すと、私は「どんなストレスだったたっけ?」と思わず自問しますが、それほどひどく私たちの世界はその時以来変化し、それほど大きく人生のペースと、世界の予測のつかない変動と危険性は、かつてなかったほど私たちの家の戸口の上がり段まで押し寄せてきています。もしも四十年前に私たちの個人的状況と境遇を正視し、健康と治療に資するためにそれらに対処するための斬新で想像力に富んだやり方を見出すことが重要であったら、ますます募って行くカオスと展開速度を増しつつある出来事の中に投げ込まれてきた世界に住んでいる私たちにとっては、世界がますます相互に連結し、小さくなってきたので、そのようなやり方を見出すことはかつてなく重要になっているのです。

そのような急激に加速度を増し、ますます破壊的な時代においては、私たちが超時間的な境地の中に住み、それを慰めおよびものごとを明晰に見るために利用することはますます重要で切迫しているのです。それが、現在はMBSR（マインドフルネスベーズド・ストレス低減）として知られている、私たちのストレス低減クリニックの当初からのカリキュラムのまさに核心だったのです。私が話しているのは、どこか遠くにある未来、その中であなたが長年にわたる奮闘努力の後でとうとう何かに到達し、瞑想的気づきの超時間的な美とそれが与えるすべてのものを味わい、そして到来するかもしれないし、しないかもしれない空想の未来、その中であなたがとうとうより充実し、満足がいき、そして平和に満ちた人生を送るであろう未来のことではありません。私が話しているのは、まさにこの瞬間に超時間的な境地に接近することです――なぜなら、それは、いわば常に私たちのすぐ目先にあるから――そしてそうすることによって、今は私たちから隠されている可能性の次元に接近することなのです。それが隠されたままであるのは、私たちが今現在にあることを拒んでいるからであり、未来および過去へと誘惑され、引きづり込まれ、または怖がらさせられ、出来事の流れおよび四季のように移ろい行く私たち自身の反応および麻痺状態に押し流され、私たちがしばしば、軽卒にも〝緊要〟だと思い込んでいるものに、思い悩むまではいかないとしても、それに注意を向けるようになり、同時にその間中、本当に重要なもの、最も大切なもの、私たち自身の安寧、私たち自身の正気、そして私たち自身のまさに存続にとって必要不可欠のものとの接触を失っているからです。私たちは、過去と未来への没頭をあまりにも最優先の習慣にしてきたので、たいていの時、私たちは現在の瞬間についての気づきを少しも持っていません。その結果、私たちは自分自身の人生ならびに心《マインド》の浮き沈みをごくわずかしか支配していないと感じるかもしれません。

何年も前に、私たちの財団法人、Center for Mindfulness in Medicine, Health Care, and Society (CFM) がビジネス・リーダー向けに提供した、マインドフルネス・リトリートおよび研修プログラムについての説明を述べた案内パンフレットの冒頭には、こう書かれています。「瞑想は意気地のない人にも、自分自身の心の密かな切望に耳傾けることを日課のように避ける人々にも向きません。」この一文はわざと冒頭に配されたのですが、その目的は、まだ超時間的状態にいる準備ができていない人々、それを理解する覚悟がないか、またはそのような経験または理解に機会を与えるのに十分な余地を自分の心《マインド》またはハートの中に残す気がない人々が出席する気を直ちにそぐことだったのです。

もしもそうした人々がその五日間プログラムの一つに来ていたら、おそらく、いる間中ずっと自分自身の心《マインド》と格闘し、瞑想行《ぎょう》はナンセンスで、拷問そのもので、極めて退屈で、時間の浪費だと考えることでしょう。おそらく、彼らは自分の抵抗と反対にあまりにも夢中になっているので、私たちが自分の一瞬一瞬の実体験を一緒になって探査することができるときに持つ貴重な、また貴重なほど短い瞬間の中に腰を下ろすための道をけっして見出すことなく終わることでしょう。

そこで、もしも人々がこれらのリトリートに現われたとしたら、それはあの一文のせいか、またはそれにもかかわらず、だったと見なすことができるでしょう。いずれにせよ、私たちの戦略が奏効したということ、現われた人々の側に意欲、心《マインド》と身体の内側の景観ないし風景、古代中国の道士《タオイスト》が〝無為〟(non-doing)と呼んだ境地、真の瞑想の領域――その中ではあたかも何も起こっておらず、何もなされていないのだが、しかし同時に重要なものは少しもほったらかしにされず、その結果、解放された、気づきに満ちた無為の摩訶不思議なエネルギーが驚くべきやり方で行為の世界に顕現することができる領域――を探求するための意欲がかきたてられたということでしょう。

むろん、私たちは皆、人生の行為の流れに押し流され、とりわけ、私たちの注意が種々様々な方向に引き寄せられ、ますます注意散漫になっているので、自分自身のハートの切望のささやきを聴き入れることをたいていは避けています。そして私は、瞑想は常に容易または愉快であると示唆しているのでは毛頭ありません。それはシンプルですが、しかし常に容易ではけっしてないのです。わずかな数の瞬間でさえ、それらをつなぎ合わせて、あわただしい生活の中で瞑想をきちんきちんと形式に則って実践することは容易ではありません。マインドフルネスは私たちに利用できるということを決して想起せずに、それは私たちの生活のどの、そしてあらゆる瞬間にも〝非形式的に《インフォーマリー》〟すればいいのではないかとあなたは言うかもしれません。が、時々、私たちは自分自身のハートからの暗示をもはや無視することができなくなります。そして時々、どういうわけか私たちは、普段は現われようとしない場所に引き寄せられ、子どもの頃しばらくの間住んでいたかもしれない場所、または荒れ野、または瞑想リトリート、または本、または会話といったものに、長い間無視されてきた私たち自身のあの側面を日光に浴びさせ、私たち自身によって見られ、聞かれ、感じられ、そして住み込まれる機会を与え、私たち自身のハートに、それ自身に出会おうという終生の切望をかなえさせる機会を与えるかもしれません。

マインドフルネスの宇宙が提供する冒険は、あの、多分、あまりにも長い間無視され、放置され、または否認されてきたかもしれない存在の次元へ通じている一本の可能な大通り《アヴェニュー》です。マインドフルネスは、これからお分かりになるように、私たちの人生の展開に影響を与える豊かで、出来栄えの良い能力を備えています。同様に、私たちがその中に継ぎ目なく埋め込まれているより大きな世界——私たちの家族、私たちの仕事、社会全体を含むそれ——に影響を与える能力も有しており、また人々の一団、私が集合的体（body politic）と呼んでいるもの、そして世界の体、この惑星上の私たち全員のそれについての見方にも影響を与える能力さえ持っているのです。そしてこうした全ては、あなた自身のマインドフルネスの実践経験と、まさにそのおかげで埋め込まれ、定着した内と外、および在る《ビーイング》こととする《ドゥーイング》こととの間の互恵的関係を通して起こることが可能になるのです。

というのは、明らかに私たちは生命の網の中に継ぎ目なく埋め込まれ、そして心《マインド》と呼んでいいであろう、目に見えず触知できないが直観され意識されうる本質、気づきそれ自体を働かせて無知を知恵に、不和を和解と一致へと変容させる潜在能力を持っているものの織物の中に、継ぎ目なく埋め込まれているからです。気づきは私たちに、私たち自身を取り戻させる安全な避難場を提供し、活力ある、ダイナミックな調和、静謐、創造性、そして喜悦の中で、〝今〟――物事が〝より良く〟なり、物事を管理下に置き、あるいは私たち自身を〝改善〟させた、ずっと先の待望された未来のいつかではない〝今〟――憩わせるようにします。

奇妙に聞こえるかもしれませんが、私たちのマインドフルネス能力は、心のより大きな安定性と平和という、私たちがとても深く願っているものの、私たちを避け、そして奇妙にも常に身近にあるものを、いついかなる瞬間にも味わい、具現させることができます。

小宇宙では、平和はまさにこの瞬間以外にはありません。大宇宙では、平和は私たちのほぼ全員が集合的に色々なやり方で切望している何かです。とりわけ、もしもそれが正義と、私たちのより大きな全体の内側での特有の多様性、および万人に固有の人間性と権利の認識が随伴しているなら。平和は、もしも私たちが個人として少しでも多く、また人という種としてより多く覚醒することを実際に学び覚えることができれば、もたらすことができる何か、もしも私たちが実際にすでに自分が何であるのかを十分に学ぶことができれば、自分にとって可能な、人間であることに固有の潜在的可能性の中に住むことを学ぶことができれば。諺《ことわざ》にあるように、〝平和への道などない。なぜなら平和こそが道だから。〟それは世界の外面的風景にも、心の内面的風景にも言えます。そしてこれらは、深いやり方で、実は、二つの別々のものではないのです。

なぜなら、率直な、時々刻々、一瞬一瞬の、判断を入れない気づきと考えられるマインドフルネスは、ただ単にそれについて考えたり、哲学的に解明したりすることよりはむしろ、瞑想によって培われることが最善であり、また、その最も入念で完全な解明は、マインドフルネスのことがしばしば〝仏教瞑想の核心〟として述べられている、仏教的伝統から来ているので、これから仏教と、マインドフルネスの実践へのその関係について触れながら、あちらこちらで何らかのことを言い添えることにしました。こうすることによって、この並外れた伝統が、過去二千六百年にわたりこの惑星上の多くの異なる文化の中で孵化したという事実に基づいて、歴史の中の今この瞬間に世界に提供してくれるものから、何らかの理解と何らかの利益を刈り取ることができるのではないかと思うのです。

私見では、仏教それ自体が要点なのではありません。ブッダのことを、彼の時代の天才、少なくともダーウインやアインシュタインのような非凡な人物、仏教学者アラン・ウォレス［訳注］が好んでいる言い方をすれば、自由に使うことができる彼自身の心《マインド》以外のいかなる道具も持たず、そして誕生と死、および一見して避けがたい苦しみの性質を深くまで調べるべく努めた人、と見なしたらいいかもしれません。彼の探査を進めるために、彼はまず、そのために自分が用いている道具、すなわち彼自身の心《マインド》を理解し、開発し、洗練し、調整し、そし

［訳注］チベット仏教学者、サンタバーバラ意識研究インスティテュート設立者。

て安定させなければなりませんでした。ちょうど今日の実験室の科学者たちが、自分たちの諸感覚を拡張するための道具を開発し、洗練し、調節し、安定させ続けなければならないように——宇宙と、その中で展開している相互に関連し合っている現象を深く調査し、探査するための用に供する巨大な光学または電波望遠鏡であれ、電子顕微鏡、機能核磁気共鳴断層装置あるいは陽電子放射断層撮影装置であれ。さらには、物理学や物理学的現象、化学、生物学、心理学の領域で、あるいは他のいずれかの研究分野でのそれであれ。

この課題《チャレンジ》に応えるため、ブッダおよび彼の跡を受け継いだ人々は、心《マインド》それ自体の性質及び生命のそれについての深い問題の探査に着手しました。そして、彼らの自己観察の努力は目覚ましい発見に帰着しました。彼らは、まさに人間に特有の領域——私たち全員が共有している心《マインド》の諸側面、私たちの特定の思考、信念および文化から独立した側面に関係しているそれ——を正確に画定《マッピング》することに成功したのです。彼らが用いた方法とそれらの探査の成果のどちらも普遍的で、いかなる〝イズム〟、イデオロギー、宗教体系（信心）、または信念システムとも無関係です。これらの発見は、医学的および科学的理解、誰によってでも、どこででも検証され、自分自身で吟味されることができる枠組に、より類似しています。それこそはまさに、ブッダが最初から学習者たちに示唆したことです。

私は、マインドフルネスを実践し、教えているため、人々が私のことを仏教徒だと思い込むということを繰り返し経験します。で、そう尋ねられる時、私は、通常、「私は仏教徒ではありません」と応えます（時々、リトリートで仏教教師たちと一緒に行《プラクティス》を実践し、また様々な仏教的伝統と修行方式を敬愛しています）が、私が仏教瞑想の学徒、献身的な学徒であるのは、仏教それ自体に献身しているからではなく、その中核的教えと実践がとても深く、そして普遍的に適用でき、啓発的で、癒しをもたらしてくれる（原注）ことを見出したからです。その通りであることを私は、過去五十年余りにわたり続いている実践と共にある人生の中で、また共同作業や実践を伴うマインドフルネスセンターおよびそのグローバルネットワークのMBSRの教師たちの人生の中で見出してきました。そして私は、これらの教えと実践に固有の知恵と慈悲心を彼ら自身の人生の中で具体化している教師やそれ以外の人々――東洋人も西洋人も――によって深く感動させられ、鼓舞させられ続けています。

私にとって、マインドフルネスの実践は、実は、人生で最も根本的なものとの恋愛（love affair）、最も大事なものとの恋愛、〝真理〟と言っていいであろうものとの恋愛であり、そしてその真理は、私にとっては美、未知のもの、可能なもの、物事が実際にどのようにあるかを含んでおり、その全てはここに、まさにこの瞬間の中に埋め込まれており――なぜなら、それら全ては既にここにあるから――同時にあらゆるところにあるからです。なぜなら、ここはどこででもありうるからです。マインドフルネスはまた常に今です。なぜなら、私たちが既に触れたように、そしてこれから何度でも触れるであろうように、私たちにとっては、単に、他のいかなる時もないからです。

今とここ、あらゆるところと常に――それが私たちに、共に働くための沢山の余地を与

〔原注〕例えば、*Why Buddhism Is True*, by Robert Wright, 2017 という、最近の、信じられないベストセラーを参照。

えてくれます――もしもあなたが超時間的な仕事、無為の仕事、常に刻々に展開しているあなた自身の人生に埋め込まれた気づきの仕事に関心があり、気合いを入れてそれに取り組む気があれば。それは、実は、あっという間の仕事であり、かつ、一生の仕事なのです。

大小を問わず、文化または芸術形態のどれ一つとして、真理または美の独占権を持ってはいません。が、これから一緒に本文の中で、そして私たちの人生の中で企てようとしている特定の利用については、私たちが詩と呼んでいる心《マインド》とハートの言語に献身している、この惑星上の特別の人々の仕事を引用することは、有用であり、かつ啓発的であると私は思います。私たちの最も偉大な詩人たちは、心と言葉、そして内面的および外面的風景への深い内省的探求に携わっています。ちょうど最も偉大なヨーガ行者や瞑想的伝統の教師たちがそうするように。事実、瞑想的伝統においては、数瞬間の光明や洞察が詩によって表現されることは珍しいことではありません。ヨーガ行者も詩人も、最も大事なものの勇猛果敢な探求者、可能なものの歯切れのいい守護者なのです。

偉大な詩が私たちのために掲げるレンズは、全ての神聖な芸術がそうであるように、私たちの見る力を高めるための潜在能力、そしてより重要なことに、私たち自身の状況、私たち自身の精神《サイキ》、私たち自身の人生の痛切さあるいは辛さと妥当性を感じる力を高めるための潜在能力を私たちが持つのを助けてくれます――どこで瞑想実践が私たちに物を見つめるよう求めてくるか、何が私たちの心を開くよう求めてくるか、とりわけ、何が私たちが感じ、そして知ることができるようにしてくれるかを私たちが理解するのを助けてくれるような仕方で。

詩は、この惑星のすべての文化と伝統から発出してきます。人は、私たちの詩人たちは私たち人類の良心であり魂の番人であり、全ての時代にそのようであったと言っていいかもしれません。彼らは、注意を払い、熟慮してみるだけの価値がある、何らかの真理の多くの側面を語っています。北米人、中米人、南米人、中国人、日本人、ヨーロッパ人、トルコ人、ペルシャ人、インド人またはアフリカ人、キリスト教徒、ユダヤ教徒、イスラム教徒、仏教徒、ヒンドゥー教徒またはジャイナ教徒、アニミストまたはクラシカル。男性と女性、古代人と現代人、ゲイまたはストレート（ノーマル）、トランスまたはクイア（同性愛者）は、全て、然るべき境遇の下で、お互いに率直で、開かれている時には、探査し、味わい、尊重するだけの価値がある、神秘的な贈り物を私たちに授けてくれるのです。それらは私たちに新鮮なレンズ、文化と時代の隔たりを乗り超えて私たち自身を見、そして知るようにさせてくれ、より根本的な何か、予期していた、または既に知っていたよりずっと人間的な何かを提供してくれます。そのようなレンズを通して見られた眺めは、必ずしも慰めになるものではないかもしれません。時々、それは紛れもなく不安にさせ、苦悩させるかもしれません。そして、多分、そういうものこそが、私たちが最もよすがにすべき詩なのです。なぜならそれらは、私たち自身の心のスクリーンいっぱいに映し出される移ろいゆく光と影、そして私たち自身のハートの底流の動きを暴き出すからです。

詩人たちは、彼らの最善の瞬間には、名状しがたい（得も言われぬ）ものを明確に述べ、そしてそのような瞬間には、詩神《ミューズ》とハートによって授けられたある摩訶不思議な恩寵によって、言葉を超えた言葉、入念に仕上げられ、組み立てられ、核心を突いた、いわく言いがたいものを表現する匠《たくみ》へと変貌させられ、そしてその中身は、私たち自身の関与によって部分的によみがえさせられるのです。詩は、私たちがそれに近づき、そして私たちが、あらゆる言葉、喚起されるあらゆる出来事または瞬間、呼び覚ますためになされるあらゆる呼吸、生き生きと、巧みに招き寄せられるあらゆるイメージに私たちの感性と知性の全てを傾けて読みあるいは聞く瞬間に活性化し、私たちに近づき、人為的なものの彼方《かなた》に私たちを運び、私たち自身、実際にあるがままのもの（真実）、へと連れ戻してくれます。

そのために、私たちは、四巻を通じての長旅の途上で時々一休みし、明晰と苦悩を湛えたこれらの詩という水を浴び、それによって人類の不可解な、避けがたい努力——それ自身を知り、自分が知っているべき、あるいは知っているはずのものを思い出すための努力、時々、深く友愛に溢れ、最終的に極めて寛大で慈悲深い行為へと行き着くはずなのだが、しかしその目的のために企てられることが滅多にない努力、私たちの生き方、見方、感じ方を深め、そして、多分、それによって私たちが誰であり、何であり、そしてどうなるかもしれないかをもっと見極めるための努力——を浴びせられるでしょう。

我が心は目覚めさせられる、
君にある知らせをもたらそうと思って。
それは君にも、また多くの人にも関係がある。
その新しいものには何が通用するか、見てごらん。
それはそこには見つからないだろうが、
見下された詩の中にはある。
詩から新しいものを手に入れることは難しいが、
人々は毎日惨めに死んでいく、
そこで見つけられるものが欠けているために。

ウイリアム・カーロス・ウイリアムズ

外は凍てつく砂漠の夜。

この前の夜は暖かくなり、火が灯っている。
外は棘皮《きょくひ》で覆われるがいい。
中には柔らかい庭がある。
大陸は焦土になり、
都市も町も何もかもが、
黒焦げのボールになる。

聞こえてくる知らせは、
そうした未来ゆえの悲嘆に満ちている。
だが、本当の知らせは中のここにある、
全く何の知らせもない、という。

ルーミー
（コールマン・バークスとジョン・モイネの共訳）

ヒポクラテス的誠実さを目の当たりにする

一九七九年の九月下旬のある午後。次第に減っていく光の中で、約十五人の患者の一群と共に、マサチューセッツ大学医療センターの広々として活気のある新しい学部会議室の、カーペットが敷かれた床に私は座っていました。これは、ストレス低減・リラクゼーションプログラム、後にちょうどここで開設され、ストレス低減クリニック、またはMBSR（マインドフルネスベーズドストレス低減）クリニックとして知られるようになったものの、一巡目の最初のクラスなのです。私は、〝ボディスキャン〟[訳注]と呼ばれている横になった瞑想をガイドしている途中です。私たちは全員、私のインストラクションが聞き取りやすいように部屋の一隅に鈴なりに寄せ集められ、様々な明るい色に包まれたフォームマットの上に仰向《あお》けに横たわっています。

長い沈黙の間合いの最中に、部屋へのドアが突然開き、そして長い白衣姿の十三人ほどの一団が入ってきます。先頭には背の高い、風格のある紳士がいます。彼は私が横たわっているそばまで大股でやって来て、黒いTシャツと黒い空手着姿で裸

［訳注］ボディスキャン瞑想は仰向けになって行う瞑想法で「マインドフルネス瞑想」の１種。自分自身の身体のすみずみまで注意を向けて様々な感覚を感じ取ることで高い瞑想効果が得られる、といった特徴を持っているとされている。(https://ストレングスファインダー.com/body-scan-meditation.html より)

足で床に横たわっている私をまずじっと見下ろし、それから訝しげな当惑した表情を浮かべながら、部屋を見回します。

彼は再び私を見下ろし、そして長い間合いの後、とうとう言います。「ここでは何が行われているのですか？」私は横になったままで、そしてクラスの残りの面々もまた彼らのカラフルなマットの上に死体みたいな外見をしたまま、彼らの出発点となった足と、ワークの到達点とされた頭の天辺との間のどこかに彼らの注意を宙ぶらりんにさせ、その間中ずっと、この堂々として存在感のある人物の背後の影の中に白衣姿の全員がぼーっと静かに立っていたのです。「これが病院の新しいストレス低減プログラムです」と私は答え、依然としてそこに横たわったまま、「一体全体、何が起こっているのだろう？」と自問自答していました。すると彼は応えました。「なるほど。しかしこれは私たちの全ての付属病院と外科部門との特別な合同会議で、私たちは特にこの目的のためにこの会議室を所定の時間予約しておいたのですが。」

この時点で、私は起立します。私の頭は彼の肩あたりまでせり上がります。私は自己紹介し、そして言います。「どういうわけでこの不手際が生じたのか、私には想像ができません。私たちが、午後四時から六時の時間割で、向こう十週間分の私たちの木曜日午後のクラス用の部屋を予約したことを確認するため、日程計画《スケジューリング》オフィスにダブルチェックしてもらったのですが。」

彼は私を上から下まで見つめ、表に〝外科部長H. ブラウネル・ホイーラー〟と青色で施された刺繍のある白衣姿でそびえ立っていました。彼は今まで一度も私を見たことがなく、また間違いなく、この新しいプログラムのことを聞いていませんでした。私たちは、靴と靴下を脱ぎ、多くはスウェットパンツとスウェットシャツという出で立ちで学部の会議室の床に横たわっているという光景を目の当たりにしたに違いありません。ここには、こなすべき多忙なスケジュールをチクタク告げる時計と、ファシリテーター役を果たさねばならない特別会議〔原注〕を抱えながら、目の前で、医療センター内で事実上何の地位も持っていない誰かによって導かれている何か全く思いがけないものに遭遇している、医療センターで最もパワフルな人々の一人がいたのです。

彼はもう一度床の上の全ての体を見回しました。その時までには、何が起こっているのか見届けるため肩肘立てて体を起こしている人々もいました。そしてそれから、彼は一つ尋ねました。

「これらの方々は私どもの患者ですか?」と、床の上の体をじっと見回しながら尋ねたのです。

「ええ、その通りです。」と私は応えました。

「では、私たちの会議を開くためのどこか他の場所を見つけることにしましょう。」と彼は言い、そしてぐるりと向きを変えて、グループの全員を部屋から外に連れ出しました。

〔原注〕私がずっと後になって知ったことなのですが、この会議が召集されたのは、比較的新しい医療センターと地元のコミュニティ病院との間の、個々の地元コミュニティ病院の外科常駐プログラムの打ち切りと、単一の〝統合型〟UMassプログラムの創出という、UMassへの相当な憤激を招いた案件をめぐる摩擦の一部を扱い、できれば消散させるためだったのです。多くがこの会議にかかっており、従って、ホイーラー博士にとってはそれを非常に気をそそられる、居心地の良い空間で開催することが重要だったのです。

私は彼にお礼を言い、一同が出たのを見計らってから部屋を閉じ、そして別の床の上で私たちのワークを再開しました。

以上は、ブラウニー・ホイーラーへの私の自己紹介のあらましです。その瞬間、私は自分がその医療センターで働くのを楽しみ始めていることを知ったのです。

数年後、ブラウニーと私が友達になった後、私は彼にそのエピソードを思い出させ、そして彼の患者たちへの妥協しない敬意によっていかに感銘させられたかを告げました。いかにも彼らしく、彼はそれをたいしたことではないと思っていました。たとえ何が起きても、とにかく患者が最優先だという原則にただ妥協の余地はない、ということだったのです。

その時までに、私は、彼が瞑想を実践し、心身の結合のパワーと、医療を変容させるためのその潜在可能性を深く評価していることを知りました。彼は、二十年以上にわたりストレス低減クリニックの頼もしい支持者でした。それから、外科部長の職を辞し、数年後パーキンソン病に倒れるまで、死に逝く過程に尊厳と親切をもたらすための運動のリーダーになりました。彼の娘の求めにより、私たちは電話越しに再会を果たし、私が両方の話し役を兼ねました。彼が息を引き取る数日前のことでした。

彼の人生および医療センターでの権勢の最盛期の、あの遅い午後に、彼が状況を支配するために権力と権威を行使しなかったことは、体現された知恵と同情心という、私たちの世界ではすこぶる稀な何かを私がまさに目撃し、その受益者になったということを知らしめてくれました。

あの日に彼が患者たちに示した敬意は、会議室へのドアが開かれた時に私たちがしていた瞑想実践がまさに養うべく試みていたもの――私たちの深い、判断を入れない受容と、私たち自身の変容促進的なヒーリングの可能性――だったのです。あの午後のホイーラー博士の丁重な仕草は、とても多くの点で是非ともこの世界で必要とされている古代ヒポクラテス的医療原則を、単に快い言葉によるより以上に尊重することの重要性を示唆していたのです。いかなる快い言葉も口に出されませんでした。そして言い残されたことは何もありませんでした。

瞑想はいたるところにある

こんな光景を思い描いてみてください——国中または世界中のそこかしこにある病院や医療センターで、医療患者たちが彼らの主治医に熱心に薦められて瞑想したりヨーガを行なったりしている。時々、教えに携わっているのは医師たち自身である。時には、医師たちがプログラムを受講し、患者たちと肩を並べて瞑想している。

三十年間瞑想を行い、インドにあるヴィパッサナー〔原注〕・リトリートに定期的に通っていた、卓越した血管外科医アンドリース・クレーゼが、MBSRの訓練を受けることを望んでいる医療専門家たちのための七日間リトリートに参加するため、カリフォルニアにやって来ました。帰宅後ほどなくして、彼は本業の外科勤務を切り詰め、空いた時間を使って北欧にいる彼の同僚や患者たちに瞑想を教えるという、長年抱いていた思いを遂げることに決めました。彼はそれから、ノルウエーとスエーデンでかなりのベストセラーになった、マインドフルネスベーズドストレス低減についての話題の本をノルウエー語で書きました。

カリフォルニアのマウンテン・ビューーにあるエル・カミーノ病院の外科医ハワード・ヌーデルマンが、ある日電話をかけてきました。彼は自分が悪性黒色腫（メラノーマ）を

〔原注〕テーラワーダ（長老派）仏教［タイ・ミャンマー・スリランカに伝わった上座部仏教（訳者）］系統を踏まえたマインドフルネス瞑想。

発症したと打ち明け、余命はあまり長くないのではないかと恐れていました。彼は自分が瞑想に馴染んでいて、個人的にそれが人生を一変させるものであることが分かったと言いました。拙著*Full Catastrophe Living*（邦訳『マインドフルネスストレス低減法』北大路書房、二〇〇七年）に出会った後、彼が詳述したところによれば、彼がかなり長い間夢見ていたこと、すなわち、瞑想を主流の医療に導入するという企てを実行するためのやり方をすでに見出したことを悟ったのです。彼は、自分がいつ去ってもいいように、彼のいる病院でそれが起こるのを促進しておきたいと望んだのです。一ヶ月後、彼は医者と管理者たちのチームを引き連れて、私たちを訪問して来ました。帰宅後、彼らは、卓越したマインドフルネス教師ボブ・スタールにより導かれたマインドフルネスプログラムを立ち上げ、そしてこのプログラムが伸びるにつれて、彼は他の素晴らしい教師たちを仲間に加えていきました。それは二十五年後の今もなお続いています。ハワードは、ベイエリアにマインドフルネス瞑想リトリートセンター（最終的にカリフォルニアのウッドロックにあるスピリットロック瞑想センターになった）を建設しようとしていたあるグループの会長であることを私に告げたのですが、私を煩わせるようなことは決してしませんでした。彼は、訪問後一年も経たないうちに死にました。ハワードが仲間たちと一緒に私たちの許を訪問中に彼を紹介されたブラウニー・ホイーラーは、その年の遅くにエル・カミンゴ病院で、皮切りにハワード・ヌーデルマン追悼記念講演を行いました。

　エル・カミーノは、現在、本書執筆の時点で北カリフォルニアのカイザーパーマネンテシステム〔訳注〕内にある多くのそれらを含む、サンフランシスコ・ベイエリアにある無数の病院、医療センターおよびクリニックの一つです。カイザーは、その医師と職員だけでなく患者たちにもマインドフルネス・トレーニングを提供しています。MBSRプログラムはシアトルからマイアミ、ウスター、その発祥地マサチューセッツからサンディエゴ、カリフォルニアまで、ホワイトホース、ユーコン準州からバンクーバー、カルガリー、トロント、ハリファックスから北京、上海から香港と台湾まで、英国とウエールズからヨーロッパのほぼ全土まで、メキシコからコロンビアからアルゼンチンに至るまで、盛んに実施されています。ケープタウン、南アフリカ、オーストラリア、ニュージーランドにもプログラムがあります。デュークク、スタンフォード、ウイスコンシン大学、バージニア大学、ジェファーソン・メディカル・カレッジの医療センター、並びに全国の他の有名な医療センターにも、長年続いているMBSRプログラムがあります。目下、ますます多くの科学者たちが、医学と心理学双方へのマインドフルネスの応用に関する臨床的研究を実施しています。二千年初頭には、MBSRにより触発され、またそれに倣って、三人の認知セラピストと研究者たちがMBCT（Mindfullnes-based congnitive therapy マインドフルネスベーズド認知セラピー）を開発しました。MBCTは、無数の臨床試験により、大うつ病性障害に苦しんでいる人々の再発率を大幅に低減することが示されてきました。MBCTはまた、抗うつ薬療法と少なくとも同程度の再発防止効果があることが示されてきました。このプログラムは大きな関心を臨床心理学の中に引き起し、新しい世代の心理学者と心理療法士たちが彼ら自身の人

〔訳注〕カイザーパーマネンテ（Kaiser Permanente、略称：KP）はアメリカ合衆国の三大健康保険システムの一つである健康維持機構で、最大の組織である。

生にマインドフルネス瞑想の実践を受け入れ、それを彼らの臨床作業と研究調査に適用するよう促しました。（本シリーズ「ブック３」『マインドフルネスの持つ癒しの力』中の「あなたは〝ここ〟から〝そこ〟に至ることはできない」を参照。）

四十年前には、瞑想とヨーガが大学の医療センターや病院で何らかの正規の役割を見出したり、いわんや広く受け入れられるというようなことは、文字通り、想像も及ばないことでした。今や、それが通常のことと見なされています。むしろそれは、良い医療のための単に他の要素の一つを構成しているだけです。今や、ますます多くのマインドフルネスプログラムが、不幸にして高いストレスに晒されている医学生および病院職員双方のために利用できるようになっているのです。

いくつかの病院では、骨髄移植ユニットのうちの、治療スペクトルの中の非常にハイテクな、浸潤性の側にいる患者たちに瞑想を教えるプログラムさえあります。これらに先駆的役割を果たした、ストレス低減クリニックでの私の長年来の同僚エラーナ・ローゼンバウムは、彼女自身がリンパ腫と診断された時に骨髄移植を受けたのですが、その時の彼女の生きて在ること《ビーイング》の質《クオリティ》が、治療後に彼女が被《こうむ》った合併症により彼女が死に瀕しさせられたことを考慮すれば、ユニットの職員と医者たちをあまりに驚かせたので、多くがプログラムを受けて、自らマインドフルネスの実践の仕方を学び、それを彼らの患者たちに提供したいと思うようになりました。

貧困者の多い都心部の過密地区（インナーシティ）の住人やホームレス用プログラムもあります。合衆国内でもっぱらスペイン語で教えられるプログラムもあります。慢性痛患者、ガン患者、心臓病患者のためのプログラムもあります。今や、MBCP（Mindfulness-based Childbirth and Parenting マインドフルネスベーズド誕生／子育て）もありますが、これはMBSR教師で助産婦のナンシー・バーダッケによって、出産予定の子の両親たちのために、カリフォルニア大学サンフランシスコ校に拠点を置くOsher Center for Integrative Medicine オシャー統合医療センター）で開発されたものです。多くの患者たちは、もはや、彼らの主治医たちがMBSRおよびその他のマインドフルネスベーズドプログラムを薦めるのを待ち受けたりしません。近頃は、彼らが率先してそれを求めるか、あるいはただ独力で希望を述べるだけです。

マインドフルネス瞑想はまた、法律事務所で教えられており、さらにイェール、コロンビア、ハーバード、ミズーリ、ゲインズビルなどの至る所で法科学生に教えられてきました。私の同僚で、サンフランシスコ大学の法律学教授であるロンダ・マギーは、弁護士、法律家あるいは法科学生たちのための強固なマインドフルネスベーズドコースを開発しましたが、それはまた社会的‐アイデンティティベーズド・バイアス（偏見、先入主）を最小化することを目ざしたものです。マインドフルネスと法律および代替的紛争解決に関する先駆的シンポジウムが、二〇〇二年にハーバード・ロー・スクールで起こり、そして提出された論文は、同年に*Harvard Navigation Law Review* のある号で出版されました。今や、法曹界内には、総じて、弁護士や法律家自身が主だった法律事務所でヨーガや瞑想を教えているという動きが見られます。スーツとタイの正装姿の一人の上級弁護士が、最近、*Boston Globe Sunday Magazine* のカバーに登場していました。それは「新しい（より親切で、温和な）弁護士」という特集のためのもので、裸足で木のポーズを取り、笑顔を浮かべていました。

何が起こっているのでしょう?

すでに述べたように、ビジネスリーダーと、今やますます多くのテクニカルリーダー[訳注]たちが、毎朝六時に始まり、夕方遅くまで行われる厳格な五日間リトリートに参加するようになっています。彼らの動機は、世界を変革し、また、彼ら自身のストレスレベルを調節して、〝ビジネスの生命と生命のビジネス〟(life of business and business of life)へのより大きな気づきをもたらすことです。

ミシガン州のフリントにあるそれを含む多くの先駆的な学校および学校組織が、小中高校レベルでマインドフルネスプログラムを始めています。〝マインドフル学校〟や〝学校でのマインドフルネス〟のようなグループ、および教師向けのDaniel Rechtschaffen's Mindful Education Online Training(ダニエル・レチャッフェン・マインドフル教育オンライントレーニング)があり、いずれも目覚ましい実績を挙げており、またK-12(幼稚園年長から高校卒業までの十三年間の無償教育)の教室の教師と生徒双方に非常に意義深い結果をもたらしています。

スポーツの分野では、フィル・ジャクソンがシカゴブルズのコーチとして在任中に、当時Ceter for Mindfulness(マインドフルネス・センター)での私たちの監獄プロジェクトを率い、また私たちのインナーシティMBSRクリニックを共同設立したジョージ・

［訳注］顧客がビジネス上の競争優位にいかに立つかを一緒に考え、それを実現するために最適なテクノロジーの選択を、中立的な立場で行い、また、選択だけではなく、その後の導入から稼働まで、責任を持って推進する役割を担う。

マムフォードのガイダンスの下で、チームがマインドスフルネストレーニングの手ほどきを受け、それを実践したことがあります。ジャクソンがレイカーズをコーチするためにロサンゼルスに移った時、彼らもまたマインドフルネスを実践しました。両チーム共にNBAチャンピオンになっています、ブルズは六回（ジョージの下で三回）、レイカーズは五回（ジョージの下で全部）〔原注〕。今度は、チャンピオンのゴールデンステート・ウォリアーズがゲームへの彼らのアプローチの一部としてマインドフルネスを採用しました。これは、ブルズがチャンピオンだった当時チームにいて、マインドフルネスの手ほどきを受けていた現ヘッドコーチ、スティーブ・カーに薦められたためです。

監獄は、国内だけでなく、英国やインドでも、在監者（囚人）だけでなく職員にも瞑想プログラムを提供しています。

ある年の夏、私は、アラスカの漁師、禅師、そして現在はインサイド・パッセージ〔訳注〕（Inside Passages）の教師であるカート・ヘルティングと共に環境活動家たちのための瞑想リトリートを引率する機会に恵まれました。リトリートは、フロート水上機によって到達される、東南アラスカにある広大なTebenkof Bay Wilderness Area（テベンコフ湾自然・野生動

〔原注〕Mumford, G. *The Mindful Athlete: Secrets to Pure Performance* (Parallel Press, Berkeley, CA), 2015 参照。

［訳注］アラスカを拠点としたマインドフルネスリトリート。静坐瞑想（座禅）、ヨーガ、マインドフル歩行、マインドフルカヤッキングなどを実践している。

ホームページによれば、最近のワークショップは、特に地球のヒーリングとずたずたにされている人間の関わり合いを修復することに関心がある人々のために開催された。

物生息エリア）内の離島で催されました。荒野での八日間の滞在後私たちが町に戻った時、タイム誌（二〇〇三年八月四日号）のカバーストーリーは瞑想に関するものでした。脳と健康に及ぼす瞑想の効果についての詳述が雑誌のカバーストーリーになったというまさにその事実が、いかに瞑想が私たちの文化の主流に流れ込み、またそれによって受け入れられたかを示す先導的兆候《ベルウエザー》だったのです。それは、もはや、ごく少数の、またはクレージーだとしてあっさりと敬遠されてしまいがちな人々の側の周辺的熱中事ではありません。二〇一四年には、タイム誌にマインドフルネスとMBSRに関する別のカバーストーリーが載りました。その時までには、それは〝マインドフルネス革命〟として大々的に宣伝されるようになっていたのです。

実際、瞑想センターがにわかに至る所で出現し、リトリート、クラス、ワークショップ、さらには〝仕事に行く途中での静坐コーナー〟まで提供するに至っていて、ますます多くの人々が一緒に学び、実践するためにそれらに参集しています。ヨーガがこれほどポピュラーになったことは今まで一度もなく、また子供たちからシニアまで、またその中間にあるあらゆる人によって熱心に取り入れられています。そして、今や、見事なオンライン・マインドフルネスサミットが、多くの熟練したプレゼンターと共にあなたを待ち受けているだけでなく、優れたポッドキャスト［訳注］が、神経科学、医学、健康管理、心理学などの様々な観点からより深くマインドフルネ

［訳注］ポッドキャストは、アップルのポータブルマルチメディアプレーヤーであるiPod（アイポッド）シリーズと、"放送"を意味するbroadcast（ブロードキャスト）を組み合わせた造語。元々は『iPodシリーズなどの携帯プレイヤーに音声データファイルを保存して聴くことが可能な放送（配信）番組』という意味で名づけられた。

スについての理解を深めたいと思っているあらゆる人の助けになってくれます。

一体全体、何が起こっているのでしょう？

私たちは、一つの文化として、内面性との深い親密さの潜在可能性へ、また静寂と沈黙を包容するために気づきを培い、学ぶための力へと目覚めることの初期段階にある、と言っていいのではないかと思います。私たちは、より大きな明晰と洞察、より大きな感情的安定性、そして知恵を私たちにもたらすための現在の瞬間の力、世界の中に、家族と仕事の中に、より広く社会の中に、そしてグローバルな舞台へと私たちが持ち込むことができる体現された知恵を認識し始めているのです。要するに、私たちの文化にとって、瞑想はもはや異国の、エキゾチックな何かではないのです。今や、それは他の何かと同様に、アメリカ的になっているのです。あるいは、イギリス的、フランス的、イタリア的、または南アフリカ的に。ついにそれは辿り着いたのです。また、それは、世界の状態と、私たちの人生にひしひしと押し寄せている強大な勢力を考慮すれば、決して早すぎではありません。それは、まさに、無数の異なった形でグローバルな規模で現れつつある、覚醒状態、慈悲心、そして知恵のルネッサンスのようなものかもしれません（私としてはそう呼びたいのです）。

が、再び、どうか銘記していただきたいのですが、……それはあなたが考え*ている*ものではありません！

原初の瞬間

一九七〇年代の一時期、私は国際観音禅院の崇山行願［訳注］という名の韓国人の禅匠に師事したことがあります。彼の名前は、直訳すれば〝高山〟で、中国禅宗（南宗）の六祖、慧能（えのう、六三八年〜七一三年）が悟りに至ったとされる場所にちなんだものです。私たちは彼のことを〝ソーエン・サ・ニム〟と呼んでいましたが、それが禅師の尊称であることが判明したのはずっと後になってからでした。当時は、それが何を意味しているか、誰も実際には知らなかったようです。それは単に彼の名前だったのです。

彼ははるばる韓国からやって来て、どういうわけかロードアイランドの州都プロビデンスに落ち着き、そこで何人かのブラウン大学の学生たちが彼を〝発見〟し、ありそうにないことですが（彼にまつわるあらゆることには、ありそうにないこと（眉唾もの）がかなりあることが後でわかりましたが）、何人かの韓国人仲間によって所有されていた小さな店で洗濯機の修理に携わっていました。これらの学生たちは、この若造《ガイ》が一体何者で、何を与えようとしているのかを見い出すために、彼の周りに内輪のグループを組織しました。これらの内輪の小さな集まりが、やがて州の禅センターを誕生させ、

［訳注］崇山行願（1927 〜 2004 年）は、現在の北朝鮮で生まれた、曹溪宗の大禅師（zen master）にして国際観音禅院の創設者。東国大学校で欧米哲学を学んだが、中退して仏門に入り、厳しい修行をして悟ったとされる。日本で臨済禅（公案禅）を学ぶ。その後、渡米。ソウルにて他界。

そしてそこから、その後数十年経つうちに、崇山行願の教えを支持する世界中の他の多くのセンターへと広がっていきました。私は彼のことをブランダイス大学の教え子から聞き及び、そしてある日、彼の人となりをチェックするためプロビデンスに出かけました。

崇山行願には、なんとも言いようのない魅力的なものがありました。まず、禅師であり、それが何であれ、洗濯機を修理したことがあり、どうやらそうすることがとても幸福だったらしいのです。彼は完璧に丸顔の持ち主で、愛想良さそうにあっけらかんとしていて、愛嬌がありました。彼は全く明け透けで、全く彼自身のままで、いかなる気取りも、見栄《みえ》もありませんでした。彼の頭髪は完全に剃り落とされていました（彼は髪の毛のことを〝無知な草〟(ignorant grass) と呼んでいて、僧侶たちにそれは規則的に刈り取られねばならないと言っていました)。彼は、小舟のように見える、靴ひもや留め具のない白いゴム靴（突っかけ）《スリッポン・シューズ》を履いていました（韓国人僧侶は、皮は動物に由来するので、装着しません)。そして若い頃には、大抵は下着姿でしたが、教える時は灰色の長衣と簡素な褐色の袈裟を纏いました。袈裟は多数の布切れから縫い合わされた四角いもので、首の周りに掛けられ、胸のあたりでまとめあげられる、中国の初期の禅僧の象徴的正装です。彼はまた、地元の韓国人仏教徒のコミュニティのために執り行う特別な機会や儀式用の手の込んだ、よりカラフルな衣装も持っていました。

彼は尋常ではない話し方をしましたが、これは、部分的には彼がまず英語の言葉をあまりよく知らなかったせいであり、そして部分的には、アメリカ語の文法が全く思い浮かばなかったせいです。そこで彼は一種の片言英語混じりの韓国語で語ったのですが、それはまさに信じがたい仕方で聞いている側の心に入り込みました。なぜなら、私たちの心はそのように考えるのを一度も聞いたことがないので、聞き取られたことを私たちが普通するような通常のやり方では処理できなくなるからです。そのような状況で起こりがちなように、彼の教え子たちの多くは、互いに同様なやり方で、片言英語で話し合うようになったのです。例えば、〝Just go straight, don't check your mind 今度はまっすぐ行ってくれ、気になっていることにこだわるな〟とか、〝The arrow is downtown 矢は下町あたりだ〟とか、〝Put it down, just put it down それを降ろせ、ただ降ろせばいいんだ〟とか、〝You already understand 得心したようだね〟といった、彼らには意味をなしているが、他の誰かには正気に思われないような。

ソーエン・サ・ニムは、多分、身長が一七五センチほどで、痩せ型ではありませんでしたが、丸太りでもありませんでした。多分、〝太り気味〟と形容するのが最もぴったりでしょう。彼は年齢を感じさせませんでしたが、しかし三十台半ばのように思われました。彼は、韓国内ではよく知られており、とても尊敬されていると言われていましたが、どうやら、当時活気があったアメリカに来て、そこで教えるほうを選んだようです。七〇年代初頭のアメリカの若者たちは確かに東洋の瞑想的伝統への多大のエネルギーと熱情を持っており、そして彼は、六〇年代から七〇年代にアメリカにやって来たアジア人の瞑想教師たちの大きな波の部分だったのです。もしもあなたが当時の彼の逐語的教えがどういうものなのかを垣間見たければ、スティーヴン・ミッチェルの *Dropping Ashes on the Buddha: The Teaching of Zen Master Seung Sahn*, Grove, Pr, 1994）を読むことができます。

ソーエン・サ・ニムは、しばしば、通常は〝禅〟錫杖《ステッキ》を手が届く所に置くことによって講話を始めました。これは節くれだち、よじれた、ピカピカに磨かれた不恰好な木の枝から作り上げられたもので、時々その上に顎をもたせかけたまま聴衆を見回し、今度はそれを頭上に水平に掲げて、一喝《いっかつ》します。「これが見えますか？」長い沈黙。困惑した表情。彼は、それから、それをバタンと床あるいは目の前のテーブルの上に投げ下ろします。ピシャリという激しい音がします。「これが聞こえますか？」長い沈黙。さらに多くの当惑した表情。

それから彼はいつものように話を始めました。しばしば彼は、その〝先手〟［訳注］の理由を説明しませんでした。が、伝えたいこと《メッセージ》はゆっくりと明らかになっていきました。多分、彼がそうするのを何度も何度も見た後に。禅または瞑想またはマインドフルネスに関するかぎり、物事をややこしくする必要は何もないのです。瞑想は、人生または心に関する精緻な哲学を開発することを目指すものではありません。それは、〝考えること〟についてのものでは全くありません。それは物事をシンプルにしておくことについてのものです。たった今、この瞬間に、あなたは見ていますか？　聞いていますか？　この見ること、この聞くことは、ゴテゴテと装飾を施されない時、原初の心、〝原初の心〟を含む全ての概念から自由なそれ、の回復なのです。そして、それは既にここにあります。それは既に私たちのものです。事実、それを失うことはできないのです。

もしもあなたが確かに錫杖を見ているのなら、〝誰〟がそれを見ているのですか？　もし

［訳注］gambit ギャンビット。《チェス》打ちはじめの手、序盤の手、先手。〔会話を始める〕糸口、切り出しの言葉。

あなたがピシャリという音を聞いているなら、〝誰〟がそれを聞いているのですか？ 最初の見る瞬間には、ただ見ることだけがあるのですが、その直後に思考が始まり、以下のような思考を分泌するのです。「彼は何を意味しているのだろう？」「もちろん、私は錫杖を見ている。」「それは確かに錫杖だ。」「私は今まで自分が錫杖をそのように見たとは思わない。」「彼はどこでそれを手に入れたのだろう？」「多分、韓国内でだ。」「あのように錫杖を扱えたら、どんなにいいだろう。」「あの錫杖で彼が何を伝えようとしているか、私には分かる。」「他の誰かにはあんなふうに扱えるだろうか？」「なかなかかっこいいなあ。」「瞑想は現実離れしているなー。」「あのような僧衣をまとったらどんなふうに見えるだろう？」

または、ピシャリという音を聞いて。「これは、独特の会話の切り出し方だ。」「もちろん、私は音を聞いたよ。」「彼は、われわれが耳が不自由だと思ってるのだろうか？」「彼は実際にあのテーブルを叩いたのだろうか？」「彼はそれにかなり傷をつけたに違いない。」「あれはかなりの強打だったな。」「どうやってあんなふうにできたのだろう？」「あれは誰かの財産だということを知らないのだろうか？」「あんなことをして平気なのだろうか？」「結局、どういう人なのだろう？」

肝心なのはそれだったのです。

「あなたは見ていますか？」私たちがただ見ることはほとんどありません。

「あなたは聞いていますか？」私たちがただ聞くことはほとんどありません。

思考、解釈、そして情動（感情）が、任意のおよびあらゆる経験の後に押し寄せ、——そして期待が、経験が起こる前にさえ起こる——ので、元々の見る瞬間、元々の聞く瞬間に、私たちが〝そこ〟にいたということがほとんどできないほどです。もしも私たちがいたら、それは〝ここ〟であって、〝そこ〟ではないでしょう。

代わりに、私たちは錫杖というよりはむしろ、その概念（思い描いているもの）を見ているのです。ピシャリという音よりはむしろ、その概念を聞いているのです。私たちは評価し、判断し、脱線し、分類し、感情的に反応し、しかもあまりにも速やかにそうしているので、純粋な見る瞬間、純粋な聞く瞬間は失われてしまいます。その瞬間には、少なくとも、私たちは自分の心を失い、そして自分の感覚から離れたということができるでしょう。

もちろん、そのような気づきに欠けた瞬間が次に来るものを潤色するので、思考と感情の自動的傾向に陥り、それを知ることもないまま、長期間にわたってぐずぐずする傾向があります。

ですから、ソーエン・サ・ニムが「あなたにはこれが見えますか？　これが聞こえますか？」と尋ねた時、一見したところでは思われたかもしれないほど取るに足りないことではなかったのです。彼は私たちを自己陶酔の夢と物語の紡ぎ出しという、実際に現在の瞬間に起こっていて、私たちが人生と呼んでいるものに追加されていくものから私たちを遠ざけてしまうものから目覚めるよう、誘っているのです。

オデッセイと盲目の予言者

私たちは、時々、物事の実際のあり方へと誰かを目覚めさせるため、"Come to your senses!"（気は確かかい？　我／正気に返りなさい！）と言います。が、通常——気づいたことがおありのように——人々は、私たちがただ懇願するだけでは——思慮分別が、魔法によるかのように、働くようにはなりません。（私たちが自分自身に懇願する時も、そうはいきません。）彼らの志向の全部——彼ら自身、状況、そして他のあらゆるものへのそれ——が整備、それも思い切ったそれ、を必要としているのかもしれません。時には、私たちを目覚めさせるためには、健康危機のようなもの——ただし命に関わらない程度のそれ——が必要になります。

私たちは、"He has taken leave of his senses"（彼は正気を失った）と、彼がもはや現実と接触していないという意味で言います。ほとんどの時間、接触を取り戻すことは容易ではありません。あなたがすでにあまりにも離れている時、そもそもどこから出発すらしたらいいのでしょう？　ましてや、社会全体または世界全体が正気を失っていて、誰もが象のある側面を重視しているが、しかしその全体を危惧してはいない時には？　そうこうしているうちに、私たちが象だと思っていたものが、猛り狂っているモンスターにずっとよく似た何かに変身しているのに、私たちは立ち往生したまま、何がそうなっているのか知覚して、それを名づけようとする気がないのです。ちょうど、騙されて目に見えない新しい〝衣装〟をまとわされている皇帝の領地内の観客-市民たちのように。

実を言うと、練習せずに我に返ることは、容易ではありません。そして一般に、私たちは途方もなく練習不足です。そして自分の感覚となると、私たちはほったらかしにし放題です。感覚とお相伴し、感覚と同じ広がりをもち、感覚によって情報を与えられ、そして形作られる体と心の側面と私たちとの関係を認識する段になると、私たちは練習不足です。言い換えれば、知覚と気づきとなると、それが外面的に、内面的に、または両方に向けられたものであろうと、途方もなく運動不足なのです。私たちは、ちょうど筋肉にするように、注意を払うための自分の能力を何度も何度も行使することによって、元通りになります。そしてしばしば、私たち自身の心の中のかなりの抵抗に直面したまま、そのようなトレーニングを通して強く、強壮で、柔軟になっていくものは、例えば、上腕二頭筋よりもずっと興味深いのです。

たいていの時間、私たちの感覚は、もちろん私たちの心を含めて、単に習慣の力から、また感覚は受動的ではないが、しかし脳の様々な部位からの首尾一貫した能動的査定と解釈を求めるという事実から、私たちを欺いています。私たちは見るのですが、しかし私たちは見ることを関係として――自分の見る能力と見られるために利用できるものとの間のそれとして――不十分にしか気づいていません。私たちは、自分が考えていることは自分の面前にあると信じています。が、その経験は私たちの様々な無意識の思考の構築物と、私たちが目を通して取り込むことができる世界の内側で生きているように思われる摩訶不思議なやり方を通して、実際は濾過されているのです。

ですから、私たちは何らかのものを見ますが、しかし同時に、展開している自分の人生にとって最も重要なもの、または最も適切なものを見ていないかもしれません。私たちは習慣的にものを見る、つまり、非常に限られた仕方でものを見るか、または少しも見ない、時には、すぐ真下あるいは目の前にあるものさえ見ないのです。私たちは、見るという奇跡を当たり前のことと思って、自分のすべきことをする際の単に未確認の背景の部分に過ぎなくなるまで、自動操縦運転装置で（もっぱら習慣的に）見るのです。

私たちは子供たちを設け、そして何年もの間実際に彼らを見ることなく過ごすことができます。なぜなら、私たちは、自分たちの期待や恐れによって潤色された、彼らについての自分の思考を〝見て〟いるだけだからです。同じことが、私たちの関わり合いのどれかに、または全てに言えます。私たちは自然の世界に住んでいますが、しかし、たいていの時間、私たちはそれに気づかず、日光がどんなふうに特定の一枚の葉の上で反射しているか、あるいは街中でいかに驚くほど奇妙な窓やフロントガラスの中の反射光に取り囲まれているかを見逃しています。また、普通、風景の中の野生動物を含む他者たちによって自分が見られたり、感じられたりしていることを感知することもありません――熱帯雨林で一晩過ごせば、それをより良く知ることでしょうが。

多分、そのような、人間としての私たちの側の広く行き渡った、人間特有の盲目性が、ホーマーが西洋の文学的伝統の黎明期、紀元前約八〇〇年頃に仕上げた叙事詩『オデッセイ』の途中で、死者の国の境界に立っているティレシアスに彼の運命について、および安全に帰還するためには何をしなければならないかを学ぶよう求めている一つの理由なのです。というのは、ティレシアスは盲目の予言者であり、そして〝盲目の予言者〟が現れる時はいつでも、物事はより興味深くそしてより真実味を帯びてくることが知られるからです。ホーマーは、真に見る《リアル・シーイング》ことは機能的《ファンクショナル》（実用的）な目を持つことを大きく超えているのだということを私たちに教えているように思われます。事実、機能的な目は道を見いだすことの妨げになり得るのです。私たちは自分自身の習慣的な、特有の盲目性をいかにして見抜いたらいいかを学ばなければなりません。オデッセイの場合には、それは傲慢と狡猾という、ともに彼の強さと破滅の元になったものの産物であり、それゆえ、考慮に入れ、教訓の糧とすべき、比類のない賜物でした。［原注］

〔原注〕事実、ティレシアスは、彼の人生の終り頃、オデッセイの二度目の航海を予見しますが、これは独りきりでの旅、彼の戦士団を伴わない、一本の櫂《オール》を肩に担いでの、内面への孤独な旅です。やがて、とうとう彼は、海を一度も見たことがない一人の異邦人に尋ねられます。「なぜそんな篩い分け用具（winnowing fan）など担いでいるのですか？」篩い分け用具は、古代世界で籾殻から小麦を選り分けるために用いられたもので、ここでは、賢明な識別力、彼のオデッセイ（放浪と冒険の長い旅）、彼の求婚者たちが破滅させられ、彼の失地が回復されたずっと後にやっと辿り着く知恵の象徴です。盲目の予言者によって予測された、彼のこの後年の内面の旅路のことは、ホーマーによって二度と再び述べられていません。ホーマーがけっして語らなかった物語をあえて書いたヘレン・リュークによれば、それは知恵と内面の平和、そして私たち人間の盲目性と尊大さ（自信過剰）によって立腹させられた神々との和解へと向かう老年の旅路を予兆するものなのです。

私たちはここにあるものを見るだけでなく、しばしば、ここにはないものを見ることがあります。いかに目はでっち上げることか！　心は物事を考え出すのです。部分的には、これは私たちのむやみやたらに創造的な想像力のせいです。部分的には、それは私たちの神経系の繋がれ方のせいです。

下に掲げられた図中に三角形がありますか、ありませんか？

これは主観的輪郭（illusory contour, subjective contour）と呼ばれている、輪郭線に沿った輝度や色の変化が存在しないにもかかわらず、輪郭線が知覚される錯視のことで、下図は〝カニッツァの三角形〟と呼ばれている古典的な例です。ソーエン・サ・ニムならこう言うことでしょう。「もしもお前が〝ある〟と言うなら、［禅の錫杖《ステッキ》で］十三回叩くぞ」と言ったことでしょう［彼は実際はそうしませんでしたが、しかし昔日の中国ではそうしました。］もしも〝ない〟と言うなら、十三回叩くぞ。では、どうすることができるかね？」彼はカニッツァの三角形を使わず、何か使いやすいものを用いました。「もしお前が、これはステッキ、ガラス、腕時計、岩である／ではないと言えば、お前を叩くぞ。では、どうすることができるかね？」それは確かに私たちに〝形〟（form）または〝空〟（emptiness）に執着しない、またはそれを表白しないことを教えました。が、私たちは、たいていの時間、思わずそれを表白してしまい、まごついてウロウロしていました。一見

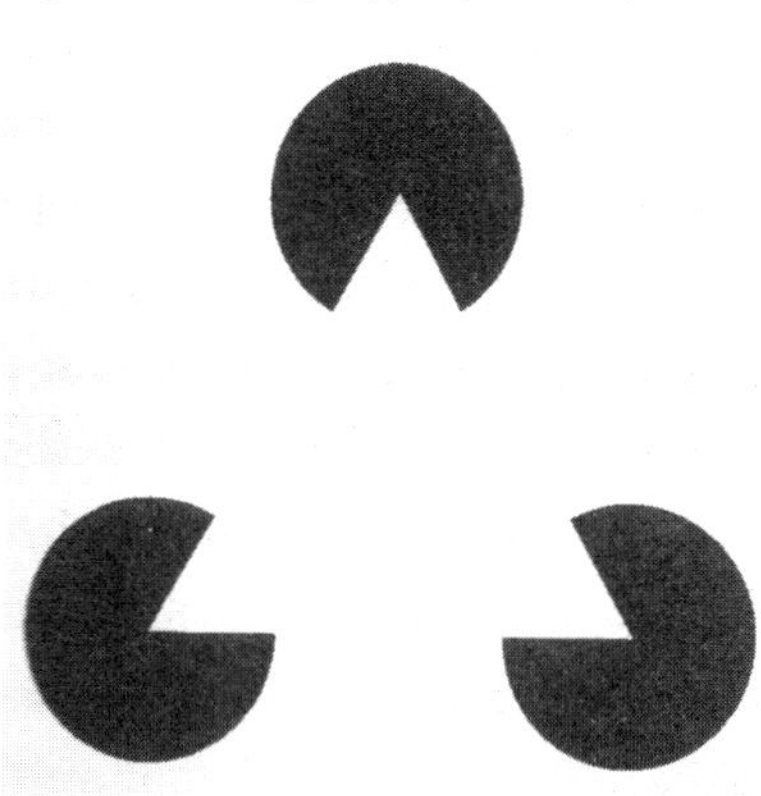

すると配慮が欠けているように思われる彼の中に感じられる配慮からなんとか学び、その過程で成長することを願っていたのです。

私たちはみんな、自分の目を通して知覚する段になると、自分はある一定のものごとは見るのだが、その他のものは、たとえそれらが私たちの顔をまじまじと見つめていても、見ないということを知っています。そして私たちは、容易に一定の仕方で見るよう条件づけられることができ、他の仕方で見ることを妨げられてしまいます。手先の技術の優れた手品師たちは、私たちの観察に絶えずつきまとっているこの選り好みを利用します。彼らの技《アート》は、巧妙に私たちの注意を逸らし、感覚を大混乱させることによって、ただ心をまごつかせ——そして喜ばせる——だけのことなのです。

より普遍的には、異なる文化の中にある人々は、同じ出来事を、彼らの信念体系や志向に応じて、非常に異なった風に見る可能性があります。彼らは、異なった心のレンズを通して見ており、それゆえ異なった現実を見ています。どれ一つ完全に真実ではありません。ほとんどは、単にある程度まで真実なのです。アメリカ人たちはイラクの解放者でしょうか、それとも抑圧者でしょうか？　あなたが言うことに注意してください。いかに私たちは一つの見解、部分的にしか真実ではないかもしれないもの、ある程度しか真実ではないものに執着することでしょう？

私たちはみんな、時として〝黒か白か思考〟にうっかり陥り、絶対的なものに傾斜してしまう傾向があります。それは私たちの気分をよりスッキリさせ、より安心させますが、しかしそれはまたとてつもなく目を見えなくさせます。これは良い。それは悪い。これは正しい。それは間違いだ。我々は強い。彼らは弱い。我々はスマートだ、彼らは違う。彼女は素敵だ。彼はうんざりだ。私は敗残者だ。彼はけっしてそれから脱皮しないだろう。彼女は本当に鈍感だ。これは、私にはけっしてできないだろう。それは制止不可能だ。

　これらすべての言明は思考であり、それらは、部分的には本当であっても、ものの見方を歪曲し、制限します。というのは、ほとんどの場合、現実世界における物事は、ある程度までだけ本当だからです。背の高い人などというものはありません。人は、ある程度まで背が高いだけです。スマートな人などというものはありません。人はある程度までスマートであるだけです。が、人がそのような考え方に陥る時、もしもそれをより大きな気づきに照らして検査すれば、私たちはそれが硬直的で、限定的で、したがって不可避的に、部分的に間違いやすくなる傾向があることがわかります。したがって、黒か白か、あれかこれか的見方および考え方は急速に固定的で制限的な判断――しばしば反射的、自動的に、無反省に到達されるそれ、人生の気まぐれを通って〝帰路〟に就く私たちの能力を妨害するそれ――に帰着します。他方、〝判断すること〟から差別化されるものとしての〝識別力〟は、意味合いの果てしない度合い、全白と全黒、全善または全悪との間の灰色の度合いを見、聞き、知覚することへと導き、そしてこの〝賢い〟識別と呼んで然るべきものは私たちが異なった開口部《オープニング》を通して見ることおよび航行することを可能にします。これに反して、私たちの即反応的《クイックリアクション》判断は、そのような開口部を全く見ず、全範囲に及ぶ真実なるものを見損なってしまうという危険に私たちを晒し、したがって可能なものを自動的またうっかり制限することへと私たちを至らせてしまいます。

白黒の明確な区別をつけがたい中間の世界の中での、このような複雑なフラクタル・パターニングに基づいた数学とエンジニアリングの全分野があります。それはファジー数学と呼ばれています。面白いことに、あなたが物事の度合いに注意を払い始めれば始めるほど、心はより明澄《クリアー》になっていきます、曖昧《ファジー》にではなく。このことを銘記しておくことは、私たちがマインドフルネスへの探査を一歩一歩進めていくにつれて役立つことでしょう。南カリフォルニア大学のバート・クスコは、*Fuzzy Thinking*（ファジー思考）という本の中で、○と一、黒と白の世界は、西洋文化の中で初めて、補足的にではありますが五感についても言及している、アリストテレスによって詳述された世界だと指摘しています。

用心してください！

リンゴは赤、緑、または黄色である可能性があります。が、もしもあなたが仔細に見れてみれば、それらはある程度まで赤、緑、黄色であるに過ぎません。時々、他の色のより大きいまたは小さい染みや斑点が混入しています。瞑想教師ジョセフ・ゴールドスタインは、リンゴを持ち上げて「これは何色をしていますか？」と生徒たちに質問した小学校の教師の物語を詳述しています。多くの子供たちは赤だと言い、何人かは黄色、何人かは緑だと言いましたが、一人の少年は「白」だと言いました。「白ですって？」教師は言いました。「どうして白だって言うの？　白ではないことは簡単に見られるでしょう？」その時点で少年は机の方にやって来て、そのリンゴをひとかじりし、そしてそれを教師とクラスのみんなが見えるように掲げます。ゴールドスタインはまた、北斗七星（Big Dipper 大きな柄杓《ひしゃく》）などというものはない、ただ、それらの星に対する私たちの特定の角度から〝大きな柄杓〟らしき格好をしたものが見えるだけだと指摘することを好んでいます。が、あなたが暗い夜空を見上げる時、それは確かに大きな柄杓のように見えます。そしてこの大柄杓ならざる星は、今もなお私たちが北極星の位置を突き止め、それによって航海するのを助けてくれます。

さらに読み進める前に、一息入れて、次の絵をよく見てみてください。何が見えますか？

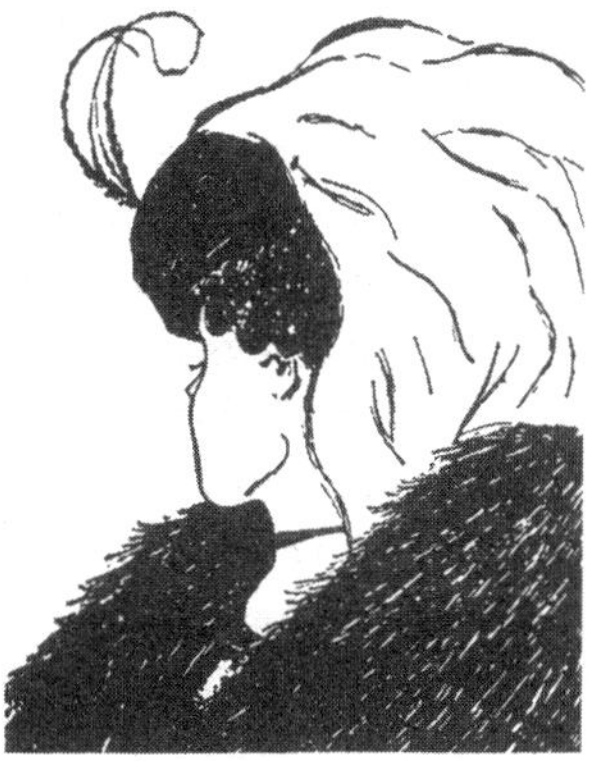

人によっては老婦人を、また老婦人しか見ないでしょう。人によっては若い女性を、また若い女性しか見ないでしょう。どちらでしょう? この絵を見せる前に、もしも私が、大勢の聴衆の半分には目を閉じてもらっている間に、残りの半分には下の絵の左側だけをちらっと見せれば、彼らが前頁の絵の中に若い女性を見る公算は大いに高いでしょう。逆に、彼らに右側だけをちらっと見せれば、前頁の絵の中に老婦人を見る可能性は大いにあります。いったんパターンが設定され、一方を見慣れてしまうと、他方を認識することは、これらの曖昧なスケッチの両方を一緒に示されないかぎり、たとえ長い間それを見つめても非常に困難になるのです。

さて次は、アントワーヌ・ド・サン=テグジュペリの素晴らしい童話『星の王子様 *Le Petit Prince*』からの魅惑的な物語です。

ぼくが六歳だった時のある日、『実話集』と呼ばれていたジャングルについての本の中で、面白い絵を見たんだ。それは、一

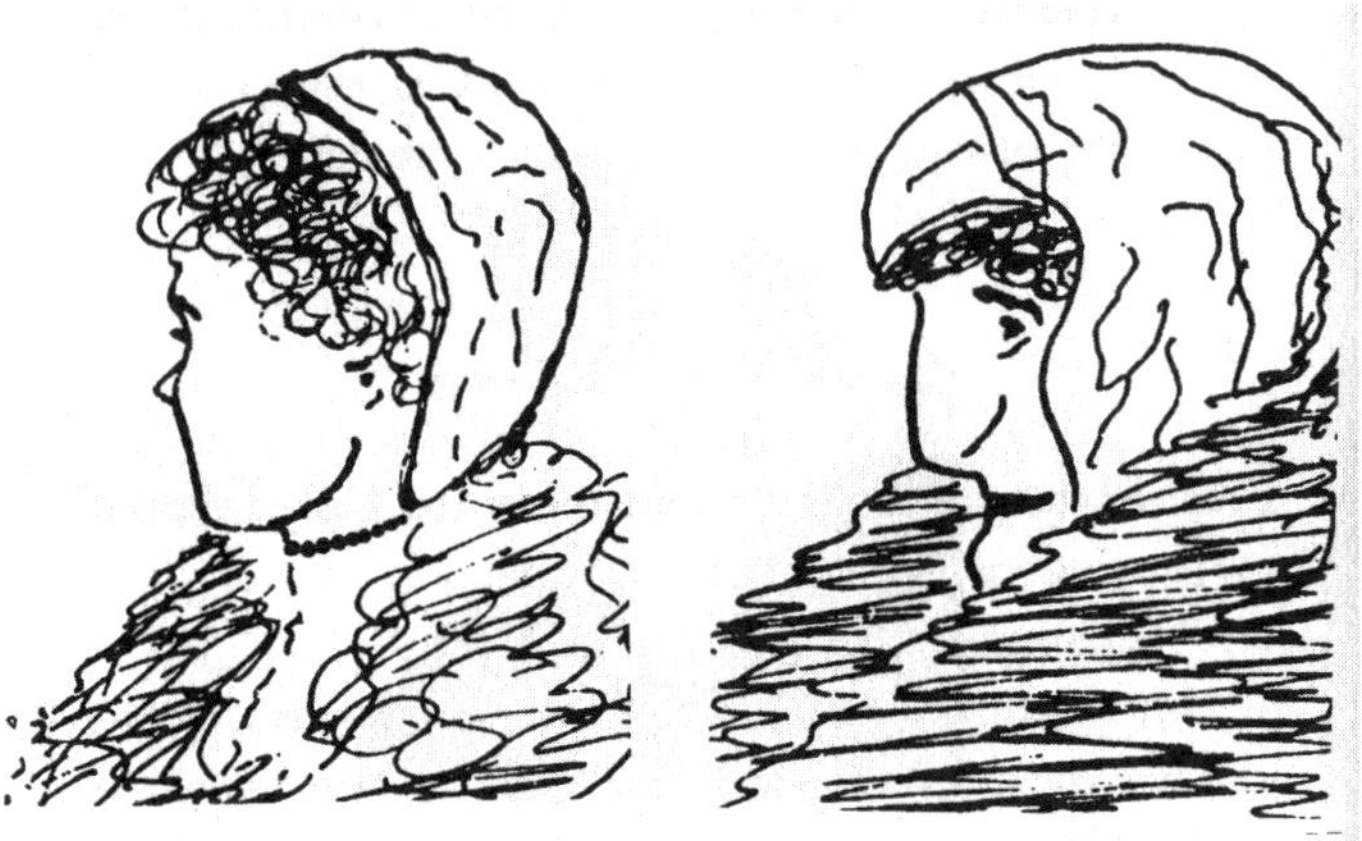

匹の野獣を呑み込んでいるボアコンストリクター（大蛇）の姿だった…

その本の中には、こう書かれていた。「大蛇たちは彼らの獲物を、噛まずにまるごと呑み込む。その後彼らはもはや動けなくなり、消化するため六ヶ月間眠り続ける。」

当時、ぼくはジャングルでの冒険についてたくさん思い巡らし、とうとう色鉛筆を使って最初の絵をなんとか書き上げた。ぼくの一番目の絵はこんなふうなものだった。

ぼくは大人たちに自分の傑作を見せ、そして自分の絵が彼らを怖がらせるかどうか尋ねてみた。

彼らは答えた。「なんで帽子など怖がると言うの？」

ぼくの絵は帽子の絵ではなかった。象を呑み込んでいる大蛇の絵だったんだ。そこで大蛇の内側を描いてみたら、大人たちは理解することができた。彼らは常に説明を必要とするんだ。ぼくの二番目の絵はこんなふうなものだった。

大人たちは、ぼくの大蛇の外側や内側の絵を片づけ、代わりに地理、歴史、算数、文法に専念するよう助言した。そういうわけで、六歳の時に、ぼくはアーティストとしての輝かしいキャリアを放棄したんだ。自分の一番目と二番目の絵によってがっかりさせられてしまって。大人たちはけっして自力では理解せず、そして子供たちが何度も何度も説明するのはうんざりするものだよ。

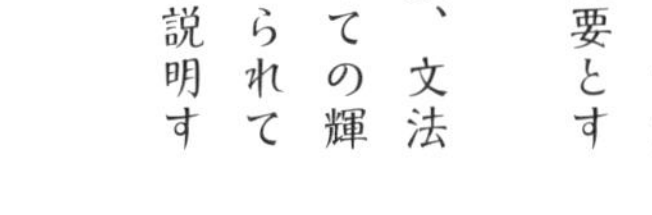

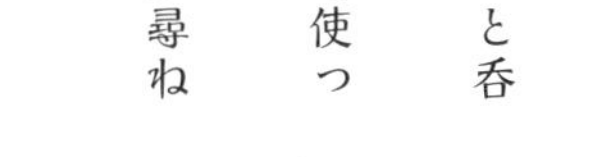

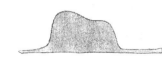

そういうわけで、我に返るためには、多分私たちは、見せかけの表面の下にある真実のより根本的な次元を見極めるための私たちの生得の能力を開発し、そして習得することが必要なのです。文字どおり盲目ではなかったものの、しかし自分が見、そして知ることを最も必要としていたことを識別できなかったオデッセイのために、あの盲目のティレシアスが身をもって示していたように。多分、私たちから隠されているだけのように思われるこれらの新しい次元は、世界についての私たちの経験の全範囲、そして自分自身を理解し、自分の在り方、および自分自身と世界を共に潤すために役立つやり方へと私たちを目覚めさせ、私たち自身のなかの最も深い、最善の、また最も人間的なものを喚起することでしょう。

私の内側にいる者よ、よく聞きなさい、
至高のスピリット、教師が近づいている。
目覚めよ、目覚めよ。
彼の許に馳せ参じなさい――
彼はたった今お前の頭の近くに立っている。

❀

おまえは何百万年もの間眠りこけてきた、
なぜ今朝目覚めないのだ？

カビール
ロバート・ブライ訳

無執着

けっこう広まっている、次のようなジョークがあります。

仏教式掃除機のことを聞いたことがあるかい？
からかっているのか？　一体全体、仏教式掃除機って何なのかね？
知らないなんて！　無執着のことだよ！

人々がこれに通じていること自体が、仏教瞑想の中核的メッセージが私たちの文化の集合的精神《コレクティブ・サイキ》の中に入り込んできたことを示唆しています。一九四〇年から五〇年代にかけての私の少年時代の観点からは、このような文化的な心の拡大はとてもありそうになく、思い描くことすら不可能だったでしょう。カール・ユングは、彼自身は禅の目的と方法に最高度の敬意を払っていたとしても、西洋人の心が禅を理解することの潜在的な難しさについて色々評言していました。
にもかかわらず、移行はすでに起こっており、そして多分、ユングが比較的早い時期にそれに示した持続的関心は、今起こっていることを象徴し、ならびに助長するものであったのです。それにしても、彼は、いかに深くまでマインドフルネスとダルマの知恵が主流の世界に浸透したか分かったら、びっくりさせられたことでしょう。

歴史家アーノルド・トインビーは、仏教の西漸は、二十世紀における単一では最も重要な歴史的出来事と見なされて然るべきであろうと評したと言われています。それは、その百年間に人間たちが互いに加えあってきた、全ての甚大な苦しみを含む、全ての目立つ出来事を考慮すれば、まさに驚天動地の主張です。彼が正しかったかどうかはまだ分かりません。情報に基づいた評価を企てるためにさえ、おそらくさらに百年にも及ぶ展望を要することでしょう。が、この方面では何かが確かに起こっています。

いずれにせよ、このごろは、人々が掃除機のジョークを解するようになり、他の人々は「ニューヨーカー」を覗き込み、瞑想についての漫画形式での記事に目を向けたりします。例えば、次のような。

明らかに一定期間の坐禅をちょうど終えたばかりの長衣姿の二人の僧。一方が他方に振り向く。説明文《キャプション》はこうです。「貴僧は拙僧が考えていないことを考えているのではないのか?」

文化は、瞑想についての本流からのズレを捉えています。そしてそれは知識人《ハイブラウ》の文化に限られたものではほとんどなくなっています。私たちはそれを低俗《バブルガム》な漫画、映画、地下鉄の壁の上の広告、雑誌、新聞の中に見出します。〝内なる平和〟(inner peace)は今や、長期温泉休暇から香水から新車から銀行口座までの、まさにほぼあらゆるものを売るために使われています。それが良いことだとは誰も言っていませんが、しかしそれは何らかの約束、そのような追求の実際的現実性、そして製品を市販するために何でも利用するための私たちの能力のレベルにますます気づくにつれて、何かがシフトしていることを示していることは確かです。ある若い患者によって私に与えられた低俗漫画の中には、一連の絵に以下のような対話が添えられています。それを読めば、どんな絵かはあなた自身が想像することができるでしょう。

「何をしているんだ、モート?」
「瞑想をしているんだ。ほんの数分で、俺の心は空っぽになる。」
「なーに、生まれつき空っぽなんだよ。」

瞑想は心を空白にすることについてのものだというのは、瞑想についての全くの誤解です。たとえそうであっても、人々がそんな風にそれを解釈するということ自体が、今まではけっしてないほど、それが露出しているという証《あかし》です。数年間、ダライ・ラマの顔が、アップル・コンピュータの好意によって巨大な看板から下を覗き込んでいたことがあります。私が地元の大手事務用品販売会社ステープルズに入ると、彼の本 *The Art of Happiness: A Handboook for Living*(幸福のアート――生きるためのハンドブック)が独立した展示コーナーに置いてあり、それはビジネス部門に劣らぬほどです。

過去四十年にわたって何かとても深遠なことが起こってきた後、その種子が今や至る所で芽を吹き出しているのです。それは、〝ダライ・ラマの西漸〟と呼ばれて然るべきでしょう。もしも〝ダルマ〟という言葉があなたには耳慣れないか、またはその意味が当座は不明瞭なら、「パート2」でやや詳しく探査することにします。さしあたりは、それはブッダの正式な教え、かつ、物事のあり方、および知覚し、そして知る心の性質を述べた普遍的、倫理的な合法則性と見なされることができると言えば十分でしょう。

ブッダは、かつて、彼の全ての教え――彼は四十五年余りにわたって教え続けました――の中核的教えはたったの一文で要約され得ると言いました。それが叶えられるかもしれないという万が一の可能性に期待して、その一文を暗記しておくというのは不了見（悪い考え）ではないかもしれません。それがいつ何時役に立つか、それがいつ何時あなたにとって意味をなす（了得される）か、あなたにはけっして分からないとしても。その一文とはこういうものです。

〝何ものも私、私に、または私のものとして固執されてはならない。〟

言い換えれば、無執着です。とりわけ、あなた自身、およびあなたの人となりについての固定観念へのそれです。

それは、一見したところでは鵜呑みにすることが難しいメッセージです。なぜなら、それは私たちが〝これが自分だ〟と思っているあらゆるもの――その大部分は私たちが同一化[訳注]しているもの、自分の体、自分の思考、自分の感情、自分の関わり合い、自分の価値観、自分の仕事、起こる〝ことになっている〟ことへ、そして自分が幸福になるために物事がうまく運ぶ〝ことになっている〟ことへの自分の期待、そして自分がどこから来て、どこへ向かっているのか、さらには自分の人となりについての自分の手作りの物語から成っている――に疑義を呈することだからです。

が、たとえ一見したところでは、ブッダの忠告はひどくビックリさせる、馬鹿馬鹿しい、または見当違いだと感じられるかもしれなかろうと、あまりにも性急に応えないようにしましょう。というのは、ここで重要な意味を持っている語（主要語 operative word）は〝固執 clinging〟だからです。この訓戒を私たちが愛おしんでいる全てのものの否認として誤解しないようにするため、固執によって何が意味されているかを理解することが必要です。実は、ブッダの忠告は、私たちが心から愛おしく感じているあらゆる人、そして一人の全人《ホール・パーソン》として、体《ボディー》として、心《マインド》とし

［訳注］クリシュナムルティは『白い炎――クリシュナムルティ初期トーク集』（コスモス・ライブラリー、2003年）で次のように述べている。

あなたの精神がすがりついているこの〝私〟、そしてあなたが存続させようと望んでいるものとは何なのだろう？　〝私〟は名前との、財産との、家族との、失敗と成功との、あなたがあったところのもの、またはありたいと望んでいるあらゆるものとの同一化によってのみ存在する。あなたはその全てから出来ている。そして、それなしには〝あなた〟はない。あなたが死後にまでも存続させたいと願っているのは、人々との、財産や観念とのこの同一化なのだ。

て、魂《ソウル》として、または精神《スピリット》、等々としての私たちの安寧福祉《ウェルビーイング》にとって最も重要なあらゆるものとより大きく触れ合うことへの誘いなのです。それはまた、人間の状態それ自体のストレスと苦悶という、扱いにくく、折り合いのつけにくいもの、私たちの人生の中で、遅かれ早かれ、色々な格好で首をもたげるもの、を含んでいます。それは、人生を十全に生きることへの障害、本来あるべき自己、そして重要なもの、可能なものの実現にとっての頑固な障害物になっているかもしれないものは、自分が誰（何者）であるかについての想念（思考）への私たちの執着だと言っているのです。

私たちの自己言及的なものの見方および在り方、私たちが人称名詞《パーソナル・プロナウン》と呼んでいる〝私〟、〝私に〟および〝私のもの〟という発話の部分に固執することによって、私たちは、根本的には重要ではないことを捉えて、それに固執している間中ずっと、根本的に重要なことを見逃したり、忘れたりしているのかもしれません。

靴の由来――あるお話

いかにして靴が発明されるに至ったかについての、ある昔話があります。

昔々、ずっとずっと以前のこと、ある日散歩している途中、道に突き出ている木の根っこにつまづいた王女がいたそうだ。苛立った彼女は、総理大臣のもとに出かけ、二度と再びつまづいて困る人がいなくなるように、国中が皮で舗装されるべきだと宣言する布告を書き上げるよう迫りました。さて、総理大臣は国王が、常々、なんとしても娘を喜ばせたいと願っていることを知っていたので、実際に国土を皮でおおうよう嘆願されれば、それを良しとし、それで一件落着となって王女を幸福にし、みんなをつまづきの汚辱から救うかもしれないものの、費用がかさむことは言うに及ばず、多くの難点があった。素早く考えて「〝テキパキ〟とは言わないまでも」、総理大臣は言いました。「そうだ！　国中を皮でおおうかわりに、王女様、皮切れを貴女の足に合うように加工し、それを貴女の足に取り付けたらいかがでしょう？　そうすれば、どこに行かれても、貴女の足は地面との接点で貴女をお護りし、大きな費用をこうむらず、大地の甘い香りを嗅ぐのを控えずに済むでしょう。」王女はこの提案をとてもお気に召し、こうして靴がこの世界に出現し、多くの愚行が回避されたとのこと。

私はこの物語がとても魅惑的だと感じます。それは、単純な童話に見せかけて、私たちの心についてのいくつかの深甚な洞察を明かしています。まず、苛立ちと嫌悪――という、いくつかの伝統の仏教徒たちが好んで用いる二つの言葉――を発生させる物事が起こり、そして思うに、それらの風変わりな組み合わせにもかかわらず、物事が〝自分の思いどおり〟にいかない時の情動を正確に述べています。私たちはつまづき、そしてそれを嫌悪します。まさにその瞬間に直ちに、私たちはそれを〝何か〟に、問題に、普通は〝私の〟問題にしてしまい、そしてその問題は解決を必要とします。もしも私たちが注意深くしていなければ、解決は問題よりもはるかに悪くなります。第二に、知恵は、治療を施すべき場所は接触の点、まさに接触の瞬間にあることを示唆しています。私たちは、無知、欲望、恐怖、または怒りから全世界を皮でおおうことによってではなく、自分の足に防具をあてがうことによって、つまづいた足を防護するのです。

同様にして、私たちは、普通はたった一つの元々の感覚印象によって引き起こされる、しばしば厄介または魅惑的な、入り組んだ思考と情動の奔流に対して用心深く防御を固めることができます。私たちは、感覚印象との接触の瞬間に、接触点に自分の注意を差し向けることによって、そうすることができます。このようにして、ただ見ることがある時、目は瞬間的に、見られているものの生《なま》の、ありのままの現実と接触します。次の瞬間には、あらゆる種類の思考と感情がどっと押し寄せます…〝私はそれがなんだか知っている。〟〝それはうんざりさせる。〟〝私は、あちらほどこちらが好きでない。〟〝このままであってくれればいいんだが。〟〝それがなくなってくれればいいんだが。〟〝なんでそれは今この瞬間にここにあって、私をイライラさせ、邪魔をし、欲求不満にさせるんだ？〟等々。

対象または状況は、ただそのありのままにあります。私たちは、まさにそれを見る瞬間に、率直な、生《なま》の注意でもってそれを見、そしてそれから思考と感情、好き嫌い、判断、願い、想起、希望、恐れ、そして狼狽の奔流を見るために自分の気づきを差し向けることができるでしょうか？

もしも私たちが、たとえ一瞬間だけでも、見られるためにここにあるものを見るべくただ憩い、そして接触の瞬間に慎重にマインドフルネスを適用することができれば、思考と感情の奔流が始まる時、それが愉快、不愉快、またはその中間という経験によって縛られなくなり、その特徴のいかんにかかわらず、その中に囚われない方を選ぶことができるようになります。代わりに、私たちは、もしそれが愉快なら追求し、不愉快なら拒絶することなく、それがただ展開するがままにさせておくことができるようになります。まさにその瞬間に、苛立ちは、それらが心の中で起こる単なる心的現象として認識されるがゆえに、実際に解消され得ることが分かります。

接触の瞬間に、接触の点でマインドフルネスを適用すると、私たちは、自分の極めて条件づけられた、反応的で、習慣的な思考、または感情の域内の動揺の流れという、単に更なる心の動揺と乱れに帰着し、ありのままの、生《なま》の現実を適切に認め、更に言えば、それに効果的で、まっとうなやり方で応えるためのいかなる機会からも私たちを遠ざけてしまうことなく、純粋な見ることの開放状態に憩うことができるのです。

マインドフルネスは、このように、私たちの靴の役を果たし、なんであれ、ある感覚印象が起こるまさにその瞬間に、私たち自身の存在《ビーイング》のより深い性質を認識し、想起し、包容しないことに由来する情動的反応、もの忘れ、そして無意識の危害という、私たち自身の習慣から私たちを保護してくれます。

　マインドフルネスがその瞬間に、またそのようにして、接触の瞬間に適用される場合、その生起それ自体の中には、私たちの見ることとの性質、私たちの見ることとの奇跡は、そのありのままに自在に働き、そして心の本質的性質が妨害されることはありません。その瞬間には、私たちは危害を免れ、全ての概念化を免れ、そして固執の全ての残滓を免れます。私たちは、ただ単に、見られ、聞かれ、匂いを嗅がれ、味わわれ、感じられ、または考えられるものを知ることとの中に憩うのです――愉快だろうと、不愉快だろうと、またはその中間だろうと。このようにして次々とマンドフルネスを紐で結びあわせていくうちに、私たちは徐々に、非概念的で、より非反応的で、より無選択の気づき《チョイスレス・アウェアネス》の中に憩い、そして気づきが既にそうであるように、実際に知ることとそれ自体、その広大さそれ自体、その自由それ自体であることができるようになります。

　安価な靴も捨てたものではありません。

　実際は、それらはそう安価ではありません。それらは貴重なのです。また、かけがえがありません。お金で購入することもできません。ただ手作業で入念に仕上げられるだけです。結局、T. S. エリオットの言葉を使えば、〝少なくとも、何ものにも代え難い costing not less than everything〟のです。

瞑想——それはあなたが考えているものではない

瞑想についてのよく見受けられる若干の誤解を直ちに解消しておくほうがいいかもしれません。先ず、瞑想は技法または技法の組み合わせというよりはむしろ、一つの在り方（a way of being）と見なされるのが最善だということです。

私は、念のため、もう一度そう言います。

瞑想は一つの在り方であって、技法ではない。

そうは言っても、これは瞑想実践に関連した方法や技法がないという意味ではありません。あるのです。事実、何百ものそれらがあり、私たちはそれらをうまく利用することになるでしょう。が、全ての技法は様々な在り方、現在の瞬間および私たち自身の心と私たち自身の経験との関係における在り方を指し示す、方向／位置判断媒体だということを理解しないかぎり、私たちは容易に技法、および他のどこかに達したり、そういった全てのものの目標だと私たちが思っている何か特別な結果または状態を経験するために用いるという、見当違いだがしかし全く理解できる企てに容易にはまってしまう可能性があります。いずれお分かりになるように、そのような志向性は瞑想実践の十分な豊かさ、およびそれが私たちに提供してくれるものについての理解を大きく妨げる可能性があります。ですから、何よりも、瞑想は一つの在り方、さらに言えば、一つの見方、一つの知り方、一つの愛し方だということを覚えておくだけで助けになるでしょう。

第二に、瞑想のまたの名はリラクゼーションではないということです。もう一度言わせてください。瞑想のまたの名はリラクゼーションではありません。

これは、瞑想はしばしば深いリラクゼーションおよび深い安寧／福祉感《フェルビーイング》が随伴されたりすることはないという意味ではありません。もちろん、随伴されますし、時々、され得ます。が、マインドフルネス瞑想は、いずれかのおよび全ての心の状態を、選り好みせずに、気づきの中に受け容れることです。マインドフルネス瞑想実践の観点からは、苦痛または苦悶、さらに言うなら、退屈または短気または欲求不満または心配または体内の緊張は、もしも私たちが現在の瞬間に起こっていることに気づくなら、全て等しく妥当な私たちの注意の対象であり、何らかの瞬間に私たちがリラックスしたり、平静さや至福を経験したりしていないので、私たちの瞑想実践が〝うまくいって〟いないことの徴《しるし》であるよりはむしろ、どれもが洞察と学び、そして潜在的には、解放への格好の機会なのです。

瞑想は、実は、いずれかのおよびあらゆる瞬間に、自分が置かれている境遇と適切に同調している在り方だと言えるかもしれません。もしも私たちが自分自身の心の先入観に没頭しているなら、その瞬間には私たちは適切なやり方で居る《プレゼント》ことはできないか、または全くできないでしょう。私たちは、何であれ自分が言ったり、行ったり、考えたりすることに、何らかの種類の議題《アジェンダ》を、たとえそれを自分が知らなくても、持ち込むでしょう。このことは、多くは混沌とし、揺れ動き、苦痛に満ち、そして混乱させる様々なものが自分の心の中にうごめいていないという意味ではありません。それらがあっても不思議ではないのです。時として、それが心および私たちの人生の性質なのですから。が、私たちはそれらのものによって捉えられたり、それらに巻き込まれたりするあまり、起こっていることまたは求められていることの全範囲を知覚する能力を潤色させてしまったり（または、何が起こっているか、または求められているかを全くわからないことを知覚する能力を潤色させてしまう）必要はありません。私たちが瞑想と呼んでいる、このような在り方を構成しているのは、固執しないこと、それゆえ明晰に知覚すること、そしてどのような境遇が起こっていようとその中で率先して適切に行動することです。

メディアから寄せ集めてきたこと以外は少ししか瞑想のことを知らない人々が、瞑想とは基本的にあなたの心が真っ白になるように脳内のスイッチを切り換えることに類似した、意図的な内面的操作であるという観念を抱くことは珍しくありません。ノーモア思考、ノーモア心配。あなたは、これこそはまさに〝瞑想〟状態なるもの、つまり常に深いリラクゼーション、平和、そして洞察という、しばしば大衆の心の中にある〝涅槃《ニルバーナ》〟［原注］という概念に関連したそれへと投げ込まれるのです。

この観念は、全く理解可能だとしても、由々しい誤認識です。瞑想実践は、思考と心配と欲望、および人間存在を頻繁に見舞う他のあらゆる心の状態と苦悩だらけにな

［原注］「ニルバーナ」という言葉は、ちょうど火が燃え尽きるように、〝滅尽する〟という意味です。私たちが〝自分自身〟および自分の欲望だと思い込んでいるものが完全に滅尽する時、言い換えれば、それらがもはや生起しない時、それがニルバーナです。

る可能性があります。重要なのはあなたの経験の中身ではありません。重要なのはその中身に気づく私たちの能力であり、なおのこと、その展開を駆り立てる諸要因、およびそれらの要因が一瞬一瞬、年々歳々、私たちを解放したり、閉じ込めたりするやり方に気づく私たちの能力です。ですから、それについてただはっきり分かるためには、私たちが達成あるいは到達することを目指している〝マインドフルな状態〟は一つだけではないのです。怒りや恐れや悲しみなどを含む、任意の瞬間に私たちがその中に置かれているいかなる状態または情況も気づきの中に保持され、かくしてその瞬間の現実の部分として見られ、出会われ、知られ、そして受容されることができます。

瞑想が深いリラクゼーション、平和、静穏、洞察、知恵、そして同情／慈悲心へと行き着き、また、〝涅槃〟という用語が実際には人間の経験の重要な、検証可能な次元を指しており、また、それは単にアフタシェーブローションや豪華《ファンシー》ヨットの名前ではないということに異論はありませんが、しかしそれはけっして人が考えるようなものではなく、そして人が考えるものはけっして一部始終ではありません。それは瞑想のミステリーおよび魅力の一つなのです。けれども、時々、熟練した瞑想者たちさえ、瞑想はどこか特別な場所に至るべく努めることについてのものではないということを忘れて、自分の願望や期待を叶えてくれるであろう一定の結果を待ち焦がれたり、切望したりする可能性があります。私たちが〝より良く知る〟時でさえもなお、そうしたことが時々起こり得るので、私たちはそれらの瞬間にそのような想念や願望を手放し、それらを、心の中で生起する他の思考と同様に扱い、何ものにも固執しないように心がけ、そしてそれらは〝もの欲しげな心〟とでも称すべきものの的であり、いかに無理からぬことであろうと、本質的には虚しい、単なる模造品かもしれないと見なしさえするように、自分自身に〝言い聞かせ〟なければなりません。

他の、よく見受けられる誤解は、瞑想とは自分の思考をコントロールしたり、あるいは特定の思考を持つための一定のやり方だというものです。この観念もまた、慈愛や平静沈着などの特定の性質や、歓喜や同情などの積極的情動を育むことを目指した特定の種類の瞑想があるという点で、ある程度の真実が備わっている一方、瞑想についての私たちの考え方は、しばしば、必要以上に実践を困難にし、現在の瞬間を、私たちの望み通りにではなく、開いたハートと開いた心で、そのあるがままに経験することを妨げます。

というのは、瞑想、とりわけマインドフルネス瞑想は、スイッチを切り変えてあなたをどこかにはじき飛ばすことでも、一定の思考を受け容れて、他のそれらを取り除くことでもありません。また、あなたの心を空白にしたり、進んであなた自身を平安にしたり、リラックスさせたりすることでもありません。それは、実は、（縫い目のない一つの全体と見なされる）ハートと心を、現在の瞬間にただありのままに気づくように仕向け、何であれ起こっているものを、単にそれがすでに起こっているが故に受け容れ、それらのどれも個人的に受け止めたりしないか、または自分がそれをいかに個人的に受け止めているかに注意し、そしてその認識を気づきの中に留めさえする、内なる仕草《ゼスチャー》なのです。この内面志向は、時々、心理療法で〝徹底的受容《ラディカル・アクセプタンス》〟として言及されています。それをどのように呼ぼうと、経験へのこの関わり合いを採用することはきつい仕事、非常にきつい仕事です。とりわけ、起こっていることが私たちの期待、願望、そして夢想に適合しない時は。そして私たちの期待、願望、そして夢想は蔓延していて、一見して果てしがありません。それらは、時々、少しも明白ではない非常に微妙なやり方であらゆるものを潤色することができます。とりわけ、それらが瞑想実践、および〝進歩〟や〝達成〟の問題に関する時は。

そのように、瞑想はどこか他に至るべく努めることについてのものではありません。それはまさにあなたが今いる場所に、ありのままにいるようにさせ、そして世界もこの瞬間にそのままでいるようにすることについてのものです。これはそれほど容易ではありません。なぜなら、私たちが自分の思考の残響室《エコー・チャンバー》内にじっとしていれば、ケチをつけることができる何かが常にあるからです。したがって、まさにありのままのものごとの中にたった一瞬間でも落ち着くことは、心と体の側の大きな抵抗になる傾向があります。あるがままのものへのその抵抗は、もしも私たちが瞑想しているなら、より一層増幅されるかもしれません。なぜなら、そうすることによって、変化をもたらし、ものごとを違ったふうにし、自分自身の人生を改善し、世界の運命を好転させるのに寄与できるよう願うからです。

だからといって、それは肯定的な変化をもたらし、ものごとを違ったふうにし、自分の人生を改善し、世界の運命を好転させようというあなたの切望が不適切だという意味ではありません。それらは全て、非常に現実的な可能性です。ただ、ここでのポイントは、瞑想することによって、ただ座り、静かにしていることによって、あなたはあなた自身を、ひいては世界を変えることができる、ということです。あなたがすでに持っている、小さいが、しかし馬鹿にならないやり方によって。

逆説的ながら、もしもあなたがほんの一瞬あなた自身のやり方から抜け出して、ものごとをそのあるがままにし、何かを、とりわけあなたの思考の産物である様々な目標を追求することなく、確信をもってそのままにしておくことによってのみ、あなた自身、ひいては世界を変えることができるのです。アインシュタインはそれを極めて説得力ある仕方で言い表しています。「今日の世界に存在している諸問題は、それらを創り出した思考のレベルでは解決され得ない。」その含意はこういうことです――自分が巻き込まれている困難を生じさせ、混成させたのかもしれない、気づきの欠如に由来する動機、想念および習慣を見、知り、認識し、そして克服するために、私たちは自分の心、新しいやり方で知り、そして見る、違ったふうに動機づけられた心を開発し、洗練する必要がある。これは、私たちが自分の原初の、感化されていない、条件づけられていない心に返る必要があると言うのと同じことです。

どうやったらこれができるのでしょう？　まさに、一瞬間自分自身のやり方から抜け出し、思考の流れの外側に出て、しばしの間川岸に座って、ものごとが私たちの思考の下側にいる間に、またはソーエン・サ・ニムが言うことを好んでいたように、〝考える前に〟それらの中に憩うことによって。それは、一瞬間、ありのままのものごとと共にいて、あなた自身の中の最も深いものおよび最善のものを信頼することを意味しています。たとえそれが、あなたの考える心にとっては意味不明だとしても。あなたは、あなたの人となり、世界、そしてそういった全てについて自分自身に言って聞かせる物語や説明を含む、思考と観念と意見の総和よりもずっと大きいので、現在の瞬間の生《なま》の経験に不意に立ち寄ることは、実は、まさにあなたが育むことを望んでいるかもしれない種々の特質に立ち寄ることかもしれません。なぜなら、それらは全て気づきから出てくるのであり、そして私たちがどこかに至ろうとしたり、何か特別な感情を持つのをやめ、代わりに、たった今自分がいる所に、何であれ今感じていることと共にいる時に私たちが陥るのは、気づきだからです。気づきそれ自体が教師であり、生徒であり、授業なのです。

ですから、気づきの観点から見れば、いかなる心の状態も瞑想状態なのです。怒りまたは悲しみは、熱情や喜悦と同じように探査するに値し、そして空白の心、無感覚な心よりもずっと貴重なのです。怒り、恐怖、戦慄、悲嘆、怨恨、短期、熱情、歓喜、混乱、嫌悪、軽蔑、羨望、激怒、鈍感、渇望、疑惑、無気力など、事実上全ての心の状態および体の状態は、もしも私たちが立ち止まり、見つめ、そして聞くことができる、言い換えれば、もしも私たちが我に返り（感覚を呼び覚まし）、任意のまたあらゆる瞬間に気づきの中に現前してくるものと馴染むことができれば、私たち自身をより良く知るための機会になるのです。あまりにも直感に反する、驚くべきことは、何一つ起こる必要がないということです。私たちは、何か特別なことを起こさせるべく努めることを放棄することができます。何か特別なことが起こることを欲することを手放すことによって、多分私たちは、何か非常に特別なことが既に起こっており、また常に起こっている、すなわち、生《ライフ》が各々の瞬間に気づきそれ自体として現前しているということを悟ることができるのです。

瞑想についての二通りの考え方
道具に頼るものと頼らないもの

瞑想はある特定の状態を成し遂げるための技法または技法の組み合わせではなく、むしろ一つの在り方だと言いましたが、しかし瞑想について考えるための一見して矛盾し合うやり方があり、その由来、およびその組み合わせは教師や伝統によってまちまちだということを掴んでおくことは有用かもしれません。あなたは、私がこれら二つのやり方の言語をわざと同時に用いていることを見出すかもしれませんが、それは両方とも等しく本当で重要であり、両者間の緊張が極めて創造的で有用だからです。

一つのアプローチは瞑想のことを、私たちが注意を払い、現在の瞬間の気づきに住まうための能力を培い、洗練させ、深めることができるようにする手法、方法、規律と見なすものです。より多く私たちが方法――実際にはいくつかの異なった方法の可能性がある――を実践すればするほど、それだけ多く私たちは、内面的または外面的に気づきの場に生起する対象または出来事に注意を払う能力のより大きな安定性を時間をかけて開発する公算があります。この安定性は心の中ならびに体の中に経験できるようになり、そして、しばしば、ますます多くの知覚の鮮明さと観察それ自体における静穏さが随伴されるようになります。そのような体系的な実践から、私たち自身を含むものごとの性質への明晰と洞察が自然に起こるようになります。このような瞑想の見方においては、それは確かに漸進的です。そこには、知恵、慈悲、明晰へと向かう方向性《ベクトル》、始まりと途中と終点を持つ軌道があります。その過程は直線的ということはほとんどできず、時には一歩前進六歩後退から成っているように思われることもありますが。これに関しては、他のいずれかの資格のように、それに取り組むことによって伸ばすことができるのと似ていないこともありません。そして、途中ずっとあなたを案内するための指図と教えがあるのです。

このような瞑想観は必要で、重要で、妥当です。しかし（強調点付きの〝しかし〟です）、ブッダ自身は六年間瞑想に刻苦精励して、自由、明晰、および理解のとてつもない実現へと突入したのですが、この方法に基づいた過程の述べ方それ自体は完全ではなく、瞑想が実際に含んでいるものについての間違った印象を与える可能性があります。

ちょうど物理学者たちが彼らの実験と計算によって、素粒子の性質を、一方は粒子、他方は波という――実は同じ一つのものであるにもかかわらず、そのレベルでは実際は物ではなく、むしろ考えられないほど微細なレベルでは全ての物の中核にはエネルギーと空間の特性に似たものがあり、それには言語は通用しないので――二つの補完的な形で述べることを強いられたように、瞑想についてももう一つの、等しく妥当な述べ方――私たちがそれを実践する段になる時、瞑想とは実は何かを完全に理解するために決定的に重要な述べ方――があるのです。

この、瞑想についての他の述べ方は、〝瞑想〟が何であれ、それは全く道具に頼らないというものです。もしもそれが方法であるなら、それは〝無方法の方法〟(method of no method) です。それは〝為す〟(doing) ことではありません。どこかに行くことではありません。何も実践することはありません。始まりも、途中も、終りも、到達もなく、到達すべきものもありません。むしろ、それは、既にあるものとしてのあなた、時間と空間およびあらゆる概念の外側にあるあなた、まさにあなたの在ることの性質、時々、自然な状態、原初の心、純粋な気づき、無心《ノーマインド》、または単に空《くう》と呼ばれるものを、まさにこの瞬間に直接実現または体現することです。あなたは既にあなたが到達したいと願っているかもしれないあらゆるものであり、したがって、いかなる意志の努力も――心が息を吹き返すことさえ――不必要であり、ですからいかなる到達も不可能です。あなたは既にそれです。それは既にここにあります。ここは既にあらゆるところにあり、そして今は常に既にあります。十五世紀のインド人の大スーフィー詩人カビールを言い換えれば、時間も空間も体も心もありません。ですから、瞑想にはいかなる目的もありません。それは、私たちがそれ自体のために――もっぱら、実際にそうであるものへと目覚めるためにだけ――携わる人間の一つの活動（実は、非活動）なのです。

例えば、あなたはいかにしてあなたの足《フット》に達することができるのでしょう――そもそも、それがあなたから離れていない時に――？　あなたは、それが既にここに在るのですから、自分の足に達しようと考えることすらないでしょう。考える心はそれを〝足〟、〝物〟にしてしまいます。が、それが体から切断されない限り、それは、それ自体に固有の存在を備えた分離した実体《エンティティ》ではありません。

それは、単に、脚《レッグ》の端にある、直立して歩行するために適応させられたものです。私たちが考えている時、それは足ですが、しかし私たちが気づきの中にあり、思考の外側、下側、そして上側にある時には、それは単にありのままのそれです。そしてあなたは既にそれを持っている、または、違う言い方をすれば、それはあなた以外の何ものでもなく、けっして何ものでもなかったのです。同じことがあなたの目にも、耳にも、鼻にも、舌にも、あなたの体の他のあらゆる部分にも言えます。聖フランチェスコが言ったように、「あなた方が探し求めているのは、見ていらっしゃる方です。」

同様にして、もしもケン・ウイルバーの言葉を言い換えれば、原初の心がこれらの言葉を読んでいる時、いかにしてあなたは感能し（sentient）、知っている、元々の心に到達できるのでしょう？　あなたの五感が既に十分に働いている時、いかにしてあなたは自分の感覚を呼び覚ますことができるのでしょう？　あなたの耳は既に聞いており、あなたの目は既に見ており、あなたの体は既に感じているのです。私たちがそれらを概念にする時にのみ、私たちはそれらを私たちの生きて在る体という、まさにその本質上不可分で、既に全体で、既に完全で、既に感能力を働かせ、既に目覚めているものから、事実上切断するのです。

瞑想とは何かを理解するためのこれら二通りのやり方は、ちょうど量子レベルでの、およびそれ以下での物質の波性および粒子性がそうであるように、補完的で逆説的です。それは、どちらもそれ自体だけでは完全ではないということを意味しています。単独では、いずれも完全に本当ではありません。二つ合わさると、どちらも共に本当になるのです。

この理由のため、瞑想、とりわけマインドフルネス瞑想の実践に着手するまさに最初から両方の記述を共に知悉し、銘記することが重要です。そうすれば私たちは二元的思考のジレンマに陥り、私たちが既にそうであるものに到達すべく奮闘努力したり、または実際に体得されても、悟られてもおらず、そしてそれに近づくための手立てを持っていない境地にすでにあると主張する公算が小さくなります――たとえ、厳密に言えばそれが本当であり、また私たちが既にそうであるとしても。それは単に、私たちがそれになる潜在能力を持っているというだけでなく、相対的に言えば、道具依存的見地からはそれは事実です。私たちは〝それ〟です、が、私たちは〝それ〟を知らないのです。それは私たちの鼻の真下に、鼻よりも近くにすらあるかもしれませんが、にもかかわらず、隠れたままです。

これら二つは互いに連絡し合います。私たちがこれらの両者を、初めのうちは単に概念的にだけでも保持する時には、座ること、またはボディスキャン、あるいはヨーガに、さらにはマインドフルネスを人生の全ての側面に持ち込むために私たちがする努力は正しい種類の努力になり、そして私たちは正しい種類の態度を持つようになるでしょう。なぜなら、人生と心の根本的性質に照らせば、実際には、行くべきいかなる場所もなく、いかなる奮闘努力も不必要であることを記憶に留めるようになるからです。なぜなら、奮闘努力は急速に逆効果になりうるからです。これを肝に命じれば、私たちは忘れずに自分自身に対して親切で温和になり、リラックスし、受容的になり、そして心の中および世界の中の動揺に直面しても、忘れずに明晰であるよう心がけるでしょう。私たちは、自分の実践を理想化したり、もしも私たちが〝それを正しくすれば〟どこかに連れて行ってくれるだろうという〝空想〟に耽ったりすることが少なくなっていくでしょう。私たちは自分自身の反応性の歪みにますます巻き込まれなくなり、無行為、無努力に、自分の元々の初心に、言い換えれば、気づきそれ自体の中に、物事のありのままに目覚める以外のいかなる課題もなしに、楽々と入り込み、そしてその中で憩うことができるようになるでしょう。このような、物事をまさにそのありにままにしたままで気づきと共にある在り方は、道具依存的見地からは百八十度次元を異にしています。

相対的で一時的な見地からは、ブッダが〝正しい［賢明な］努力〟と呼んだものが絶対的に必要であり、そして私たちは、何日も、何週も、何月も、数十年も実践していくうちに、直接その教訓を学び、そして知るようになるでしょう。というのは、心の状態や輝かしい空性《くうしょう》についてのいかなる独り言にも関わらず、私たちが心と体の果てしない動揺に陥ることに疑問の余地はないからです。私たちが瞑想するために座る時、私たちはあまりにもしばしば、自分の注意が短命で（長続きせず）、持続させるのが難しく、そして私たちの気づきがあまりにもしばしば曇らされ、心がけっして明るく輝くことがなく、注意の対象がけっして鮮明にならないことを見出すということに疑問の余地がないのです。ですから、心が退屈したり動揺したりするやいなや、跳び上がったりするよりはむしろじっと着座するよう自分自身に言い聞かせること、例えば、いつもの呼吸に戻ること、または私たちを夢中にさせていた一連の思考を手放すこと、そして再び落ち着きを、気づきそれ自体の中で取り戻すことが決定的に重要です。というのは、これらの全て、また結局はこの現在の瞬間に何が出現しようと、それがその瞬間の真の〝カリキュラム〟、マインドフルネスの〝カリキュラム〟、そして人生それ自体の〝カリキュラム〟になるからです。

　道具に頼るものと頼らないものという、これら二通りの瞑想についての記述と共にしばらくの間生きた後、あなたはそれらが徐々に打ち解けた友達そして味方になることを見出すでしょう。実践は次第に、または時には突然、実践と努力という全ての観念を超越し、そしてどれほどの努力を私たちが注いでこようと、それはもはや努力ではなく、実は愛なのです。私たちの努力は自己知、したがって知恵の体現になります。が、それもまた何ら一大事ではありません。私たちは、それを為すより以上にそれなのです。なぜなら、その時には、私たちと気づきの間には私たちと私たちの足の間にある相違ほどの相違ももはやないからです。私たちはそれなしにはけっしてないのです。

　ところが…ミハイル・ニコラエヴィチ・バリシニコフやマーサ・グレアム［訳注］のような人の足は、私たち一般人のそれとは大違いです。彼らの足は私たちのそれが知らないかもしれない何かを〝知っている〟のです。まさに本質においては、同じかもしれませんが。私たちはその同一性に、そして相違に驚嘆することができます。それを愛することができ、また、それであることができます。なぜなら、本質において、私たちは既にその通りだからです

［訳注］ミハイル・ニコラエヴィチ・バリシニコフ（ 1948 年 1 月 27 日 -）はソ連出身のバレエダンサー・振付家・俳優。愛称はミーシャ。1974 年に米国に亡命し、1986 年に帰化した。
マーサ・グレアム（1894 年 5 月 11 日 -1991 年 4 月 1 日）は、 アメリカ合衆国の舞踏家、振付師であり、モダンダンスの開拓者の一人である。マーサ・ グラハムと表記されることも多い。(Wikipedia)

なんで思い悩んだりするのか？　やる気の重要性

もしも、瞑想の見地からは、あなたが追求しているあらゆるものは既にここにあるなら、たとえ考える心をその概念に巻きつかせることは困難であろうと、もしも何かを入手したり、何かに至ったり、あなた自身を改善したりする必要が本当になく、もしもあなたが既に全体であり、完全であり、また、そのおかげで世界がそうであるなら、一体全体、なぜ瞑想することで思い悩んだりするのでしょうか？　そもそも、なぜマインドフルネスを培いたいのでしょう？　さらに、特定の方法や実践がなんの役に立つのでしょう、もしもそれらが、どのみち、どこにも至らないことに仕え、そして私がちょうど言い終わったように、方法と実践は、どのみち、その全部ではないのであれば？

答えはこうです。〝あなたが追求しているものは既にここにある〟ということの意味が単に概念である限り、それは単に概念であり、他のもう一つの思考にすぎない、ということです。単に一つの思考なら、それはあなたを変容させる力、その言明が指し示している真実を顕現させる力、そしてあなたがあなた自身を導き、そして世の中で行動する仕方を最終的に変えるための力が極めて限られています。

他の何にも増して、私は瞑想を愛の行為、私たち自身と他の人々への慈善と親切の内なる仕草《ゼスチャー》——自分の明白な不完全の中にも完全を認め、自分の欠点、自分の傷、自分の執着、自分の苛立ち、そして自分の執拗な気づきのなさの習慣にもかかわらずそれを認める内なる仕草《ゼスチャー》——と見なすようになりました。何の身構えもせずに現在の瞬間に立ち寄り、着席することは、非常に勇敢な仕草です。任意の瞬間に立ち止まり、見つめ、そして聞き、心を含む私たちの全ての感覚に私たち自身を任せる時、私たちはその瞬間に人生で最も神聖なものを体現しているのです。仕草をするという、形式的瞑想のための姿勢を取ることを含むかもしれないが、しかしまた単によりマインドフルになったり、自分自身により寛容になることも含み得る行為は、直ちに私たちに心を、そして体を取り戻させます。ある意味で、それは私たちの元気を回復《リフレッシュ》させ、この瞬間を新鮮にし、時間を超えさせ、解放し、広々と開放させると言い得るでしょう。そのような瞬間には、私たちは自分が思い込んでいる自分を超越します。私たちは自分の物語と思考を、それが時にはいかに深くて重要であろうと、乗り越えて、今ここに見らるためにあるものを見ること、そして今ここに知られるためにあるものを直接に、非概念的に知ることに腰を据え、そしてそれは常に既にここにあるので、探し求める必要はありません。私たちは気づきの中、そして、もちろん知らないことを含む、知ることの中に憩うのです。私たちは知ること、および知らないことになるのです、これから再三再四見て行くことになるように。

そして私たちは宇宙の縦糸と横糸に埋め込まれているので、この慈悲深い気づきの仕草には実はいかなる境界もなく、他の存在物からのいかなる分離もなく、心またはハートにはいかなる制限もなく、私たちの存在または気づき、透き通しの現存在《プレゼンス》にはいかなる制限もありません。言葉にすると、理想化のように聞こえるかもしれません。経験されると、それは単にありのまま、それ自体を表現している生、ただありのままの事物と共に、無限の中で揺れ動いている有情《うじょう》（sentience）です。

気づきの中で任意の瞬間に憩うことは、自分自身を自分の全ての感覚に任せ、一つの縫い目のない全体としての内面的および外面的風景と接触し、そして私たちが自分が置かれていることにおそらく気づくであろうあらゆる場所で、任意の瞬間に十全に展開している生命の全てに接触することなのです。

ベトナム人の禅匠、マインドフルネス教師、詩人、そして平和活動家、ティク・ナット・ハンは、適切にも、私たちがマインドフルネスを実践したくなる理由の一つは、私たちが知らず知らずにその反対のことを実践していることだと指摘しています。私たちが怒る都度、私たちは怒ることがより上手になり、そして怒りの習慣を強化してしまいます。そしてそれが本当にひどくなる時、私たちは「自分には赤色が見える」（we see red）と言い、それは何が起こっているか自分には正確に見えないという意味で、したがってその瞬間には、自分は気が狂ったと言い得るでしょう。私たちが夢中になる都度、私たちは夢中になり、無意識になることが上手になります。私たちが心配になる都度、私たちは心配になることが上手になります。〝練習は嘘をつかない〟のです。怒り、夢中、倦怠、またはその他の、私たちを引きずることができる心の状態が起こる都度、それらに気づかなければ、私たちの条件づけられた挙動と愚かな習慣の根底にある神経系内のシナプスネットワークを強化してしまい、たとえ私たちが何が起こっているかに気づいていても、私たち自身をそれらのものつれから免れさせることはますます難しくなります。私たちが欲望によって、情動によって、未検査の衝動、観念、または意見によって捉えられる都度、非常に現実的なやり方で、自分の習慣的な反応の仕方の中での収縮によって直ちに拘束されてしまいます。それが、抑鬱や悲嘆におけるように撤退や距離を置く習慣であったり、真っ逆さまに心配や怒りに落ち込む時の感情によってハイジャックされるという習慣であろうと。そのような瞬間は常に、心と体の中の収縮によって随伴されます。

しかし、そしてこのしかしは強調点付きですが、同時に利用できる潜在的な開口《オープニング》がここにはあり、もしも私たちがそれに気づきを持ち込むことができれば、収縮に陥らない――またはそれからより素早く回復する――チャンスがあるのです。というのは、私たちは、その瞬間の私たち自身の盲目性によってのみ、自分の反応の自動性に閉じ込められていて、その下流の結末（すなわち、まさに次の瞬間に、世界で、そして私たち自身の中で起こること）に囚われてしまうからです。盲目性を消散しなさい（晴らしなさい）、そうすれば自分が閉じ込められていると思っていた檻がすでに開いているのが見える。

私たちが欲望を欲望として知り、怒りを怒りとして、習慣を習慣として、意見を意見として、思考を思考として、発作を発作として、体内の激しい感覚を激しい感覚として知ることができる都度、それに応じて私たちは解放されます。他に何も起こる必要はありません。私たちは欲望など何であれ放棄する必要はないのです。それを欲望、等々として見、そして知ることで十分です。任意のどの瞬間にも、私たちはマインドフルネスを実践しているか、または、事実上、マインドレスネスを実践しています。このように枠にはめられる時、私たちは任意のおよびあらゆる瞬間に、内面的および外面的に自分が世界とどのように出会ったらいいかに、もっと多くの責任を担おうと思うようになるかもしれません――とりわけ、私たちの人生にはいかなる〝中間の瞬間〟もないということを考慮に入れれば。

ですから、瞑想は全く無に等しく――なぜなら、行くべきいかなる場所も、為すべき何もないから――かつ、同時に世界で最もきつい仕事――なぜなら、私たちのマインドレスネスの習慣が、気づきによって見抜かれ、そして解体され難いほど強固に培われ、抵抗するから――なのです。また、私たちの気づきへの能力を培い、また洗練させ、それによって時々心を曖昧で鈍感にする手に負えない性質を手なづけることができるようにするための方法と実践と努力が必要なことも確かです。

このような全く無に等しく、かつ、世界で最もきつい仕事としての瞑想の特徴は、もっぱら執着または同一化なしに在ることを実践するための高い度合いのやる気《モティベーション》を必要とします。が、あなたがおそらくこなせるであろうよりも多くの重要なこと、必要なこと、非常に執着しているものであなたが既に圧倒されている時、いったい誰が世界で最もきつい仕事をしたがるでしょう？　また、瞑想がどのみち行為することを伴っておらず、そして全ての無行為の結果がけっしてどこかに至ることではなく、あなたが既に居る場所にただ居ることだけなら、いったいなぜ瞑想するのでしょう？　私の全ての無努力という、にもかかわらずとても多くの時間とエネルギーと注意を要するもののために、いったい何を私は示さなければならないのでしょう?

それに応えて私が言えることの全てはこうです。私が今までお会いした人で瞑想の実践に打ち込み、彼らの人生の中の一時期どうにかそれを維持したあらゆる人は、普通は物事が最悪の時点で、もしも実践していなかったらどうなっていただろうと想像することもできない、と彼らの思いを私に打ち明けた、ということです。実は、それほどシンプルなのです。また、それほど深いのです。いったんあなたが実践してみれば、彼らが意味していることがわかります。もしも実践しなければ、知りようがありません。

そして、もちろん、多分ほとんどの人は、先ずは彼らの苦しみの故に、あれこれの種類のストレスや苦痛、そして彼らの人生のいろいろな要素の故に、マインドフルネスの実践に引き寄せられます。彼らは、直接の観察、探求、そして自分へ思いやり（self-compassion）による温和な援助によって、改善させられるかもしれないとなぜか感知するのです。ストレスと苦痛は、このようにして、実践に入るための潜在的に貴重な表玄関そして誘因になるのです。

❊

もう一つ追加します。瞑想は世界で最もきつい仕事だと私が言う時、私は単にそれを通常の意味での〝仕事〟だけではなく、遊びとしての意味合いで言っているということを理解しないかぎり、厳密に正確ではありません。瞑想は遊びじみてもいるのです。一例を挙げると、私たち自身の心の働きを見守ることはとても面白いのです。そしてそれは、くそ真面目に受けとめるにはあまりにも真面目なことなのです。ユーモア、遊び心、そしてあなた自身の根底にある敬虔な態度のほのめかしは、マインドフルネス実践の決定的に重要な要素です。その上、それはおそらく世界で最もきつい仕事である子育てでもあるのです。が、もしもあなたが親なら、マインドフルネスと子育ては二つの別々のものでしょうか？

私は、最近、彼の年齢では意外な股関節置換手術を受けた、四十代後半の外科医の同僚から話をもらいました。彼は、手術が施される前にMRIを必要としていたのです。彼は、機械によって呑み込まれた時、いかに呼吸を整えることが役立ったか詳しく語りました。彼は、マインドフルネスについて、そしてそのような難しい状況でどうやって地に足をつけて落ち着いた状態を保ったらいいかについて何も知らずにいたらどうなるか、想像すらできないと言いました。

彼はまた、彼の病院滞在の多くの側面を特徴づけたマインドフルネスの度合いによってびっくりさせられました。彼は、外科医、それもかなり傑出したそれの地位、それから彼の人格とアイデンティティを順繰りに剥奪されていくように感じました。彼は保険医療の受取人でしたが、しかし概して、その医療はほとんど世話《ケア》ではありませんでした。世話は共感とマインドフルネス、そして私がしばしば〝ハートフルネス〔次頁、原注〕〟と呼んでいる、それが最も目立っていると思われるような場所に、しばしば、驚くほど欠けているものを必要とします。結局、私たちはそれをヘルス・ケア（医療）と呼んでいるのです。そのような物語が今もなおあまりにも一般的で、さらにそれらが医師たちからでさえ、彼らが患者になり、彼ら自身が世話《ケア》を必要とする時に出てくるというのは、唖然とさせ、ショッキングで、悲しみを覚えさせます。

私自身の人生の中で働いているストレスと苦痛の遍在性を超えて、時々、私たちの全員が様々な瞬間または暮らし向きの中でそうであるように、私のマインドフルネス実践の動機はかなりシンプルです。見逃された各々の瞬間は生きられなかった瞬間です。見逃される各々の瞬間は、私が次の瞬間を見逃し、気づきの中に、気づきから、また気づきを通して生きるよりはむしろ、思考、感情、行為の心ない自動性の習慣の中に覆い隠されて通り過ぎてしまう公算を大きくしてしまいます。私はそれが何度も何度も起こるのを見ます。気づきに仕えて考えることは天国です。気づきの不在の中で考えることは地獄になる可能性があります。というのは、マインドレスネスは単に無邪気または鈍感、風変わり、または手がかりがない（無知）だけではありません。たいていの時間、それは自分自身に、また触れ合い、または人生を共にする他の人々に故意にまたは知らず知らずのうちに盛んに害を与えます。その上、人生は、私たちがそのために誠心誠意、身をもって参加し、個々の特定のものに、自分にとって最も挑

〔原注〕ほとんどのアジアの言語では、「マインド」に当たる言葉と「ハート」に当たる言葉は同じなので、もしもあなたが「マインドフルネス」という言葉を聞く時に「ハートフルネス」を聞いたり、感じたりしなければ、あなたは実はその十分な次元性と意味を理解していないのです。

戦的または望ましくない瞬間においてさえ注意を払う時には、圧倒的に興味深い、啓発的で、畏怖の念を起こさせるものになります。

もしも私たちが見逃された全ての瞬間を合計すれば、不注意は実際に私たちの全人生を事実上すっかり奪い、私たちがするあらゆること、および私たちがする、またはし損なうあらゆる選択を潤色してしまう可能性があります。まさに私たちの全人生を見逃し、誤解すること――そのために私たちは生きているのでしょうか？　私ならむしろ、両目を開けて、最も重要なものに注意を払いつつ、毎日冒険に乗り出す方を選びます――たとえ時には自分の努力の弱々しさに（それらが〝私のもの〟だと思う時に）、そして最も深く自分の中に染み込んだ、機械的《ロボティック》な習慣の執拗さに（それらが〝私のもの〟だと思う時に）直面させられ続けても。私は、各々の瞬間に、新たな始まりとして出会い、そして〝今〟への気づきに何度も何度も戻り続け、そうして実践の鍛錬から起こる温和だがしかし堅固な忍耐強さが、私を、少なくとも、何であれ、生起しているものへと開放させ、それを注意深く見させ、把握させ、その瞬間に自分にできる程度までそれを受容し、奥まで覗き込み、状況の性質が注意することとそれ自体の中に明らかにされる程度まで学ぶことができるようにすることが役立つことを見出します。

あなたがそこまで至る時、他に為すべきことがあるでしょうか？　もしも私たちが自分の存在それ自体に根ざしておらず、もしも覚醒状態に根ざしていないなら、私たちは実は自分自身の人生という贈り物を受け取り損ない、そして他の人々のためになる機会を見逃しているのではないでしょうか？

もしも私が、時々、たった今、この瞬間に何が重要かを自分のハートに聞くよう心がけ、非常に注意深くその答えを聞くようにすれば、きっと役に立ちます。

ソローが『森の生活』（岩波文庫、一九九五年）の最後の方で言ったように、「我々が目覚める日だけが夜明けを迎えるのだ。新たな夜明けが訪れようとしている。」

目指すことと継続すること

リトリートから離脱したある同僚の女性は、瞑想とは注意を目指し、それからその焦点合わせを継続するだけのことだと自分は思うと言いました。当時、私はそれについて、とてもわかりきったことで、取るに足りないことだと即座に書きました。その上、それはエイジェンシー感覚〔訳注〕が強すぎる、と心の中で密かに判断を入れて思いました。あまりにも自分が何かをしているという感覚が強すぎ、それゆえ、行為を行なっている誰かがいると信じ過ぎていると考えたのです。その洞察の価値が徐々に沈潜し、そして根本的なものとして明らかにされるまでに、私は数年を要しました。

というのは、ちょうど呼吸が、何らかの根本的なやり方で〝呼吸者〟として私たちが想起しなければならない〝誰か〟（「私は呼吸している」という呼吸者、もちろん「私」など）を必要としないように、目指すことと継続することは、目指すことまたは継続することを行う誰か＝主体を必要としません。にもかかわらず、再

〔訳注〕Sense of Agency : Sense of Presence, Sense of Ownership（それぞれ存在感、所有感と訳される）と共に、VR（仮想現実）の研究開発で重視されるキーワードの一つで、「運動の動作主体が自分である感覚」という意味。いずれも「（現実世界かVR空間かは関係なく）脳が状況や対象物をホンモノだと認識している状態」を創出し、維持し続けるために必要な概念となる。((https://gamebiz.jp/?p=187178)

び私たちが、自己帰属化《セルフィング》の執拗な習慣から人工的に何者かをでっち上げる恐れは大いにあります。が、実は、目指すことと継続することは共に、私たちが気づきそれ自体の中に憩うことにより多くくつろぎを感じ、それに磨きをかけていくにつれて、自然に行えるようになるのです。

呼吸を例に挙げてみましょう。呼吸は生命にとって不可欠のものです。それはただ起こっています。普通、私たちは、窒息したり、溺れかかったり、アレルギーがあったり、ひどい風邪を引いたりしない限り、それにあまり注意を払いません。が、呼吸しているという気づきの中に憩っていると想像してみてください。そうするためには、まず、私たちが呼吸を感じ、そしてそれに気づきの場の中での居場所を提供する必要がありますが、それは心または体または世界が私たちの注意を逸らしたり、散らしたりするために提供してくるものによって常に変化しています。私たちは呼吸を感じることができるかもしれませんが、しかし次の瞬間には、何か他のものに味方して、忘却されてしまいます。目指すことはここにありますが、しかしいかなる継続もありません。ですから私たちは何度も何度も目指さなければなりません。何度も何度も呼吸に戻るのです。その都度、呼吸から私たちの注意を逸らしているものに注目するのです。

継続は、継続することを許容するという意図と共に起こります。私たちの注意があまりにも所かまわず引き寄せられやすい時に呼吸の感覚に集中し続けるためには、相当な注意深さが必要になります。しかしながら、何日間も、何週間も、何ヶ月間も、何年間も、賢くて温和な注意を目指すことと継続することに向けていくと、私たちが可能だと感じ、また私たちの人生それ自体とその展開の中では見失われていると漠然と感じられているより大きな真正性《オーセンティシティ》への私たちの愛から出て来る実践における忍耐力と相俟って、私たちは呼吸の中で、それが一瞬一瞬展開していくにつれてそれを知ることの中で、より容易に憩うようになるのです。

この継続は、サンスクリット語ではサマーディ〔訳注〕、あの一点に集中していて、全く確固不動ではないまでも、少なくとも比較的安定している心の状態として知られています。サマーディは、通常は動揺させられている私たちの心の活動が、心が、同意された注意の対象――この場合は呼吸――を離れて彷徨い出した時に、判断、反応、または短気に左右されることなく認識する能力を持続的に行使することによって発達させられ、深められます。ひたすら目指し、継続し、継続が途切れた時はそれを認識し、それから再度目指し、再度継続する。何度も何度も何度も何度も。潜水艦の鰭《フィン》や帆船の竜骨《キール》のように、たとえ風や波に直面しても、私たちの不注意とそれらの存在と中身へのまぎれもない耽溺によってそれらが強められなくなり、徐々に凪ぎ、弱まっていくように、サマーディは心を安定させ、確固不動にしていきます。

その初期の段階では、私たちがクラスまたはワークショップの一部

〔訳注〕サマーディの音写である三昧（さんまい、samādhi）は、仏教やヒンドゥー教における瞑想で、精神集中が深まりきった状態のことをいう。三摩地（さんまぢ）、三摩提とも音訳され、等持、定と義訳される。サマーディの語は「組み合わせ」という原義から「心を等しく持すること」の意に転じたもので、サマーパッティ (samāpatti, 等至) とも意味内容はほぼ同じとされる。

このsamādhiという語は、インドの瞑想の伝統の中で培われたものであり、仏教だけでなく、共通の背景を持つヒンドゥー教やヨーガの用語としても用いられている。インドでは聖者の入滅をサマーディと表現する。(Wikipedia)

である時に、心の可能な状態を露呈するより大きな公算があります。とりわけ、拡張された瞑想リトリートで、私たちが人生の通常の喧騒、きりのない関心事、義務、気晴らしの機会から一時的に退去し、相対的に言ってほったらかしにされたままの、気になっているものの現実に直面する時には。そのような基本的静寂を単に外面的にでも継続的に、また、それに随伴する可能性のある内面的な沈黙と相対的な静寂を経験することは、この可能性を時々培い、それに浴するめに自分の人生を整えるための十分な理由になります。私たちは、中身の方が極めて重要だと考えて、心の波と風は根本的ではなく、ただ私たちが習慣的に巻き込まれ、それからその中に迷子になる天気パターンのようなものと見なすようになり、その中で私の心の中身が展開され得る気づきよりはむしろ、中身の方が極めて重要だと考えるようになるかもしれません。

いったんあなたがある程度の集中とあなたの注意における焦点の安定性を味わってしまえば、心のそのような安定性に腰を据え、リトリートにいる以外の時に、多忙な生活の真っ只中で、その中に居ることがかなり容易になります。もちろん、これは心の中のあらゆるものが静穏で平安になるという意味ではありません。私たちは、愉快または不愉快またはそのどちらでもない、さらには、あまりにもどっちつかずなので見極めるのが難しい、ありとあらゆる種類の心の状態および体の状態にいずれは見舞われます。が、より静穏で、より安定しているのは注意するという私たちの能力です。より安定してくるのは私たちの観察の足場《プラットフォーム》です。そして、ある程度の継続的静穏が注意している最中にあり、もしも私たちがそれだけに固執しないようにすれば、私たちの気づきによって、マインドフルネスそれ自体によって誘発され、活気づけられ、任意のおよび全ての瞬間に、注意の任意のおよび全ての対象を――ありのままに知る、事物にレッテルを貼り、考えることを通して物事から意味をひねり出すことを通して、単に概念的に知ることを超えて――知るという、心に本来備わっている能力によって支えられて、必ず洞察《インサイト》が発達してきます。

マインドフルネスは、呼吸が深い時は「深い」と認識します。それが浅い時は「浅い」と認識します。息が入る時は「入る」と知り、出る時は「出る」と知ります。呼吸しているのは〝あなた〟ではない、と何らかの深いやり方であなたが知るのと同じようにして、マインドフルネスは呼吸の非個人的な性質を――呼吸はただ起こっているだけだということを――知るのです。マインドフルネスは、各々の呼吸の非永続的な（はかない）性質を知っています。それは、任意のおよび全ての思考、感情、知覚、および衝動が、各々のおよび任意の呼吸の中、周り、および外側で起こる都度、知ります。というのは、マインドフルネスは、気づきに備わっている〝知る〟という性質、心それ自体の中核的特性だからです。それは継続することによって強められ、そしてそれは自立している（self-sustaining《セルフ・サステイニング》）のです。マインドフルネスは知ることの場《フィールド》であり、そしてその場が静穏と一心不乱《ワンポインテッドネス》（一意専心）によって継続される時は、知ることの性質は強められるのです。

物事をそのあるがままに知ることは知恵と呼ばれています。それは、安定した、限りない、開かれた気づきに他ならない、あなたの元々の心を信頼することから起こります。その広大無辺さの中で何かが現れたり、動いたり、または消えたりする時、直ちにそれを把握するのが知ることの場です。太陽の光輝場のように、それは常に在りますが、しかしそれはしばしば、曇天、この場合は注意散漫という心の習慣が自ら起こした曇り、そのきりがないイメージ、想念、感情という、多くはモヤモヤしたものによってぼんやりとさせられています。

私たちが、自分の注意を目指し、継続するという行《ぎょう》を実践すればするほど、それだけ私たちは持続することに難なく憩うことを学び覚えるようになります——ちょうど私たちがピアノに付いているサスティーンペダル（suustain pedal）を、鍵盤を押した状態で踏むと、鍵盤を放した後もずっと音を延ばしたままにできるように。

私たちが継続行に難なく憩えば憩うほど、それだけ局限的であると同時に限りない知恵と愛としての私たちの本性が自然に輝き出すようになり、もはや他の人々から、そしてより重要なことには、私たち自身からぼんやりと、よく見えなくされたりしなくなるのです。

プレゼンス

もしもあなたが瞑想をしている誰かに偶然出会えば、あなたは直ちに自分が何か普通でない、注目すべきものの軌道に入ったことを直ちに知ります。私は瞑想クラスとリトリートを引率するので、そういう経験をかなりしばしばします。私は、時々、数百もの人々が無言で座っているのをわざと見渡し、その瞬間にそこに居合わせている各々の、そしてあらゆる人にとって展開している人生の様々な内的風景の中で起こっているもの以外は何も起こっていないことに想いを致します。通りすがりの誰かは、百人の人々が何もせずに黙って座っている――ほんの一瞬間ではなく、一度に数分間も、一時間さえもの間――のを見るのは奇妙だと思うかもしれません。同時に、その人が、何らかの点で私たちの誰にとってもあまりにも稀な経験である、触知できる存在感によって感動させられるのももっともなことでしょう。もしもあなたがその人だったら、たとえ何が起こっているかあなたには見当がつかなかったとしても、どういうわけか自分がそのような集会に大きな好奇心と関心をもって立ち寄り、見惚れ、沈黙のエネルギー場を共にしているのに容易に気づくかもしれません。それは本質的に魅力的で、調和的なのです。動かずに黙って座っていることの奥にある楽々とした機敏な注意の感じは、それ自体が圧倒的です。そのような集会に体現されている意図性の感覚がそうであるように。注意《アテンション》と意図《インテンション》。二百人の人々がマインドフルな沈黙のうちに、不動のまま、ただ在る《プレゼント》こと以外のいかなる課題《アジェンダ》もなしに在ることは、それ自体で、人間の善性の圧倒的な表明です。この不動の（unmoving）プレゼンスは深く感動的（moving）です。が、実際には、たった一人の人の面前にいる時でも、私はまさにそれと同じ感情によって感動させられます。

任意の時に、数百人の瞑想者たちと共にいる部屋中で、何人かが手こずり、取り乱しながらもただ在る《プレゼント》ことに取り組んでいるかもしれませんが、これは、実際にただ在ることとは、毛ほどの隙であっても、違います。が、人が考えたり、努力したり、苦しんだりしている時は、その隙は大きな隔たりのように感じられる可能性があります。そのように、内面的には、気づきの多大の行きつ戻りつと出入りが、とりわけ自分の注意力の安定性が未発達で、手こずっている時には、あるのです。普通、これは外面的な落ち着きのなさ、体の小刻みな揺れ、移動へと転じます。

が、ある程度の集中力が発達していたり、自然により多く集中したり、焦点が合っている人の場合は、存在感《センス・オブ・プレゼンス》が実際に彼らから滲み出てきます。人によっては、内側から微妙に照らされているように見える可能性があります。時には、安らいだ表情が、それを見た人に涙を催させることがあるでしょう。時々、ごくわずかの笑い、時の経過の中で絶対的に静止したままの笑い、〝ハハハ〟のそれではない笑い、特定のものに対するものではない笑い、まさに何の対象もない瞬間における笑いがあります。それははっきり見えます。もはや特定の人はおらず、ただの人、または人格があるだけです。彼または彼女はただの存在《ビーイング》になったのです、純粋で単純な。ただ在《ビーイング》るだけの。ただ目覚めているだけの。ただ平和であるだけの。そして平和である、まさにその瞬間には、純粋な存在としてのその人の美しさは紛れもないのです。

それを知るために、私はこうしたもののどれも実際に見る必要はありません。私は、瞑目したままで、それを感知することができます。リトリート参加者たちと顔を向き合わせて座っていたり、またはリトリートで、私自身が全員とも黙って座っている他の人々に囲まれて、一時間ほど部屋に座っている時、私は、自分の前または周りにいる人々のプレゼンスと美を、会話中よりもずっと多く感じます。たとえその多くは苦痛を抱えていたり、苦闘していたりしているかもしれなくても、そのような不快に止まり、まさにそれを受け容れるという意欲それ自体が、彼らをこのプレゼンスの場、マインドフルネスの場、静かな光明の場へと引き入れるのです。

学校の先生方が教室で出席をとる時、世界中どこでも、どの言語でも、生徒たちは〝ハーイ〟に相当する言葉で応え、それによって誰もが無言の態度で、ええ、その子は教室にいると同意し、そのことに間違いはないと同意します。その子もそう思い、両親もそう思い、先生もそう思います。が、たいていの時間、教室にいるのはその子の体だけです。その子の凝視は、長い時間にわたって、多分、時には数年間も窓外に向いているかもしれません。その子の精神《サイキ》は空想の夢の国にいるか、または、もしもその子が基本的には幸福なら、果たすべきより重要な業行《ごうぎょう》(karmic work)を持っているので、時々教室に生まれ変わって来るのかもしれません。または、その子は、誰にも知られぬまま、自信喪失や自己嫌悪または茫然自失させる動揺といったデーモンに悩まされ、心配の悪夢の中に投げ込まれるという、学業への集中をほぼ不可能にするような状況に追い込まれているのかもしれません。とりわけ、その子の世界がひっきりなしに、規則的に、または時々虐待され、無視またはネグレクトされるというそれである時には。

❀

チベット人たちは、ダライ・ラマのことを語る時に〝クンドゥン〔訳注〕〟という用語を使います。クンドゥンは「プレゼンス」を意味しています。それは誤称でもなければ誇張でもありません。彼の面前では、あなたにはよりプレゼンスが加わるのです。私は、ある部屋で少数の人々と共に、数日にわたって彼を観察する機会に恵まれたことがあります。しばしばそこでは複雑な科学的対話とプレゼンテーションが行われており、当然ながら、関心の度合いはまちまちでした。が、彼はずっとそこに、思考においてだけでなく、感情のトーンにおいてもぶれることなく居るように思われます。彼は当面の問題にしっかり注意を払っており、そして

〔訳注〕クンドゥンは彼の尊称 Kundun に由来する。これはチベット人がダライ・ラマに敬愛と親愛の情を込めて呼ぶときの尊称で、「尊いもの」または「存在（Presence）」というような意味を持ち、法王、法王猊下とも意訳される。

1997 年にアメリカで同名で映画化された（マーティン・スコセッシ製作）（Wikipedia）

単にその彼の面前にいるだけで、彼の周りの私たち全員がよりプレゼンスを増し、より率直で、より愛情深くなっていることに私は気づきました。彼は、理解しない時は進行中の議論に割り込みます。彼は深く熟考し、あなたはそれを彼の顔の上に見ることができます。科学者や、長老や、学者たちと同室させられていている彼は、彼らのプレゼンテーション中に的を射た質問をし、それに対してしばしば向けられる応答は「猊下、それこそはまさに、この時点で私たちが自分自身に向かってした質問であり、私たちがすることに決めた次の実験です。」彼は時々気が散っているように思われるかもしれませんが、しかし普通は、もし私がそう思うなら、私は騙されることになります。なぜなら、彼はきちんと要を得ているからです。が、彼が深く物思いに沈み、当惑し、思案することは確かです。次の瞬間には、彼はとてもはしゃいだり、歓喜や親切心を発したりすることがあります。彼は生まれつきこんな風なのだと言うことができるでしょうし、もちろん、それは全く別の話でしょうが、しかしこれらの特質はまた、何年にもわたる一定の種類の厳しい心身鍛錬の賜物なのです。彼はその訓練の体現者です。彼は謙虚に、それは大したことではないと言うでしょうが、しかし、まあまあ正しい以上なのです。

なぜ人々がそれほど温和にあなたに応えるのかと尋ねられた時、彼はかつてこう答えたことがあります。「私に特別な資質があるわけではありません。多分、今までずっと、全身全霊を傾けて愛と慈悲心について瞑想してきたせいだと思います。」どうやら、当日これから何が求められようと、どこにいようと、毎朝四時間それを実行し、そして再び、その日の終わりに短時間ながらもそうしているようです。それを思い浮かべて見るといいでしょう。

ただ在る《プレゼント》ことは些細なことどころではありません。それは世界で最もきつい仕事かもしれません。では、〝かもしれない〟を忘れてください。それは世界で最もきつい仕事です——少なくとも、プレゼンスを持続することは。そして、最も重要な仕事です。あなたが確かにプレゼンスの状態に入る時、あなたはそれをすぐに知り。すぐにくつろぎを感じます。そしてくつろいでいるので、伸び伸びとし、手放し、あなたの存在《ビーイング》に憩い、気づきに憩い、プレゼンスそれ自体に憩い、あなた自身の良き仲間に憩うのです。

イスラム教徒たちにもキリスト教徒たちにも等しく敬愛された十五世紀の自由奔放な法悦的詩人、カビールは、プレゼンスの呼びかけ、そしていかに容易にそれが私たちを免れ得るかを見事に描き出しています。

✿

友よ、君が生きている間に〈客人〉が訪問してくれるよう願え。
君が生きている間に経験に飛び込め！
考えて…考え抜け…君が生きている間に。
君が解脱《サルベーション》と呼んでいるものは、死ぬ前の時間に属している。

もしも君が生きている間にロープを切らなければ、
後で幽霊がそうしてくれると思うのかい？
体が腐敗した後は魂が忘我に付き添ってくれるという思い――
そんなものはみんな空想だ。
今見出されるものは、その時に見出される。
もしも君が今何も見出さないなら、
〈死の町〉の中のアパートの一画で
君は一巻の終わりだよ。
もしも君が、今、神と交わるなら、
来世では満願成就の笑顔を浮かべられるだろう。

だから真理の懐に飛び込み、真の〈教師〉を見つけ。
〈妙なる音〉を信じさい。

カビールならこう言う。「〈客人〉が探索されている時、
全ての仕事を引き受けてくれるのは、
彼の訪問を切望する思いの激しさだ。

私を見てごらん。そうすれば、私がその激しさの奴隷であることがわかるだろう。」

カビール

ロバート・ブライ訳

根本的な愛の行為

形式的瞑想は、その外面的現れからは、活動を中断する静寂の中に体を一時停止させることによる停止、または自分自身を流れるような動きに任せることを伴っているように思われます。いずれの場合も、それは賢明な注意の体現、ほとんどの場合、沈黙のうちになされる内なる仕草《ゼスチャー》、為す（doing）ことから在る（being）ことへの移行《シフト》です。それは、初めは人為的に見えるかもしれませんが、しかし私たちが根気よくそれを続ければ、結局はそれは私たちの内側でそして周囲で展開している生命への純粋な愛の行為であることをすぐに発見します。

私が一群の人々の瞑想をガイドしている時、私はしばしば彼らに「私は瞑想している」という考えを放棄し、ただ目覚めているよう、――いかなる努力も、いかなる課題も、それがどのように見えるべきか、または感じられるべきか、またはどこにあなたの注意が舞い降りるべきかについてのいかなる観念も抱くことすらせず、――まさにこの瞬間にあるものに、飾り立てたり、コメントを加えたりせず、単にそのありのままに目覚めることを薦めていることに気づきます。そのような覚醒状態は、あなたが本当にあなたの初心者の心［次頁、原注］にない限り、初めは味わうことがなかなか容易ではありませんが、しかしそれは、たとえそのような広々と開かれた、無選択の気づきが任意の瞬間にとらえどころがなく感じられるとしても、最初から心得ておくべき、瞑想の欠くことのできない次元です。

私たちはより複雑にではなく、より単純になる必要があるので、全く利用可能なこの無行為の感覚、なんの課題もなしに、ただ在ることの中に憩うことの感覚を味わうために自己流のやり方から抜け出すことは、初めは困難です。それだからこそ、あれほど多くの異なった、瞑想の方法や技法、異なった指図や指示、私が時々〝足場〟として言及しているものがあるのです。あなたはこれらの方法を、私たちがそこで行き詰ったり、呆然としたり、混乱したりしている無数の異なった方向や場所から意図的かつ故意に私たちを連れ戻してくれるのに役立つやり方、全くの、開かれた沈黙、私たちの元々の覚醒状態と呼んで差し支えないかもしれないもの、実はけっしてここにはなかったもの、けっしてここにはないもの、ちょうど太陽が常に照り輝き、大洋が常に奥底では静穏であるようにしているものへの連れ戻し役と見なせばいいかもしれません。

〔原注〕サンフランシスコ禅センターの創立者、鈴木老師によって用いられた、自己とは何か、心とは何かへの直接体験による究明のために、禅座布団上でなされる開かれた、邪魔立てされない探究の中核を成す純真無垢を指す語句。「初心者の心の中には多くの可能性があるが、熟練者の心の中にはそれがあまりない。」

私は持ち船が衝突したように感じる、
海底で、何か大きなものに。
が、何も起こっていない！
何も…沈黙…波…

——何も起こっていない？　それともあらゆることが起こり、
そしてわれわれは今、静かに新しい人生の中に立っているのだろうか？
フアン・レイモン・ヒメネス〔訳注〕「大洋 Oceans」
ロバート・ブライ訳

私たちの人生のペースが、私たちの手に負えそうにない多数の勢力によって駆り立てられて、加速化し続けていくにつれて、私たちのますます多くが瞑想という、この根本的な在る《ビーイング》ことの行為、この根本的な愛の行為に携わることへと引き寄せられていることを見い出すのは、私たちの文化の物質主義的な〝なんでもできる〟志向、スピード熱中、進歩熱中、セレブや他人の人生への熱中、ソーシャルメディア熱中志向を考慮すれば、驚くべきことのように思われるかもしれません。私たちが瞑想的気づきの方向に動いているのには多くの理由があり、そのほとんどは私たちの個人的および集合的正気を維持

〔訳注〕Juan Ramón Jiménez（1881～1958）　スペインの詩人。初期のモデルニスモ（モダニズム、あるいはアール・ヌーヴォー）的性格から，のちには簡潔な表現で事物の本質を突くようになった。詩集「石と空」、故郷アンダルシアを舞台にした散文詩「プラテーロと私」など。

すること、または適切な物の見方および意味の感覚を回復すること、または単に、この時代の法外なストレスや不安に対処することかもしれません。この瞬間に立ち止まって、自分自身の反応や判断に屈することなく、物事がどうなっているかをありのままに見るべく深く目覚めること、そして万一屈する時は、自分自身への目一杯の慈しみの念をもってそのような出来事に対処し、さらにそうすることによって、また、他のどこかに至ったり、プロジェクトを完了させたり、所望の目的または目標を追求することを目指した全ての計画や活動にもかかわらず、現在の瞬間にしばらくの間進んで住み込むことによって、私たちはそのような行為がとてつもなく大きく、がっかりするほど困難であり、にもかかわらず全くシンプルで、深く、結局は大いに可能性があり、まさにその瞬間に心と体、魂《ソウル》と霊《スピリット》を回復させることができるということを発見するのです。

ただ座り、一人きりで静かにしていることは、実は根本的な愛の行為なのです。このようにして座ることは、実は、人生におけるただ今のあなたの立場を、それが何であれ、表明することです。私たちは、今ここで座り、そして立ち上がることによって、立場を表明するのです。

ますます狂いつつある世界の中で正気を保つことは、この時代が挑まれている課題です。もしも私たちが自分自身の心のおしゃべりと、途方に暮れ、孤立し、意味あるものおよび本当の自分に全く触れていないという感情の当惑に囚われ、することなすことが虚しく感じられ、人生がいかに短いかを感じているなら、私たちはいったいどうそれに取り組んだらいいのでしょう？　結局のところ、真実のもの、そして重要なものへの洞察を私たちに与えることができるのは愛なのです。ひいては、根本的な愛の行為――人生への愛、そして自分の最も真正の自己の出現への愛――こそは道理にかなっているのです。

ただ座り、そして自分自身をプレゼンスへと立ち寄らせることは、私たちが徐々に、だが確実に我に返りつつあること、また、全ての思考と情動的反応、および全ての自己陶酔の背後にある、あの直接経験の世界が依然として無傷のままで、私たちのまさかの時の救助のため、私たちの癒しのため、そして私たちの在り方を知るために、さらに私たちが行動へと戻る時に、どのようにして、少なくとも新規蒔き直しにしたらいいかを知るために、そっくり利用することができるのです。

気づきと自由

苦痛についてのあなたの気づきは、たとえあなたが苦痛を感じている時でも、痛がっていないということに、注目したことがありますか？　きっとあるはずです。それは、とりわけ幼少時代には、非常によくある経験ですが、しかしそれはとても束の間で、痛みが私たちを襲う瞬間には、それはあまりにもこたえるので、普通、私たちはそれを検査してみたり、それについて話したりしません。

あなたは、今までに、恐怖についてのあなたの気づきが、たとえあなたがひどく怖がっている時でも、恐れていないことに注目したことがありますか？　または、抑鬱についてのあなたの気づきは落ち込んではいないこと、自分の悪癖についてのあなたの気づきはそれらの癖の奴隷ではないこと、または、多分、あなたの人となりについてのあなたの気づきも、あなたが思い込んでいるあなたではないということに？

あなたは、これらの提議のうちのどれかを、気が向いた時に、単に気づきを調査してみることによって、――気づきそれ自体に気づくようにすることによって、――自分自身で実際に試してみることができます。それは容易です、が、しかし私たちは滅多にそうしてみようと思いません。なぜなら、気づきは、現在の瞬間と同様に、私たちの人生の中の事実上隠れた次元にあり、至る所に埋め込まれているので、どこでもあまり注目されないからです。

気づきは内在していて、無限に利用可能なのですが、しかしそれは、それと分からぬよう偽装されており、臆病な動物のように、人目に付かないのです。普通は、それを一瞥するため、いわんや持続的に見つめるためには、たとえそれが公然と姿をさらけ出しているかもしれなかろうと、ある程度の努力を要します。それを見るためには、あなたは機敏にし、好奇心旺盛にして、積極的にその気にならなければなりません。気づきに関する限り、あなたが何を考えていようと、何を経験していようと、まさにその只中で、静かにそして巧みに、あなたは進んでそれについての知（knowing）があなたの許に来るよう、それを招き寄せるようにしなければなりません。結局、あなたは既に見ており、既に聞いているのです。その全ての中に気づきがあり、まさにここ、まさに今のあなたの心を含む全ての感覚器官《ドア》を出入りしているのです。

もしもあなたが、苦痛の最中に、ごく短い瞬間だけでも純粋な気づきの中に入るなら、あなたの苦痛とあなたとの関係は、まさにその瞬間に変位《シフト》していきます。それが変化しないことはあり得ません。というのは、それを保持しているという仕草は、たとえそれが長くは継続されなかろうと、たとえ一、二秒間であろうと、既にそのより大きな次元性を露呈しているからです。そして経験とあなたとの関係におけるその変位は、任意の状況におけるあなたの態度とあなたの行動に、それが何であれ…、たとえあなたがどうしたらいいか知らなかろうと、より大きな度合いの自由を与えます。その知らなさは、知らなさそれ自体が気づきの中に包容される時には、独特の種類の知り方になるのです。奇妙に聞こえることを私は知っていますが、しかし実践を重ねていくうちに、あなたにはそれが、思考よりずっと深い、不合理で感情的なやり方で、内臓《ガッツ》のレベルで、とてもうなずけるようになり始めるのです。

気づきは、ちょうどそれが、私たちが身体感覚の領域のせいにより多くする苦痛を変容させるのと同様に、情動的苦痛を変容させます。私たちが情動的苦痛にどっぷり浸かっている時に、もしも細心の注意を払うなら、そこには常にうっすらとした思考の覆いと、私たちが感じている苦痛についての幾重もの感情があることを見つけ出すでしょう。そのように、ここでもまた、私たちが情動的苦痛と思い込んでいるものの全体が気づきの中に迎え入れられ、保持され得るのです。一聞したところでは、クレージーに聞こえるかもしれませんが。いかに私たちがそのようなことをすることに慣れていないか、また、私たちの情動と感情を、それらがいかに猛り狂っていたり、絶望していたりしていようと、――とりわけ、まさにそれらが猛り狂っていたり、絶望していたりしている時に、――自分の情動と感情をこのようなやり方に携わらせることがいかに深く啓発的で解放的であり得るかは、びっくりするほどです。

私たちの誰も自分自身に苦痛を与える必要はありません。そうすることなく、私たちは、より大きくなり、私たちの苦痛からは全く異なった性質になるという、気づきの持つこの独特の性質を試すための機会を持つことができるのです。私たちがする必要があることは、ただ、どんな形であれ、苦痛が現れる時に、その到来に対して機敏にすることだけです。私たちの機敏さが、発端の出来事——それが任意の瞬間における何らかの感覚であれ、思考であれ、表情であれ、一瞥であれ、誰かが言うことであれ、起こることであれ——との接触の瞬間に、気づきを起こさせるのです。知恵の適用は、まさにここ、接触点で、接触の瞬間に起こるのです（散歩している途中、道に突き出ている木の根っこにつまづいた王女のことを覚えていますか？）——あなたがハンマーに親指をぶつけたのであれ、世界が予期せぬ方向へ変化し、あなたが大惨事（full catastrophe）のあれこれの側面に直面させられたり、突然、悲嘆や怒りや恐怖があなたの世界の中の終の住処のように感じられているものを取り上げてしまったように思われるのであれ。

　私たちが、自分が置かれている状態、体と心とハートの状態に気づきを向けるかもしれないのは、まさにそうした瞬間、そしてその余波の中でです。そしてそれから、私たちは更に飛躍して、気づきを気づきそれ自体へと向け、あなたの気づきそれ自体が痛がっていたり、怒っていたり、怯えていたり、悲しんでいたりしているか、注目してみます。

　痛がっていたりしていないでしょう。それはあり得ません。が、あなたは自分自身で確かめなければなりません。それについての思考には何の自由もありません。思考は、その特定の瞬間をよく見て、忘れずに気づきの中に包み込み、そして気づきを自分の気づきへと取り込むべく心がけるのに役立つだけです。それは私たちが確かめるべきです。あなたは、それ自体が確かめているとさえ言い得るでしょう。なぜなら、気づきは即座に知るからです。それはほんの一瞬しか続かないかもしれませんが、しかしその瞬間に自由が経験されるのです。知恵とハートフルネスという、自由を経験する時の私たちの存在に自然に備わっている特質への扉が、まさにその瞬間に開くのです。他に何もすることはありません。気づきがその扉を開き、ほんの一秒間であれ、中を覗き込み、そして自分自身の目で見てみるようあなたを誘います。

これは、気づきが、苦悶や喪失の瞬間またはぐずついている余波の中で、自分の苦痛の深さに背を向けるための冷淡で無感情な計略だと示唆するものではありません。喪失と苦悶、死別と悲嘆、心配と絶望、ならびに私たちが得られる全ての喜びは私たちの人間性の中核に横たわっていて、それらが起こる時、それらに面と向かい、それらを知り、そしてそれらをありのままに受け入れるよう、私たちを手招きしています。それは、まさに、最も求められ、そして気づきが体現する感情に背を向けたり、それを否定したり、または抑圧したりするよりはむしろ、それを迎え、受け容れるものです。気づきはいかなる場合にも私たちの凄まじい苦痛を軽減したりすることはないかもしれません。また、そうすべきでもありません。それは、任意のおよび全ての場合に私たちの苦悩を優しく保持し、親密に知るためのより大きな籠を提供するものであり、するとそれは変容を促進し、そして人類として私たちが被る様々な種類の苦痛を免れ難いとしても、きりのない苦痛と苦悩への囚われと自由との間の大きな相違を生じさせることができることが判明します。

もちろん、私たちが気づきを、日常生活で起こっている万般のことへとさし向けるための大小様々な機会がたくさんあり、したがって、この点で、私たちの人生全体が一つの継ぎ目のないマインドフルネス実践の場になることができます。自分の人生へと目覚め、そして目覚めることとそれ自体によって変質させられる自分の在り方へと目覚めるというチャレンジに応じることとは、それ自体が独特のヨーガ、日常生活のヨーガ、任意のそしてあらゆる瞬間に――勤務中に、様々な関わり合いの中で、もし自分が親だったら子育て中に、存命中か故人かを問わず、肉親との関係の中で、過去および未来についての自分自身の思いとの関わり合いの中で、自分自身の体への関係の中で――適用されるヨーガなのです。私たちは起こっている万般のことへ、葛藤の瞬間へ、調和の瞬間へ、あまりにも曖昧模糊としているので注目の的にならないかもしれないことへ、気づきを向けることができます。各々の瞬間に、あなたは、その瞬間に気づきを向けることによって、自分のマインドフルネスの仕草に応えて世界が開けてくるか、または開けてこないか、詩人のメアリー・オリバーの言葉を借りれば〝あなたの想像に〟〝それ自体を差し出している〟か、または差し出していないか、それが物事をありのままに見、そしてそれと共にある在り方を提供し、それによってあなたを偏った見方の危険性と、単にそれが自分自身のものであるがゆえに持っているかもしれない偏った見方への、普通は強い執着心から自分を解放させることができるかどうかを、自分自身で試すことができます。

たとえひどく苦しんでいる時でも、単に習慣から、自分は多忙だという〝自分についての物語〟を知らないうちに作り上げ、それに再び没頭していても、私には、その展開を見つめ、それを育むのを控えて、必要なら禁止命令のようなものを出し、今までずっと錠前に差したままにしてあった鍵を回して、刑務所から出所するような具合に、その物語から抜け出し、それゆえ、収縮的で、退却的で、尻込み的なやり方でよりはむしろ、新しい、より拡張的で、適切なやり方で世界に出会うための機会、それも無数の機会を持っているのです。この、物事を進んでありのまま受け入れ、それからそれと共に事に当たるためには、大きな勇気と、しっかり腰を据えて心のプレゼンスを保つことが必要です。

そのようにして、任意の瞬間に、何が起こっていようと、私たちは常に自分自身で確かめ、そして見てみるようにすることができます。気づきは心配するでしょうか？　気づきは怒りまたは貪欲または苦痛に夢中になるでしょうか？　それとも、任意の瞬間に向けられた気づきは、ごくごく短い瞬間であっても、ただ知り、そして知るという状態の中で、私たちを自由にしてくれるのでしょうか？　よく確かめてみてください。私の経験では、気づきは私たちを自分自身へと返してくれます。そうすることができるのは、私が知っている限りでは、気づきだけです。それは、身体的、感情的、そして道徳的 知能《インテリジェンス》の真髄です。それは、あたかもそれが呪文か何かで呼び出されることを必要としているように思われますが、しかし実は、それはいつでもここにあって、発見され、回復され、中で腰を据えられるべく待機しているのです。まさにこれが、洗練、想起におけるそれ、が入ってくる時です。それから手放し、ただ在り、憩うことの洗練が――日本人の偉大な詩人、良寛の言葉を借りるなら、〝ただこれだけ、ただこれだけ〔訳注〕just this, just this〟。これがマインドフルネスの実践によって意味されていることです。

既に見ましたように、ここで挑まれていることは二段構えです。まず、ほんの束の間のやり

〔訳注〕元来祇這是（もともと　ただもう　これだけのこと）

方であれ、できるだけ気づきを自分の瞬間に向けること。次に、自分の気づきを持続させて、それをより良く知るようにし、そのより大きな、常にけっして減ることのない全体性の内側で生きること。私たちがそうする時、私たちは思考が、悲しみのただ中にあっても、解放されていくのが分かります。ちょうど、私たちが手を伸ばしてシャボン玉に触れると、プッと吹き飛んで消えていくように。私たちは、自分が他の人々の中の悲しみを和らげるべく、その激しい痛みに寄り添っているうちに、悲しみが解放され得ていくのが分かります。

この自由の中では、どんなものにもより大きな寛大さでもって対応できるようになります。自分が今直面している挑戦により大きな毅然さと、忍耐と、明晰さでもって応えられるようになります。私たちは既に、より大きな現実——苦痛と悲しみが起こる時に、それらを賢い、ラビング・プレゼンスと、気づきと、内面と外面との錯覚的分割にもはや陥っていない、自分自身と他の人々へのなんの作為もない親切な行為と敬意を込めて包み込むことによって引き出すことができるそれ——の中に生きているのです。

けれども、そのようにし、実際的に言えば一生にわたり覚醒状態を成立させていくためには、まず私たちに居場所、試すための処方箋、ついて行くための地図、自分自身に与えるための賢明な警告、他の人々の得難い経験や知識からの全ての便益が必要になります。さらに、必要に応じて、気づきと自由までの様々なスロープが追加されるでしょうが、これらは皮肉にも、あらゆる瞬間に私たちのために既にあるのですが、しかし時々、私たちの視界からはずっと遠くにあるように見えるのです。

足場の系統、および用途と限界

もしも私が一歩先を見ることができたとしたら、それはもっぱら巨人たちの肩の上に立つことができたおかげである。

サー・アイザック・ニュートン

私たちは、皆、以前に出来たものを用い、事物の性質を深くまで見るために精一杯努力し、献身してきた他の人々――それらの先駆的探索者が科学者であろうと、詩人であろうと、芸術家であろうと、哲学者であろうと、職人であろうと、ヨーガ行者であろうと――の創造的天才と刻苦勉励の上に築き上げることには大きな利点があることを暗黙のうちに知っています。学びを伴ういかなる領域でも、私たちは自分自身が先人たちの肩の上に立っており、彼らが精魂傾けて識別することができたものを知覚するために自分の首を伸ばしていることに気づきます。もしも私たちが賢明なら、自分がどこから始めたらいいか、自分自身は何をしたらいいのか、何の上に築き上げたらいいか、そしてどこに新たな洞察、機会、そして潜在的革新が横たわっているかを知ることができるように、彼らが残した地図を読み、彼らが辿った道を旅し、彼らの方法を探査し、彼らの所見を確かめるべく最大限の努力をすることでしょう。しばしば私たちは、自分が立脚している地面、住み着いている家、見るために使っているレンズのどれもが、誰だかほとんど特定されない他人によって与えられた贈り物であることに、はなはだ無頓着です。W. B. イェーツは、私たちが先人たちの創造性と労働に大きく負っていることを認めて、彼が〝不明の教官〟と呼んでいる人々に向けて四行の感謝の詩を献じ、彼らの深い、けれども束の間の、儚い、そして比類のない達成なしには、更に何一つ築かれ、知られることはできなかったであろうと讃えています。

彼らが実行に着手したことを、
彼らは成し遂げた。
全てのものは一滴の露のようにかかっている、
一枚の草の葉の上に。

言葉で考えそして話す私たちの能力は、自分自身の努力によるだけでは生得の生物学的能力の高さにすら達することはできないということの一例です。私たちはみんな話し言葉への潜在能力を備えています。が、もしもある人が、幼い頃から孤立して、（聴くことや身振り言語に）晒されることによって言語を習得しなければ、その能力は後で十分に開発されることはできないように思われます。認知的、情動的な心的機能の広大な領域が阻害され、さらには発話能力、推理能力さえもがひどく削減されてしまいます。

枠組は始めからここにあるのですが、しかしそれは、人間たちによって作られた音に浸され、それらの音を作っている顔に晒され、視線、抑揚、他の人間たちとの関わり合い、彼らの臭いならびに音に晒され、さらには多様で、豊かに感覚的な情動的つながりに晒されることによって、用意が整えられ、彫琢され、形作られ、養成されなければなりません。というのは、脳は、様々な経験の結果、色々な重要な点でそれ自体に配線を施しているからです。そしてこれは、どうやら、言語の発達が起こるための年代順の発達の窓が開いている間に起こる必要があるのです。もしもその窓がどういうわけか閉じていれば、内在的能力と保持し、形成するための人間相互間の関係性的次元がなくなり、単に私たち自身の自然な能力とその潜在的な開花に手が届かなくなるので、私たちはほとんど口が利けなくなるでしょう。

他の、より一層根本的な例を挙げるなら、生物学それ自体が、性格的に全く歴史的なものだということです。新しい生命は古いものからのみ起こります。生命はそれ自体の上に築いていくのです。細胞は、無細胞的環境から成熟して現れるわけではありません。ただし、最も原初的な形態においては、十中八九、それらが、多分三十億年前、私たちが今日持っているものとは大きく異なった条件の下にあるプレバイオティックな環境内で元々は進化したと考えられていますが。細胞の構造は成長します。それは絶えずそれ自体に追加していき、それ自体をますます活用していきますが、その間ずっとその完璧性を維持していくのです。これはオートポイエーシス〔訳注〕と呼ばれています。何人かの科学者たちはそれを生命と認知との間の初歩的なリンクと見なしており、言うなれば〝原初の自己知〟(original knowing of self)のようなものと言えるでしょう。それが事実か否かはさておき、三次元的細胞構成の中で生命が出現する先行的構造なしには、私たちが新しい生命を持つことはないでしょう。生命はまったく歴史的なのです。

このように、生物学から心理学、社会から文化へのあらゆるレベルで、私が〝足場〟(scaffolding)と呼んでいるものへの根本的必要があるのです。私たちは、たとえ時には踏みならされた道からはずれ、未知の(海図にない)領域を通過するための自分自身の道を切り開くとしても、指図、指針、自分自身の心の未開域、自然の未開地、自分が置かれているコスモスへとあえて踏み込み、意味を確かめるための言語に頼ります。そのような一群の知識が、先人たちの系統、狩猟採集による生存《サバイバル》に長《た》けた系統によって、諸科学、芸術、そして瞑想的伝統における系統によって、何世紀、何千年紀《ミレニアム》にもわたって開発され、洗練され、精製されてきたのです。これらの系統は、一定の風景についての、また、彼らを効果的に航行させるために必要

〔訳注〕autopoiesisは、1970年代初頭、チリの生物学者ウンベルト・マトゥラーナとフランシスコ・バレーラにより、「生命の有機構成(organization)とは何か」という本質的問いを見定めるものとして提唱された、最先端のシステム論。自己生産または自動生成を意味し、システムの構成要素を再生産するメカニズムをさす。

料金受取人払郵便

本郷局承認

4329

差出有効期間
2022年9月
15日まで
(切手不要)

郵便はがき

113-8790

東京都文京区
本郷3-23-5
ハイシティ本郷204

㈲コスモス・ライブラリー
行

御芳名《ふりがな》	年齢 歳
御住所 郵便番号	
御職業	
御購読の新聞・雑誌名	

電話：03-3813-8726　FAX：03-5684-8705　振替：00110-1-112214
E-mail：kosmos-aeon@tcn-catv.ne.jp
http://www.kosmos-lby.com

愛読者カード

書名　**瞑想はあなたが考えているものではない**
マインドフルネスの世界・ブック1

本書をお求めになった動機（○印をつけて下さい）

1.新聞の広告を見て（新聞名を御記入願います）
2.雑誌の広告を見て（雑誌名を御記入願います）
3.書評を見て　　　4.書店で実物を見て
5.人にすすめられて　6.その他

お買上書店名		お買上年月日	年	月	日

本書に関する御感想、小社刊行物についての御意見、その他

とされる技能についての豊かに発達した、得難い知識の歴史を伝え残してくれました。が、それらは私たちがその上に築き上げられるようなやり方で洗練され、枠にはめられていたのですが、それに近づくにはまず私たちは、他の人々が必死に通過してきた道、彼らがしたこと、彼らが至ったことへの指示を看破し、理解し、また、彼らが述べた領域と挑戦、および彼らが到達した回答に、少なくともある程度までは馴染まなければなりません。

これが、瞑想的実践に至る上での私たちへの遺産《レガシー》です。というのは、瞑想的実践は、空白の中から私たちの今の時代に辿り着いたわけではないからです。私たちの先人たち、ブッダならびにブッダよりずっと以前の時代の直系および多岐にわたる系統の教師たちは、道路地図《ロードマップ》という、私たちが探査し、対策を講じるために利用できる贈り物を提供しています。これらの地図は人間の心および潜在能力の内的探査という、私たちがすでに着手したものの可能性を増幅し、富ませてくれます。人間として、私たちが、自分が利用できるそのような遺産を持っており、その上に拠って立つべき、高く引き上げられた頑丈な肩を持っていることは、とてつもなく幸運なのです。

というのは、瞑想の実践は、一見したところではかなり単純明快で、多分明白に有益であるように思われるかもしれませんが、瞑想的探究の本格的力、厳しい規律の必要、私たちの人間らしさにとって最も根本的なものへの探査のための実験室としての私たち自身の人生と心と体の使用、絶え間ない変化と不確実性の世界の中での自分たち相互の結び付きを認識している個人たちの共同体《コミュニティー》に備わっている力は、単独ではあまり出くわしそうにないものの、しかし何よりも心と体の科学としてより多く私たちに与えられている贈り物で、私たちが参加し、建て増しすることができます。ちょうど私たちが個人的および集合的に、知識と理解のその他の領域において以前あったものの上に建て増しすることができるように。

もちろん、ごくごく稀な独学の天才の例があることを私たちは知っています。しかし、モーツァルトでさえ彼の父親の許で学びました。ブッダでさえ、彼自身の道を歩く前は当時の瞑想的伝統に即して実践し、他の人々から学んだことを超え、以前にあったものの上に築き、物語によれば、ある日通り過ぎていった漂泊の世捨て人が浮かべている輝かしい、平安な表情を一瞥しただけで、霊感に打たれました。

ほぼ全ての科学者たちが、良き指導者《メンター》、つまり、彼らを異なった、斬新なやり方で深く見つめそして問うよう、随時発奮させる人々、を持っています。今日、マクスウェルの電磁方程式〔訳注〕として知られている、十九世紀の物理学における最も巨大な業績の一つを導出したジェームズ・クラーク・マクスウェルでさえ、彼の努力を、彼に先行したマイケル・ファラデーの仕事の上に据え、彼の数学的妙技はさておき、彼の本能の多くを共にしました。四つの純正な方程式で電磁場の空間伝播を厳密に記述した、彼のあっと言わせる洞察に到達するため、彼は、いかにこれらの摩訶不思議な、今まで視覚化されたことのない電気と磁気の無形の力《フォース》が、実は互いに関わり合っているかを自分自身に説明するために、機械的アナロジー、歯車を回すという心的モデルを用

〔訳注〕マクスウェルの方程式は、電磁場を記述する古典電磁気学の基礎方程式である。マイケル・ファラデーが幾何学的考察から見出した電磁力に関する法則が1864年にジェームズ・クラーク・マクスウェルによって数学的形式として整理された。

いました。このモデルは全くの間違いでしたが、しかしそれは一種の足場として彼に役立ち、彼がとうとう見ることができる高さまで登らせることを許し、彼が理解すべく企てていた諸力の性質への真の洞察が可能になる地点まで到達させることができました。自分が立てた思考の足場を登ることによって彼が到達した四つの方程式は完全に正解で、完璧だったのです。

マクスウェルは、十分に賢明なことに、彼の機械的モデルを公表しませんでした。彼はその効能を超越したのです。目に見えない、触知できない電磁場の合法則性が最終的に記述された以上、足場はもはや重要ではなくなったのです。

それと同じことが瞑想にも言えます。私たちもまた様々な種類の足場をうまく利用することができますが、しかしそれは私たちが自分自身のために創造するもののために限り、また、私たちが自分自身の心と体という領域、ならびにそれらと私たちが世界と呼んでいる領域との密接に埋め込まれた関係性を知り、そして理解する気を私たちに起こさせ、それを支援する限りでです。けれども、ある時点で私たちは、もしも私たちが認知され、受け継がれてきた自分自身のモデルを乗り越えて、指図、言葉および概念で指摘されているものの直接体験へと至るべきなら、足場を、私たちが見るのを助けるために立ててきた舞台を超越しなければならなくなるでしょう。

稀な例外を除いて、〝瞑想する〟ために時々または数年間規則的に座ることだけでは、たとえまさにその衝動がいかに貴重で、また自分自身の根本的価値と本質的善性への深い信頼がその冒険を引き受けるためにいかに重要であろうと、洞察、変容、または解放をもたらす見込みはないでしょう。一般に、私たちは、これらの考え方に沿って自分の努力を〝文脈化〟〔訳注〕する必要があるのですが、しかしそのような枠組と文脈を持つことに必ず伴う物語《ナラティブ》に巻き込まれないようにしなければなりません。

そのような〝瞑想物語〟は〝固定した目的地〟という観念を含んでいることでしょう。瞑想にあっては、決まり文句のように思われるかもしれませんが、現在の瞬間および悟りへの強調を通して、それは全て既にここにあり、そして行くべきいかなる〝場所〟もない、最も重要なのは旅それ自体であるということに馴染んできたのです。目的地は、非常に真実な意味合いでは、常に〝ここ〟にあります。ちょうど科学において発見できるものは、それが見られ、知られ、記述され、試験され、確認され、理解される以前でさえ、常にここにあるように。ミケランジェロが、自分はただ、彼自身の深い芸術家の目で彼が〝見た〟形象、つまりある意味で初めからそこにあったものを明示している大理石の塊から、取り外す必要があったものを取り外しただけだと主張したということを思い出してください。けれども、真の作業なしには、私たち自身の心とハートの領域内にある何かがここで現出することになろうと、たとえそれが既にここにあろうとも、曖昧で不可解なままです。それは単に潜在的に可能なものとしてここにあるだけです。それが現れるためには、暴かれることを可能にする過程に私たちが参加し、進んでその過程それ自体によって形作ら

〔訳注〕コンテクスチュアリゼーション（Contextualization、文脈化、文化脈化）は、語彙や文章の文脈における理解を意味し、神学においては宣教学で福音の社会的、歴史的文脈における解釈などの意味合いで使われるようになった。言語学や社会学、プログラミング分野でも別の意味で用いられる。

れ、変質させられるようにしなければなりません。

　この理由のため、私たちが瞑想し始める時に、〝地図は土地ではない〟〔訳注〕という、またもや決まり文句だと言われかねない、重要で鋭い警告を十二分に銘記しつつ、入って行く土地の地図を持つことが間違いなく助けになります。人間としての私たちの、および心の経験の内面的および外面的風景の領域は、事実上限りがないように思われます。私たちの瞑想実践を適切に方向付ける地図なしには、私たちは自分自身の抑圧的な考えや意見や願望からの自由や、明晰または平安の瞬間を一度も味わうことなしに何日も何十年も堂々巡りしたりしかねません。私たちを適切な方角に向かわせる地図なしには、私たちはまた、ただ言われたことによって囚われ、多分、特別な結果についての約束を理想化し、実際に行くべき特別な場所、実現すべき境地があるという誠しやかに聞こえる話を鵜呑みにし、どこかに到達し、明晰や平安や自由の境地に達することについての錯覚や自己欺瞞に陥りかねません。それはあることもあり、ないこともあるのです。それだからこそ、私たちは地図を持ち、先人たちの指図に従う必要があるのですが、その一方、いずれ詳しく見てみるように、まさにそれらの瞑想指南書のいくつかに記述されているように、いかなる地図も、いかなる方向も、いかなるビジョンも、いかなる変容も、

〔訳注〕The map is not the territory.「地図は土地ではない」というのは、元々はアルフレッド・コージブスキー（1879-1950）が一般意味論の中で説いたもの。地図とは、簡単に言えば、個人の物事の感じ方や考え方。私たちは生まれてから様々な経験を通して、自分なりの価値観・世界観を築きあげ、それにより私たちは、自分個人の地図を創りあげる。
　この場合は、それぞれが思い思いに抱いている「瞑想観」のことで、かえって実際の瞑想体験の妨げになりかねない。

いかなる達成も、達成すべき何ものもないのです。その上、奇妙に聞こえるかもしれませんが、私たちの実践への動機もまた、うっかり私たちにも他の人々にも害を及ぼす可能性がある攻撃的で、欲張りで、奮闘的な態度によって途中で道に迷わないように、問題に加えられる必要があるのです。

この時点で混乱しましたか？　大丈夫です。あなたが辿っている道についての、昔それを旅したことがある人々によって報告された何かやその凸凹や無限者（the infinite）との束の間の遭遇の様子などをできるだけ精密に図示したものを知ることのほうが、ちょうどエベレストなどの登山に他の人々の善意や咄嗟の判断に任せて挑むよりはむしろ、きちんとした計算に基づいてどのように登ったかを知る方が得策であるように、役立つ見込みが高いと言っておけば十分でしょう。用具だけでなく、他の人々の経験から来る情報や知識、地図、その上、伝達できる程度まで、もしできなければ、少なくとも直観可能な程度まで、あなた自身の生得的な知恵だけでなく、与えられたそれをも身につけておくことが是非とも必要です。さもなければ、あまりにもたやすく思い違いし、山の上で無駄死にしてしまうでしょう。あなたを支えるための全ての足場をもってしても、生き長らえることすら難しく、そしてあなたがそれを招き入れず、そこに至り、旅を長らえるまでの詳細の全てが山の荘厳な美とプレゼンス、あなたがそこにいる間のあなた自身のプレゼンスに十分に浴することを妨げます。

途方に暮れることさえ必ずしも問題ではありません。事実、それは旅の重要な部分かもしれず、そしてそれは最良の地図を持っている時でさえ起こる可能性があります。途方に暮れ、混乱すること、間違いを犯すことさえ、全てが学びの不可欠の部分です。それが、土地を我がものにし、それを親し

く、直接知るやり方なのです。〔原注〕

✻

瞑想実践は、とりわけ初めは、一定の種類の足場を必要とします（が、実際には、常に、ある程度までですが、第二の天性のように見えるまで成長する可能性があるので、瞑想指南、様々な方法および技法の形でのいかなる〝意志〟、または〝企て〟、または〝警告〟ももはや不必要だと思われることがあります）。そのような足場はまた、より大きな文脈――その中で静寂の中に住むための自分自身の能力に磨きをかけ、自分自身の心の中を覗いてその性質を深く見極め、そしてまさにこの瞬間に、および出現して来る全ての瞬間に気づきの解放促進的次元性を実現させるという、不思議な、一生の冒険を引き受ける場としてのそれ――を含んでいます。

が、ちょうど建物が建てられ、または天井が完成されたら足場はもはや必要でなくなり、降りて来て、けっして努力の中核的部分ではなく、単にそれを促進するために必要で役立つ手段であったように、瞑想についても、まさに足場に他ならない指図／指示および枠組は解体され、自ずから解体し、そして触知できない、無言の本質、あの覚醒状態それ自体という、思考を超え、その根底にあり、それ〝以前〟

〔原注〕この主題についてマインドフルネスとMBSRの文脈で更に知るためには、以下を参照。カバットジン "Some Reflections on the Origins of MBSR, Skillful Means and the Trouble with Maps" を参照。In Williams, J.M.G. and Kabat-Zinn, J. (Eds) *Mindfulness: Diverse Persperspectives on Its Meaniging, Origins, and Applications* (London: Routledge, 2013) 281-306.

にさえあるものだけが残るのです。

興味深いことに、瞑想の足場は、システィーナ礼拝堂などの力作の場合と同様に、後ではなく、あらゆる瞬間に解体される必要があるのです。これは、それが単に足場であって、いかに必要で重要であろうと、それに執着するようになってはならないということを知ることによって成し遂げられます。それが一瞬一瞬立てられ、また解体されるがままにするのです。システィーナ礼拝堂の場合は、足場は、改良のため復興されたり、修理や微調整のために、長年にわたって保管される必要があるかもしれません。が、瞑想の場合は、傑作は常に進行中であり、かつまた各々の瞬間に常に完全です。ちょうど生命それ自体のように。

別の言い方で言えば、適切な指示は、瞑想が初めから出発点、チベット人たちが〝非瞑想〞と呼んでいるものへと飛び込む時のそれ、の役を果たさせるようにします。たとえそれが、初めのうちは不思議なほど不透明な道具、後々のために銘記しておくべき単なる示唆にしか過ぎないように思われるとしても。というのは、〝自分は瞑想しているという思いそれ自体さえもが足場である〞からです。その足場はあなたが実践を目指し、そして継続させるのには役立ちますが、しかしそれを見通して、実際に実践に励むこともまた重要です。両方とも、あなたが座る時、あなたが気づきの中に憩う時、あなたが概念的な心とその絶え間ない増殖物と、とりわけ瞑想についてのあなたの物語の手が届かない所まで実践を重ねる時、それにつれて同時に働いているのです。

本書それ自体、そして瞑想に関する全ての本、瞑想についての全ての教え、由緒ある様々な系統および伝統、全てのCD、ダウンロード、アプリ、ポッドキャストなどの実践補助媒体もまた、基本的には単なる足場、画像の切り替え、月を指し示す指であり、見るべきものがあるだけでなく、見るに値するものがあることを指摘するための足場に過ぎません。私たちは足場にこだわることも、指し示す指にこだわることも、指し示されている当のものに直接焦点を合わせ直すこともできます。が、どれにするか選ぶのはあなたです。

私たちがこのことを瞑想との出会いのそもそもの初めから知り、そして覚えておくことは、単に概念的なもの、理想、特定の教師または教え、または方法や指図に、いかにそのどれかが魅力的で満足がいくように思われても、それに夢中になったり、固執したりしないようにするために、非常に重要です。この領域での気づきの欠如の危険性は、私たちが瞑想についての説得力ある物語を築き上げ、自分が何であり、実際は誰であるかについての本質を悟らねばならない唯一の瞬間、他のいずれかの瞬間にではなく、まさにその瞬間に悟るよりはむしろ、自分がそのような語り《ナラティブ》にはまる可能性があるということです。

もちろん、足場さえもが拠りどころとなる土台を必要としています。それを流砂や、埃または容易に泥に化し得る粘土の上に立てることはあまり賢明ではありません。

倫理とカルマ

マインドフルネス実践のため、全ての瞑想的探求および探査のための土台は倫理と道徳、および、何よりも不傷害です。なぜでしょう？　なぜなら、もしもあなたの行動が絶えず、それを通して見ている道具自体、すなわちあなた自身の心を曇らせ、動揺させ、不安定にさせているなら、外観の下にある物事の現実を知覚することは言うまでもなく、あなた自身の心と体の内側にある静寂と静穏を知ること、またはこの世界でそれらの特質を体現し、そして成立させることを願うことは、おそらくできないからです。

私たちはみんな、自分が何らかの点で逸脱する時、自分が不正直で、嘘をつき、物を盗み、殺生を犯し、性的非行などによって他の人々に危害を加える時、人々の悪口を言う時、自分自身の不幸から、または自分の苦痛からの何らかの救いへの願いからアルコールや薬物などの物質を乱用する時、その帰結は常に破壊的で、自分がそれを知っていようと、知っていまいと、手に負えようと、負えまいと、他の人々そして自分自身に計り知れない害を及ぼします。そのような行動の帰結の中には、それらが心を曇らせ、それを冷静さ、安定、および明晰さ、ならびにそのような明晰さに随伴し得る活きいきした、奥まで見抜く知覚を妨げる様々なエネルギーでいっぱいにすることの確かさが含まれています。それらは体にもまた大打撃を与え、それを慢性的に収縮させ、緊張させ、攻撃的、防衛的にさせ、怒り、恐怖、動揺、混乱、そしてついには孤立の影響でいっぱいにさせ、さらに、おそらくは悲嘆と後悔の念でいっぱいにさせ続けがちになります。

このような理由のためだけでも、いかにあなたが自分の生活を律しているか、何を実際にしているか、実際にどのように振舞っているかを検査し、自分自身の思考、言葉、行為が、世界そして自分自身のハートの中で及ぼす下流効果〔訳注〕に気づくことが重要なのです。もしも私たちが自分の人生の中で動揺を起こし続け、他の人々にも自分自身にも害を及ぼし続けていれば、自分が瞑想実践において遭遇するであろうものはその動揺と害なのです。なぜなら、それは私たちが自分自身の中で養っているものだからです。もしも私たちが自分自身の心とハートの中にある程度の平安を望むなら、私たちがそのような有害な傾向や

〔訳注〕downstream effects：米国コロラド州の河川流域では、気候変動によって上水道の質に影響が生じており、それが、昆虫による樹木の枯死を介したものであることが判明した。この調査に関わった研究者たちは、キクイムシの被害を原因とする広範囲にわたる森林の激減によって、キクイムシ被害を受けた流域から浄水施設に流れ込む消毒剤の有害な副産物の量と有機炭素の総量が、影響を受けていない河川流域よりも著しく多いことを明らかにした。このことは、気候変動によって生態系の動態が変化し続けているなかで、常時観察の必要な影響項目に水質も加えるべきことを示している。

このことは現在起こっている様々な社会現象にも当てはまるだけでなく、人間の心の問題にも当てはまるということで、著者はカルマに関連づけて言及している。

振舞いからもはや得をしないようにすることが理にかなっています。このようにして、そのような衝動を認識して、それらから遠ざかろうとする意図を形成するだけで、仏教徒たちが古風にも、しかし正確にも〝汚らわしい（unwholesome）〟と呼んでいる、より健全で、より曇らされていない心と体の状態にとって破壊的な心と体の状態と行いから大きく転進できるようになります。

寛大さ、頼もしさ、親切心、共感、同情／慈悲心、感謝の念、他の人々のために喜ぶこと、包容力、受容、そして平静沈着は、それらが世の中に及ぼす有益な効果は言うまでもなく、自分自身の内側での安寧福祉《ウェルビーイング》と明晰さの可能性を促進する心とハートの特質です。それらが倫理的および道徳的生活のための土台を成しているのです。

任意のそしてあらゆるレベルで、ただで与えられたものではないものを独り占めにしようと企てること、信頼できず、不正直であること、非倫理的である（道義に反している）こと、冷酷で悪意に満ちていること、他人を犠牲にした自己中心性によって、怒りや憎悪によって引き裂かれ、駆られ、そして混乱、動揺、傲慢に陥り、中毒（嗜癖）に耽っていること。これら全ては、内面的に充足し、平静沈着で、平安な人生を送ることを困難にする心の特質であり、世界の中で有害な反響を及ぼすことは言うまでもありません。が、マインドフルネスは、私たちにそのような心の状態を単に否定したり、抑圧したり、ぶちまけさせたりするよりはむしろ、それらとの共同作業に携わるよう促します。そのエネルギーによって襲われる時に、私たちは実はそれらに注意を向けることができ、そして、それらによっていっぱいになるよりはむしろ、それらを観察／吟味し、それらから自分の苦悩の根源について学び、自分自身および他の人々への自分の態度や行動が及ぼす実際の、直接的影響を感じ、そして見てみることによって、まさにこれらの心の状態を自分の瞑想の教師にして、どのように生きるべきか、どのように生きるべきではないか、どこに幸福はあるのか、どこにも見出されるべきではないのかを示してもらえるかどうか、実験してみることができます。

東洋で〝カルマ〟として知られているものは、基本的には、現在における私たちの行為が、どのようにして時間と空間の中を巡り巡って、私たち自身および他の人々にとって下流で起こるものに影響を与えるようになるのかについてのミステリーです。カルマの法則、原因と結果のそれは、何であれ私たちが過去に行ったことは、今ここで必然的な帰結、あるものは微妙な、あるものは粗大な、あるものは理解できる、あるものは理解できない、あるものは非の打ち所もない、どれも私たちの元々の動機と意図によって変調されたそれを持つことになる、と言います。これは、もちろん、しばしば起こるように、その瞬間にあまりにも心が動揺していたので、自分がした、または言ったある特定のことの奥にどんな動機があったか見当がつかない、という場合も含んでいます。

過去が私たちの背後にあるかもしれませんが、しかし私たちは既に起こったことの蓄積された帰結を引きずっており、それが何であれ、過去の決心や行動への後悔や、防いだり、抑制したりすることができなかったりしたことへの深い怒りを多分含んでいるかもしれません。けれども、適切な努力と適切な支援および足場があれば、できるだけ率直に、マインドフルに現在の瞬間に向き合い、より厳しくて、多分、破壊的な心と体の状態から、より養育的なそれらへと移行しようとする意図を形成することによって、自分のカルマを変えることもできるようになります。私たちは、自分の動機づけ、自分の外面的な行動の根底にあるそれらにただ気づきを向けるだけでなく、思考と発話を通して心と体の中で表現されるそれらの内面的行動にも積極的なやり方で気づきを向けることによって、自分のカルマを変えていくのです。動機づけについての気づきを時間をかけて継続させ、慈愛に満ちた動機づけを育み、汚らわしい動機または全くの気づきの欠如から反射的に反応することを積極的に避けることによって、要するに、倫理的および道徳的な生き方に、単に原則的によりはむしろ実際に、一瞬一瞬生きることに専念することによって、深くかつ継続的な変容と癒しのための立脚地を整えるのです。倫理的な土台なしには、変容も癒しも根付く見込みはありません。心は単にあまりにも動揺をきたし、あまりにもそれ自体の未検査の条件づけや、自己欺瞞や、破壊的な情動に囚われてしまい、自分自身の中の最も深い、最良の、最も健康なものの養成のための適切な土壌を用意することができなくなるのです。

最終的には、私たちの各々がそれぞれ、道徳的ならびに、普通は、法律的に、自分自身の行動とその帰結に責任を負います。第二次大戦中にナチスによって犯された人道に対する罪、あるいはベトナムにおけるソンミ村やスロバニアでの虐殺というそれを裁く際に、国際戦争犯罪法廷は、詰まる所、社会での自分の階級や地位が何であれ、もっぱら私たち一人ひとりにかかっているということを見出してきたことを思い出してください。軍隊内においてさえ、命令に背くことがそれに従うよりも優先される時があるのです。偵察ヘリコプターのパイロット、ヒュー・トンプソン・ジュニアは、虐殺の当時上空を飛行している時に何が起こっているか目撃し、彼のヘリコプターを村のど真ん中に着陸させ、部下の専属射撃手《ドア・ガンナー》たちに、虐殺し続けているアメリカ人兵士たちに向かって発砲するよう命じました。これらの兵士たちが女子供や老人たちを虐殺し続けたという理由で、そうしたのです。結局、人の道に外れた、不道徳で、非倫理的なことを目の当たりにして、人間の善意と親切に組みする態度を明確に示すことができるのは、個人、私たち一人ひとりなのです。時には、この二十五歳の陸軍士官と二人の乗組員が取ったような種類の劇的な措置を必要とするかもしれません〔原注〕。時には、それは全く目に見えず、たとえあなたしか知らないとしても、ただ倫理的に行動するだけかもしれません。または、それは、あなたが道義に反し、有害だと見なす、集合的体の内側にある行動や、政策や、法律に注意を向けさせ、それらに抗議する方を選ぶ時のように、人が公に些細な法律を破り（そして自分の行動の全ての法律的帰結を進んで被る）方を選ぶ時のように、市民的不服従行動の形をとるかもしれません。

ガンディーもマーティン・ルーサー・キング・ジュニアも、特有の制度化された冷酷無慈悲と不正に直面している人権の擁護に大きな影響を与えた、非暴力的市民的不服従を用いました。そのような道徳的抗議者たちは、普通、時の政府により、またしばしばトラブルメーカーたちによって、法律と秩序を軽視しており、国家への忠誠心を欠いた、非愛国的な、または国家の敵でさえあると見なされます。が、より正確には、彼らは敵であるよ

〔原注〕この注目すべき出来事のより詳細については、Sapolsky, Robert M. *Behave: The Biology of Humans at Our Best and Worst*. (New York: Penguin, 2017) 656-658 を参照のこと。

りはむしろ愛国者だと言うことができます。彼らは、ただ不正のみにとっての敵であり、我が道を行き、彼ら自身の良心の知恵に耳を傾け、かつそれに信を置き、身をもって、より大きな真実のための証人になるのです。彼らは、普通、一世代も経たないうちに崇敬され、聖別されさえすることに注目してごらんになるといいでしょう。

が、現在の瞬間に倫理と道徳を自ら体現することの方が、それを他の人々の中に、普通は当人が没後、しばしば虐殺された後ずっと経ってから称えるよりもずっと困難です。

結局、倫理と道徳は英雄や指導者や優れた模範についてのものではありません。それは私たちが自分自身の人生を日々、刻々に送る際の品行についてのもの、そして私たちが最も必要としているものが親切、寛容、同情/慈悲心、および善意を引き出すための自分自身の心のより深い資源を開発し、私たちを貪欲、憎悪、思い違いへと駆り立てる自分自身の心の中にある傾向に立ち向かう、根本的態度ないし姿勢についてのものなのです。これらは、クリスマスイブに心地よく感じるかもしれない、単にセンチメンタルな感情ではなく、それ自体が真に一つの生き方、一つの実践であり、癒し、変容、瞑想とマインドフルネスによって私たちが利用できるようになる様々な可能性の土台なのです。

これらの事柄が瞑想実践の始めからそれなりに取り上げられことは名案である一方で、それがいともたやすく一種の道徳的美辞麗句と化し、なおかつそのような価値を信奉している当人自身がそれらに実際に固執しているかどうかについての正当な疑問を人々の心の中に浮かべさせることはあまりにも容易です。とりわけ、宗教者であれ、政治家であれ、セラピストであれ、医師であれ、弁護士であれ、瞑想センターの中で権威または権力の座にある人々自身が彼ら自身の教訓や、職業的倫理規定に違反しているという事例を含む、あまりにも多くの例がある以上は。そのような倫理規定は、しばしば横行している権力の乱用が時々当たり前になっている職場では無視されているかもしれませんし、ハリウッドの大御所、映画スター、テレビの重役や宗教的ご意見番に関する性的不品行の横行が明るみに出て、ついには女性たちによってすっぱ抜かれるかもしれません。

ストレス低減クリニックでMBSRを教えるという文脈では、自分ができるだけの、傷つけることのない、腹蔵のないプレゼンス、寛大さ、そして親切をできるだけ体現することを自分自身の実践の不可欠の部分にし、自分の生き方、教え方、振る舞い方に気をつけ、道徳と倫理についての会話が、瞑想実践ひいては人生それ自体についての実体験を話し合うようにすることから自然に起こるようにすることが最も効果的で確実であることを見出します。傷害を起こさず、反発的で破壊的な心の状態と習慣を明晰に見るという態度は瞑想指示それ自体の密接な部分であり、一緒に瞑想しながら慎重にそれらに注意を向けることが自分たち全員を一定の思考と行為の利点、およびその他のそれらの危険性、パワーの差や、他の人々についての暗黙の、未確認の思い込みや、認知されていない特権についての気づきの欠如を含む、他の人々の危険性についてのより大きな気づきへと向かわせるでしょう。

倫理と道徳は、いかに雄弁であろうと、言葉を通して見られ、知られ、認識されるよりはむしろ、実際に生きられることを通して見られ、知られ、認識されます。そして、ある意味で、あなたが疑いようもなく、自分自身で見、感じ、そして経験なさるであろうように、それらは自分自身が自分の行動、自分の言葉、自分の思考、自分の情動、そして自分の表情を、それらがどんなものであろうと、文字通り一瞬一瞬、一息一息、一日一日、直接見、そして感じること（言い換えれば、自分自身が認識すること）によって育まれるマインドフルネスに内在しているのです。

マインドフルネス

では、マインドフルネスについてのこうした全ての話の後、とにかく、それは本当は何なのでしょう?

仏教学者・僧、ニャナポニカ・テラ〔訳注〕によれば、マインドフルネスとは、

心を知るための確かな親鍵《マスターキー》、したがって出発点。心を形成するための完璧な道具《ツール》、したがって焦点。そして成し遂げられた心の自由の高雅な顕れ、したがって極点。

基本的には注意を払い、そして目覚めていることに帰着する何かについての、まあまあの言表。

マインドフルネスは、特定のやり方、すなわち、現在の瞬間に、特定のやり方、すなわち、できるだけ反応を入れず、判断を入れず、そして腹蔵なく、

〔訳注〕Nyanaponika Thera(ニャナポニカ・テラ)は、1901年7月21日、ドイツのハーナウで、 ユダヤ人家族の唯一の子供であるジークムントフェニガーとして生まれた。

マインドフルネスの流行は、1965年にアメリカで移民国籍法が成立し、アジアからの移民が増加したことを背景に、ドイツ生まれのスリランカ上座部仏教僧ニャナポニカ・テラがマインドフルネスが仏教の中心であると説き、英語でマインドフルネスに関する著作を多く書いたことに始まる。

注意を払うことによって培われる、一瞬一瞬の、判断を入れない気づきと考えられることができるでしょう。ただし、〝判断を入れない〟というのは、あなたがいかなる判断も持ってはならないという意味ではありません！　それどころか、それはあなたが山ほどの判断を持っているが、しかしそれらをありのままに、すなわち、ありとあらゆる種類の好み、判断、好き嫌い、願望、嫌悪を認識したがる傾向があることを発見するだろうという意味です。判断を入れないというのは、ですから、どれくらい判断が進んでいるかに注目しつつ、できるだけ意図的にそれを中断するようにすることへの誘いなのです。

マインドフルネスは、それが意図的に培われる時、〝故意のマインドフルネス（deliberate mindfulness）〟と呼ばれることがあります。それが意図的に培われていけばいくほどそうなるように、自発的に起こる時、それは〝努力の要らないマインドフルネス（effortless mindfulness）〟と呼ばれることがあります。結局、どのようにして到達されようと、マインドフルネスはマインドフルネスなのです。それは覚醒状態（wakefulness）です、純粋でシンプルな。それは気づき（awareness）です。それは腹蔵のないプレゼンス（open-hearted presence）です。

世界中で、また歴史を通して、伝統的文化の中で発達してきた全ての瞑想的知恵の実践のうちで、マインドフルネスは、多分、最も基本的で、最もパワフルで、最も普遍的で、何よりも最も把握し、携わりやすい、そしてほぼ間違いなく、今、最も切実に必要とされているものです。というのは、マインドフルネスは、実際に起こっていることを起こっているとおりに知るために私たちがすでに持っている能力以外の何ものでもないからです。ヴィパッサナー瞑想の教師ジョセフ・ゴールドスタインはそれを、〝判断せずに、干渉せずに、物ごとにありのままに注目する心の特質であり、その前にあるものを明瞭に映し出す鏡のようなもの〟と述べています。もう一人のヴィパッサナー教師ラリー・ローゼンバーグはそれを〝心が持っている観察力、実践者の熟練度に応じて異なる力〟と呼んでいます。が、私たちは更にこう言い添えるといいかもしれません。もしマインドフルネスが鏡のようなものなら、それは、その枠内に来るものを〝非概念的に（non-conceptually）知る鏡である、と。更に、平面的ではないので、それは鏡というよりはむしろ、より電磁場、重力場のようなもの、知ることの場、気づきの場、空《くう》（emptiness）の場のようなものと言っていいかもしれません。鏡が本質的に空っぽで、それゆえ、その前に来るあらゆるものを〝包含する〟ことができるのと同じように。気づきは境界がないか、または、少なくとも内面的に、いかなる中心も周辺もない空間それ自体のように感じられます。

もしもマインドフルネスが心の生得的な特質なら、それはまた体系的な実践によって洗練させられることが可能なものです。そして私たちのほとんどにとっては、それは実践によって洗練されなければなりません。私たちは既に、生まれながらに備わっている注意を払う能力となると、いかに運動不足になりがちかに注目しました。そして、まさに瞑想がもっぱら目指しているのは、マインドフルなプレゼンスの意図的な養成と、それによって識別力、知恵、同情／慈悲心、およびその他の、自分自身の持続的な盲目性、自己中心性、そして妄想という足枷から解放されるのに資する、心とハートの特質を培うことなのです。

私たちがマインドフルネスと呼んでいる、注意深さを旨とする心構えは、ニャニャポニカ・テラによって〝仏教瞑想の核心《ハート》〟として述べられています。それは中国、韓国、日本、ヴェトナムにおける禅の多くの流派から、ビルマ、カンボジア、タイ、インド、そしてスリランカに固有のテラヴァダ系統のヴィパッサナまたは〝洞察〟瞑想の様々な学派から、インド、チベット、ネパール、ラダック、ブータン、蒙古、およびロシアにおけるチベット（ヴァジラーヤーナ）仏教までの、全ての仏教の教え、および全ての仏教的伝統にとって中核的です。そして、今、これら全ての学派とそれらに付随する伝統の事実上すべてが西洋の諸文化にしっかり根付き、そこで繁栄しているのです。

過去二世代あまりにかけての比較的最近の西洋への到来は、ブッダの仕事に続く数世紀間にインドから出現し、とうとうアジア中に多くの形で普及していったものの、その後数百年間にわたって衰退に陥ってしまい、比較的最近インドに戻り、再び開花しつつある仏教の、注目すべき歴史的延長なのです。

厳密に言えば、道具依存的見地からは、マインドフルネスの養成は私たちの生得的気づきへの頼もしい接近手段《アクセス》を提供してくれます。私たちが洗練させているのは、気づきそれ自体というよりはむしろ、気づきへの接近手段なのです。私たちが一瞬一瞬、判断を入れることなく注意することができるようになればなるほど、それだけ私たちは気づきそれ自体の中に住まい、気づきの覚醒状態に留まることができるようになるのです。同時に、道具に依存しない見地からは、マインドフルネスと気づきは既に同一です。いかなる発達も不必要です。逆説的にも、私たちは既に自分が探し求めているもの、培おうと望んでいるものを持っているのです。必要とされていることとの全ては自己流のやり方から抜け出すという、皮肉にも、しばしばそれなりの仕事を必要とすることなのです。以下においては、私たちはマインドフルネスと気づきという言葉を同義的に用い、道具に頼るものと頼らないものは、それ自体は別々ではなく、より大きな全体の補完的で相互貫入的な側面であることを認識するようにします。

その上、注意を払うことについても、気づきについても、とりわけ仏教的なものは何もないので、実践としての、また、気づきそれ自体と同義のものとしてのマインドフルネスの本質は真に普遍的です。それは、何らかのイデオロギー、信念、または文化とよりは、人間の心の性質とより多く関係があります。それは、特定の宗教、哲学、見解とよりは、私たちの知る能力（既に観察してきたように、感能力 sentience と呼ばれているもの）とより多く関係があります。結局、マインドフルネスは一つの在り方（a way of being）であって、技法、哲学、教理問答《カテキズム》ではないのです。

鏡の直喩に戻るなら、鏡は、大小の別なく、それが曇っているか、埃でおおわれているか、または経年劣化しているか否かにかかわらず、置かれている時の向きに応じてどんな風景も含み入れることができるというのがその枢要徳〔訳注〕です。マインドフルネスの鏡を固定させて、ある特定の見方にそれを限定し、他の等しく妥当な内面的およ

〔訳注〕枢要徳（すうようとく、羅：virtutes cardinales, 英：cardinal virtues）とは、古代ギリシア以来の西洋の中心的な徳目のこと。主に4つ（知恵、勇気、節制、正義）あるので、四徳（しとく）、四元徳（しげんとく）とも呼ぶ。

び外面的風景を排除する必要は少しもありません。多くの知り方があるのです。マインドフルネスは、ちょうど真理は一つであって、多数はないが、しかしそれが広大な時空と多数の文化的条件と局在の中で理解され、そして表現される得る多くの仕方があるというのとちょうど同じように、それらの全てを包摂し、包含することができるのです。

けれども、鏡は極めて有用であることが時にはあるとしても、他の点ではマインドフルネスの限られた直喩または比喩なのです。というのは、それは単に平面的であるだけではなく、それはまた反射像であり、したがって常に逆さまだからです。あなたが鏡の中であなたの顔を見つめる時、それは世界によって見られるものとしてのあなたの顔ではなく、その鏡像であり、そこでは左が右で、右が左なのです。また、表面なので、それは事物を実際にあるとおりに反射（反映）してはおらず、単に錯覚させているだけなのです。

マインドフルネスは、多分、その名前によってではなく、その特質によって、事実上全ての現代および古代文化の中で尊重されているのです。実際、私たちの人生そして私たちのここでの存在《プレゼンス》自体が、鏡としての心の明晰さ、および物事をその実際にあるがままに映し、包含し、非常に忠実に知るための洗練された能力に依拠してきたのです。例えば、私たちの祖先たちは、事実上、時々刻々に状況の即座的および的確な査定をすることを必要としていました。任意の瞬間にうまくそうすることができる能力が、個人または共同体全部さえもの生存と絶滅の相違を生じさせることができたのです。

したがって、今ここにいるあらゆる人は、もっぱら、何世代にもわたる生存者たちの子孫です。リアルタイムで起こっていることを銘記し、それが知ったことは信頼され、働きかけられることができると即座に知った心には、明らかに進化していく上での利点があったのです。備わっている鏡が多分かなり傷ついていた人々は、自分の遺伝子を伝えるのに十分に長いほどの生存を有効に保証する決定を下せなかったのかもしれません。このようにして、感覚器官を通してやって来る全てのメッセージを即座に認識し、生存に影響する何らかの事柄に正確に反映させることができる明澄な鏡には、選択／淘汰上の明確な利点があったのです。

私たちは、その永続的に自己洗練しているプロセスの相続人です。その意味では、私たちはみんな普通以上です。普通よりずっと以上です。立ち止まってそれについて考える時、実は、奇跡的な存在なのです。

何世紀にもわたり、絶妙に微調整された気づきと洞察のために私たちみんなが持っている普遍的な生得の能力は、探索され、地図化され、保存され、開発され、そして洗練を加えられてきました――先史時代の狩猟採集社会という、悲しいことに、彼らが世界について知っているあらゆることと共に、農業や労働の分業と専門化、そして高層ビルにあふれた都市、そして発達し続ける技術など、人類史の流れの諸々の〝成功〟によってもたらされた消滅の寸前にあるものによってよりはむしろ、――修道院の中で。

これらの意図的に隔離された環境は古代の早い時期に起こり、幾千年もの星霜に晒されてきましたが、その間中ずっと、世俗的関心を放棄して、もっぱら彼らのエネルギーをマインドフルネスを育成し、洗練し、深め、そして十分に人間的であり、そして習慣的な人間の心の苦痛と苦悩の監獄から自由になることが何を意味しているかを十分に、身をもって悟ることに捧げてきたのです。これらの修道院は、その最高の状態では、心を探求するための正真正銘の実験室であり、そしてそこに居住し、今日もそうし続けている修道士たちは、彼ら自身を科学者として、かつ、これら進行中の研究の対象として用いたのです。

これらの僧および尼僧そして時には戸主たちは、ブッダと彼の教えを範として仰ぎました。ブッダは、すでに見ましたように、様々なカルマ的理由から、自ら座し、苦悩という中心的問題、心それ自体の性質、そして老病死からの解放の可能性、ひいては人類の根本的不–安心（dis-ease）と呼ばれてしかるべきものからの解放に自分の注意を向けました。彼はこれを、これらの領域のどれかを否定したり、回避したりすることなく実行しました。むしろ、彼は、私たち全員が持っているものの、まず第一にものごとの真相を見抜くほどまでには磨きをかけることが滅多にない能力、すなわち、揺るぎない注意と気づき、そしてそれから派生する深い、明晰な洞察力を用いて、人間の経験それ自体を直接調べてみることによってそうしたのです。

彼は、問われた時に、よくありがちなことですが、彼の知恵、一見してわかるような輝かしさ、そして単なるプレゼンスによって畏敬の念に打たれた人々によって思われがちなように、〝神〟としてではなく、単に〝目覚めた〟者とだけ述べました。そのような覚醒状態は、人間の状態および苦悩を深く見抜くという彼自身の経験、そして一見して果てしない自己欺瞞、誤認識、そして心の苦悩から、生得的自由、平成沈着、そして自由への循環から離脱することが可能だという彼の発見から直接起こったのです。

本巻そして続巻を通しての私たちの共同作業全体を通して、私たちは何度も何度もマインドフルネスに舞い戻り、それが培われることができる形式的および非形式的な様々なやり方に言及し、その間中ずっと、それについての自分勝手な物語にはまらないよう、たとえ止むを得ずそうしてしまうような場合にも十分気をつけながら、マインドフルネスを吟味していくことにします。多くの異なった角度からそれを調べ、その様々なエネルギーや特性を手探りで調べ、どのようにすればそれらがあらゆるレベルの私たちの日常生活の詳細にとって、また私たちの短期的および長期的安寧福祉《ウェルビーイング》にとって妥当かを確かめることにしましょう。

まず手始めに、なぜ注意を払うことが私たちにとってそれほど重要なのか、そして、どうすればそれが私たちの人生、ひいては世界を癒し、そして変容させるというより大きな企てに適合するのかを、より詳しく見てみることにしましょう。

パート2

注意のパワーと世界の不–安心

うろついている注意を繰り返し何度も自発的に連れ戻すという機能。これこそははまさに判断と性格と意志の根本である。

もしも人がそれを持っていないなら、彼は自分自身をコントロールしているとは言えない。

この機能の改善を志向する教育こそは、卓越した教育というべきだろう。

が、それをもたらすための実際的指示を出すよりは、この理想を定義するほうがずっと容易である。

ウイリアム・ジェームズ『心理学原理』(1890年)

なぜ注意を払うことがそれほど重要なのか？

ウイリアム・ジェームズは、この「パート2」の扉に載せた一節をペンで書いた時、明らかにマインドフルネスの実践について知りませんでしたが、しかし、うろついている注意を繰り返し何度も自発的に連れ戻すという機能を改善させるための教育が実はあったということを発見したら、きっと大いに喜んだことでしょう。と言うのは、これこそはまさに、仏教の実践者たちが、ブッダの元々の教えに基づいて、千年余りにわたって芸術《ファイン・アート》へと発展させてきており、そしてこの芸術は、この種の自己教育をもたらすための実際的な指示を十分に備えているのです。ジェームズは、遠い地球の裏側に当時すでに存在していたものの、彼には利用できなかった何かを嘆いていましたが、にもかかわらずその一方で、この現代アメリカ心理学の創設者は、明らかに、問題の大きさを突き止めていたのです。彼は、いかに心《こころ》が――それに特有のこととして―うろつくか、また、人が〝判断と性格と意志〟でもって人生を十分に生きることを願うなら、自分自身の注意を見張ることがいかに決定的に重要かを理解していたのです。

なぜなら、注意を払うことは、私たちがあまりにも選択的に、そして行き当たりばったりにするので、自分の目の前にある正しいものが何かしばしば見えなかったり、空気によって運ばれてきて、明らかに耳に入ってくる音が聞こえなかったりさえする、そういう何かです。同様のことが、私たちの他の感覚にも言えます。多分、あなたはそれをあなた自身の中で気づかなかったのです。

味わうことなしに食べたり、雨上がりの湿った大地の香りを嗅ぎそこなったり、自分が伝達している感触を知ることなしに相手に触れることは容易です。事実、私たちはこれらのありふれた感じられそこないの事例を、〝無接触〟の見本として言及します――それが私たちの目を伴うものであれ、耳、またはその他の感覚を伴うものであれ。

私たちは、触覚を全ての感覚を通しての関わり合いへの比喩《メタファー》として用いています。なぜなら、実際は、私たちは私たちの全ての感覚、私たちの目、耳、鼻、舌、体、そしてまた私たちの心《マインド》を通して、世界によって文字通り触れられているからです。

それにもかかわらず、私たちは、たいていの時間、触れずにいることのスペシャリスト、また、ただ触れずにいることができることのそれになる傾向があるのです。

もしも私たちがこの現象を、単に自分の内面的および外面的生活を時々観察することによって調べてみれば、いかに多くの時間私たちが接触していないか、すぐに明白になります。私たちは自分の感情や知覚、自分の衝動や情動、自分の思考、自分が言っていること、また自分の体とさえ、接触しないのです。これは、主に、ひっきりなしに何かに夢中になったり、正気を失っていたり、自分の考えに没頭していたり、過去や未来に夢中になっていたり、自分の計画や願望に熱中していたり、慰められたいという思いに駆り立てられたり、期待や恐れや、その瞬間の渇望によって突き動かされたりするせいです。たとえこういった全てがいかに無意識的で、習慣的かもしれなかろうと。そして、それゆえ私たちは、色々な仕方で驚くほど現在の瞬間、実際にたった今私たちの面前に現れている瞬間、に触れないことができ、実際、触れないのです。

そして私たちのこの無接触状態は、すぐ目の前にある事物を見ないことや、明らかに耳に入ってくるものを聞かないことや、香りや味覚や触覚の世界を掴みそこなうことに限られません。こうしたことは、私たちがあまりにも他の何かに夢中にさせられたり、気をとられたり、気を散らされたりしているせいです。いかにしばしば私たちは不注意にも自分の手や肘を何かにぶつけたり、自分が抱えていると思っていなかった何かを落としたりしたことでしょう？　これは、その瞬間にはあなたは全くそこにおらず、それゆえ瞬間的に身体の空間および方角見当識との接触がなくなっていたせいなのですが、普段は、特に大した注意なしに対処していたのです。

私たちは、時々、〝外《アウトサイド》〟界と私たちが呼んでいるもの、他の人々への影響、彼らが気にかけていたり、味わったり感じたりしているかもしれないものと――たとえそれが彼らの顔の上に書かれていたり、彼らのボディー・ランゲージに現れていて、それに気がつくようといつでも準備していれば気づくことができる時でさえ――接触していないことがあるのではないでしょうか？

けれども、私たちがこうしたもののどれとであれ、触れることを可能にする唯一のやり方は、私たちの感覚によるそれです。それらは、私たち自身の存在の内界、あるいは私たちが〝世界〟と呼んでいる外にある風景を知るために私たちが持っている唯一のやり方です。

私たちは、自分が考えているよりも多くの感覚を持っています。直感（または直観 intuition）は一種の感覚です。自己受容感覚[訳注]（proprioception）は一つの感覚です。内受容感覚[訳注]（interoception）も一つの感覚です。心《マインド》それ自体もまた一つの感覚と考えることができ、そして実際、すでに注記されたように、仏教の教えでは第六感として特徴づけられています。というのは、私たちが内面風景および外面風景について感じ、また知っているものは、心の内側での処理作業によって完成するからです。心なしには、私たちの完全無欠の目、耳、鼻、舌、そして皮膚の感覚でさえ、私たちが住処《すみか》としている世界についての非常に有用な画像を私たちに与えてくれることはないでしょう。私たちは、自分が見、聞き、味わい、匂いを嗅ぎ、触れているものを知る必要があり、そして私たちはそれを、感覚それ自体と私たちが心と呼んでいるものとの相互作用、思考を含んでいるが、しかし単に思考に限られない、感覚知覚（sentience）または意識の摩訶不思議な知る性質（knowing

［訳注］
proprioception: 体や体の一部の姿勢、位置、方向、そして動きを感じる能力。デヴィッド・ボーム著『ボームの思考論』（コスモス・ライブラリー、2016 年）参照。その中でボームは〝思考の自己知覚〟を取り上げ、それとの関連で自己受容感覚に言及している。思考を感情／情動と絡み合った物質的（物理化学的）過程ないし〝システム〟と見なしている彼は、「システム全体があまりにも調子を乱している時には、知覚に干渉してあなたを眠り込ませる、首尾一貫していない、支離滅裂な思考が及ぼすあらゆる種類の物理化学的影響でそれがいっぱいにさせられ」つまり「脳が、いわば〝電気化学的スモッグ〟でいっぱいにさせられ」、適切な知覚ができなくなり、例えば、政治家などの指導的立場にある人間たちの脳を冒し、平気で嘘をつくことができようにさせるといった事態が今や至る所で起こっており、世界の混乱の一大原因になっている、と述べている。

［訳注］interoception: 体内で起こった刺激に対する感覚。

quality）によってのみ知るのです。ですから、より正確には、心よりはむしろ気づきそれ自体を私たちの第六感と呼ぶことができるでしょう。ある意味で、気づき《アウェアネス》および心の本質《マインド・エッセンス》は同じものを言う二通りのやり方なのです。

　私たちが実際に知っていることの多くを、私たちは非概念的《ノンコンセプチュアル》な仕方で知っています。思考と記憶はやや遅れてですが、しかし純粋な感覚の接触の最初の瞬間のすぐ後に非常に素早くついて来ます。思考と記憶は、生《なま》の経験それ自体を歪曲し、または損なうような仕方で私たちの元々の経験を容易に脚色してしまう可能性があります。だからこそ画家たちは、非常にしばしば、新しい絵が単に概念的なものから出てくるようにさせるよりはむしろ、その中に彼らの思いを込める（手探りで行く、または暗中模索する）ほうを好むのです。概念的なものにはその持ち場がありますが、しかしそれはしばしば、感覚を新鮮で意想外なやり方で目覚めさせるように動かす、それら生《なま》の感情に従い、単に情報を提供するだけです。むき出しの知覚は生《なま》で、不可欠で、活気があり、従って創造的で、想像力に富み、暴露的です。私たちの感覚をそのままにし、気づきそれ自体を経由すれば、私たちはそのようなやり方で注意することができます。そうすることは、より生き生きとすることなのです。

さて、この新しいゲージング・ハウス[訳注]のことをどう言ったらいいのだろう、
わが町にオープンしたそれを？
人々が座って、静かにまばゆい眼差しを注いでいる、
光のような、答えたげな。

ルーミー「形の余地はない」
（コールマン・バークスとジョン・モイネの共訳）

❊

健康と安寧福祉《ウェルビーング》における注意の重要性について教えるにあたり、私は、健康と病気における注意の枢要な役割を強調する、心理学者ゲアリー・シュワルツによって最初に明確化されたモデルを重点的に取り上げることが有用かつ啓発的だということを見出しました。私たちの体と心が絶えず私たちに告げていることに注意を払わないことの効果を考慮してみてください。無論、長時間にわたり、とりわけ、もしも私たちが初めのうちかなり健康なら、私たちは何かに注意を払わないでいても大丈夫でしょう。または、少なくとも、表面上はそれで大丈夫のように思われます。が、もしも様々

［訳注］原文はgazing house で、〝凝視する家〟といった意味合いだと思われ、これと詩題の原文〝No Room for Form〟から推察する限りでは、偶像崇拝を否定して、神の姿を具象化しないイスラム教徒にとっての無形の神アッラーを光として、あるいは光の中で凝視するための、いわばイスラム教的「黙想リトリート」のようなものではないかと思われる。

な徴候や症状が、たとえ微細なものでも、あまりにも長い間無視されたり、放置されたり、あるいは、もしもあなたが置かれている状態が体や心にとってあまりも大きな負担になっていれば、この注意不足は連結不足、あるいは特定の通路――その微調整された完全無欠さが健康の根底にあるダイナミックな過程を維持するために必要なそれ――の萎縮や中断ないし途絶に帰着する可能性があります。この連結不足は、順に、調節不足（障害）に帰着する可能性があり、そこで物事が実際に道を誤り、こじれ、自然な恒常性《ホメオスタティック》バランスから大きく逸脱し始めます。調節不足は、順に、細胞、組織、器官、または系統レベルでの秩序不足（障害）、調節不足で、混沌とした過程への崩壊に帰着する可能性があります。この調節不足は、順に、明らかな病気（disease）に帰着するか、または言い換えれば、不-安心（dis-ease）として発現します。

私たちは事実上いかなる状態をも好個の例として取り上げることができるでしょう。というのは、このアプローチはどのような状況にも当てはまるからです。が、ややこしくしないため、首の痛み（頚痛）――始めは凝りや筋肉の緊張の感覚として現れるそれ――に注意を払わないことを例として取り上げてみましょう。それについての知覚不足の瞬間それ自体が、もしも注意を払われなければ、配慮不足、状況または環境の評価不足に帰着し、そしてそこから、その特定の原因についての勘違いに帰着する可能性があります。

それは、順に、明らかな、そして文字通りの取り違え、物事の実際のありようについて私たちが本当だと思い込んでいることについての勘違いに帰着する可能性があり、その結果、知覚不足から配慮不足へ、評価不足から原因についての勘違い、取り違えへと続いていく可能性があるのです。それは実際に、日常生活の中で、普通は知覚不足と原因についての勘違いによって起こされる過ちを犯す瞬間に起こります。もしも未点検のままにされれば、これは心理的、社会的、身体的に、不一安心へと行き着く平行路になってしまう可能性があります。

　私たちの頚痛の例においては、知覚不足は首の中の束の間の感覚への強迫的な没頭の形を取り、それを誇張し、いわば針ほどのものを棒ほどに言うように、激痛であるかのように思い込み、気の病《ヒポコンドリア》へと帰着し、首をより強健で柔軟にするようなやり方でエクササイズしないまま、不必要にも頚椎装具《ネックブレース》を装着したりするかもしれません。私たちは、自分自身に慢性的な首の問題と言い聞かせているものと同一化したまま歩きまわり、それをより深く探ってみるためのあらゆる機会を逃しているのかもしれません。私たちはこれを、程度を異にする断絶の中で私たちを行き詰まらせ続ける、反発的自己没入に根ざした、一種の浅はかな注意と呼ぶことができるでしょう。

　そのような浅はかな注意はまた、人々が間違った、不完全な、十分に分析されていない情報に基づいて政策を策定したり、決定を下すことに駆り出されたり、または、根底にある、しばしば検証されていない動機——全体の福祉を重んじ、それを促進するやり方を考慮するという知恵よりも、しばしば個人的自己関心の方を重視するというそれ——によって駆り立てられる時、集合的体のレベルで、あまりにもしばしば物事を突き動かします。そのような知覚不足と取り違いの帰結は些細どころではなく、あらゆる種類の機会の逸失に行き着きます。しばしばそのような取り違いは、不必要にも、すでに熱くなりつつある状況を炎上させることに帰着する可能性があります。が、もしも、まず最初に、知覚のレンズおよびその明度の有無が注意の対象になっていたら、それは、まず第一に、より正確に知覚され得たことでしょう。なぜなら、そのような理由、正確な知覚、および正しい配慮が、文字通りそして比喩的に、感覚を呼び覚ますことによって我に返る能力の鍵となる要素だからです。

マインドフルネスの実践を通して、私たちが体の全ての感覚のドアを通してそれに聞き、ならびに自分の思考と感情の流れに注意するやり方を学び覚える時、私たちは自分自身の中の風景の内側での繋がり合いを再確立し、強める過程を始動しているのです。その注意は、私たちが体および心と呼んでいる、人生の中で一瞬ごとに展開しているあらゆるものとの関係にある安寧と安心感を深め、強めてくれるものとの親密さを培います。私たちは、このようにして、明らかな病気を含む不–安心から、より大きな安心と調和、そして、これから見るように、より大きな健康へと移行していきます。

そしてこれは、私たち個々人の体と心に言えるのと同じように、私たちがこれからさらに検証に乗り出すように、私たちの団体や協会などを含む集合的体（body politic）にも言えるのです。

不-安心

私の心を焼き尽くして欲しい。
いずれは死ぬ動物にくくりつけられながら、欲望に燃えている。
自分が本当は何なのか知らないからだ。［訳注］

病気（disease）と不-安心（dis-ease）に関しては、注意不足ないし不注意と結合不足ないし不結合、ならびに知覚不足ないし不知覚、および原因の取り違いに由来している最も根本的な不-安心は、人間の状態それ自体の苦悩ないし苦悶、見舞われたことも探査されたこともない厄介事（大惨事 full catastrophe）のそれだと言っていいかもしれません。

探査されないままでいるハートの切望のささやきについて語っている、ビジネスリーダー向けの私たちの瞑想案内チラシの冒頭の一文によって示唆されているように、事実上あらゆる人が、程度の差はあれ、精神《サイキ》の内側

［訳注］イェイツの詩集『塔』に収録された「ビザンティウムへの船出」の一部。壺齋散人と言う研究者の方が全訳されている（https://poetry.hix05.com/Yeats/yeats23.bizantium.html）。この箇所は次の通り。

わたしの心を焼き尽くしてほしい
欲望に燃え命に執着するわたしの心を
それは自分のなんなるかを知らないゆえ

「命に執着するわたしの心」の原文は And fastened to a dying animal となっているので、原文に忠実に訳しておいた。

の奥深くからささやかれる切望、実は秘密の生活、私たちが普通は隠したままにしている、夢と可能性に満ちた人生を持っています。悲しいことに、私たちは、普通、それを私たち自身からも隠したままにしており、その結果、私たちは大きな苦悩を味わいます。その秘密は、しばしば、一生の間中維持され、その間、人生をひどく侵食し、自己破壊的になりうるほどの自己欺瞞に自分が加担していると薄々感じることもないのです。

本当の秘密？　それは、私たちが実は自分が誰であり、何であるのかを知らないということです。私たちが築き上げる全ての表面的な熱中ぶり、偽りの見せかけ、内面的および外面的な姿勢あるいは体面といったものを隠れ蓑にしているにもかかわらず。

実は、たとえ私たちが、一見していかに外面的に成功していて、満足しているように思われても、私たちのハートは、様々な時に、満たされない、一見して果てしない、大小の欲望によっていっぱいにさせられ、駆り立てられ、苛まれさえしているのではないでしょうか？　そして私たちは、精神《サイキ》の隠れたレベルで、自分が確かにいずれは死ぬ動物に〝くくりつけられている〟ことに漠然と気づいているのではないでしょうか？　また、自分が実は誰であり、何であるのかを知らないのではないでしょうか？

冒頭の三行の中に、イェイツは人間の状態の三つの根本的側面を捉えています。一つ、私たちは満たされておらず、そのために苦悩する。二つ、私たちは老病死という、容赦ない無常と絶え間ない変化の法則を免れない。そして三つ、私たちはまさに自分の存在の本当の性質を知らない。

私たちは、自分が自認しているよりすでに大きいということを、そろそろ発見したほうがいいのではないでしょうか？　そのより大きな知（knowing）を内に住まわせ、そして多分、最も重要なものを無視するという執拗な習慣の苦悶から私たちを自由にすることが可能だということを、そろそろ発見したほうがいいのではないでしょうか？　あえて言わせてもらえば、それにはもはや手遅れなのではなく、今こそがそのための絶好の機会なのです。

確かに、私たちは時々、精神《サイキ》の中の漠然としたざわめきの中に不快な不安の暗示を感じ取るかもしれません。ごく稀に、それを一瞥し、真夜中にうろたえ、怯えて目を覚ますかもしれません。または、身近な誰かが深い苦悩に襲われたり、死んだり、あるいは自分自身の人生の枠組が、まるでそれが何らかの不思議なやり方で単に想像されていただけであるかのように、突然ほぐれてしまったかのように感じる時にも、そうした不快な不安がよぎるかもしれません。が、そんな時、できるだけすぐに、文字通りそして比喩的に眠りに戻り、あれこれの気晴らしで自分自身を麻痺させるのではないでしょうか？

この、人間の根源的な不-安心、私たちは自分が何であるかを知らないという、イェイツが語っているそれは、堪え難いほど大きな重荷に感じられます。そのため、私たちはそれを精神《サイキ》の奥底に埋め込み、密かに包み隠し、白昼の意識から隔離してしまいます。しばしば、すでに見てきたように、それへと、また真の癒し、および私たちの恐怖と無知の闇から私たちを自由にする可能性へと私たちを目覚めさせるには、急性の危機が必要になります。

私たちは、これら、私たちの人間性の最も深い暗示から目を背けることによって、心身共にひどい苦しみを味わいます。私たちが何であるのかについての十分な真実を無視しているがゆえに、イェーツの言葉を使えば、私たちは文字通り〝焼き尽くされ〟、また無数の仕方で損傷をこうむらされると感じるかもしれません。けれども、私たちは本当の自分についての真実を、明晰に、確信をもって知ってはいないかもしれないのです。

生身の存在としての私たち自身の性質の中で最も根本的なものを無視し、それに気づかずにいることによるこの不-安心は、個人としての私たちの人生に、文字通り一瞬ごとに、また数十年の期間にまたがって影響を及ぼします。それは、私たちの心身双方の健康に短期的および長期的な効果を生じさせる可能性があります。それは、しばしば目に見えない、あるいは一定の種類の損傷が加えられ、そして愚かしい道が知らず知らずのうちに辿られてから数年間後まで発見されないような仕方で家族生活や仕事生活を色づけざるをえません。そしてそのプレゼンスは溢れ出して、私たち自身についての集合的な見方やビジネスのやり方を通して社会に影響を及ぼします。それは私たちの公共団体や施設、そして私たちの内面的および外面的環境を形作ったり、無視したりするやり方に浸透していきます。

私たちがするあらゆることは、私たちが誰であり、どのような存在であるかを知らないということにまつわる不安ないし不快感を無視することによって、様々に色づけられます。それは究極の苦悩、究極の病気です。そしてそういうものとして、それは体、心、そして世界のレベルで、種々様々な形で顕われる苦悶や苦しみを生じさせるのです。

ドゥッカ

仏教徒たちは、欲望で燃え、いずれは死ぬ動物にくくりつけられ、自分が何であるのか知らないことに由来する不-安心に当たる、見事な、極めて有用な言葉を持っています。

彼らはそれを、ブッダの教えが最初に書き留められた時の言語であるパーリ語の仏教用語〝ドゥッカ〟(dukkha)と呼んでいます。ドゥッカの意味を英語の一語で把握することは極めて困難です。それは翻訳者や学者たちによって苦しみ(suffering)、苦悶(anguish)、ストレス(stress)、不快感ないし不安感(malaise)、不-安心(dis-ease)、満たされなさ(unsatisfactoriness)など、様々に訳されています。

ブッダの教えの最初の尊い教え(聖諦)はドゥッカの中心性、普遍性、そして不可避性、常に、微妙なまたは少しも微妙ではないやり方で、私たちの人生それ自体の深い構造を色づけ、条件づける、生得的な苦しみです。全ての仏教的瞑想実践はドゥッカの認識、その根本原因の確認《アイデンティフィケーション》(同定)、およびその抑圧的で、目をくらまし、監禁するような影響から私たちの各々を自由にさせてくれる様々な道筋の記述、開発、採用を中心に展開しています。これら、苦しみ、ドゥッカからの自由への道筋は全て、実は一本道、私たちが自分自身から秘密にしてきた、または隠してきたものへと覚醒させることを目指した一つの方法です。どのようにして? 私たちが普通しがちなことの代わりに、自分の経験の中で起こってくるどんなことにも賢い注意を払うことによって。つまり、それに少しも注意を払わなかったり、または代わりに、それに耽ったり、それを理想化したり美化したり、じっと静かに、絶望的にそれに耐えたり、それと取っ組み合ったり、なす術《すべ》もなくそれに溺れたり、または、それから逃げるために延々と気を散らしたりせずに。そのような一本道は、ずっと多く満足がいく、本物の人生を送る可能性を提供してくれます。そういうわけで、ドゥッカの普遍性という真理は、実は、その避けがたさについての何やら感傷的で受動的な嘆きではありません――まさにこの不満足および、時には苦悶が永続的なものでも、本来的に制限的でもないがゆえに。それは、その最もぞっとする側面においてさえ、取り組まれることができます。それは私たちの教師になることができます。それは、私たちに、どうすれば私たちがその握力から私たち自身を自由にさせることができるかを示す役を果たすことができます。

さらに、より重要なこととして、私たちの苦しみ、ドゥッカからの解放の可能性を探査し、より真正で満足がいく生き方の実現を目指すことは、それ自体がなかなかの企てであり、私たちをマインドフルネスの実践へと引き寄せる確かな動機にもなるかもしれませんが、しかしそれは単に私たち自身のためだけに企てられるのではなく、まさに真正の、空想的ではないやり方で私たちと容赦なく絡まり合っている全てのものの利益のためにだ、ということです。それは、多くの存在、実際は全宇宙のためだということが判明します。

ドゥッカの認識、それからの解放、およびその終焉のための、これら全ての瞑想実践（行《ぎょう》）の根底にあるのは、マインドフルネスの養成という、蔓延している不-安心の状態への全く異なった関わり方、それをまともに受け入れ、進んでそれと協力し、その最も親密な特徴への先入観を挟ませずにそれを観察するというやり方です。すでに言いましたように、マインドフルネスは、率直な、判断を入れない、現在の瞬間の気づき、経験を、それが展開していくがままに、つまり、起こったり、ぐずぐずしたり、過ぎ去ったりする都度、直接的に、非概念的に知ること、と見なすことができます。ブッダは、彼の教えを集中的かつ体系的に体現することに専念している人々に向かって、次のように言いました。

これは有情のものを浄めさせ、
悲しみと嘆きを乗り越えさせ、
苦痛と悲痛をなくさせ、
本当の道に辿り着かせ、
解放を遂げさせるための直接の道、
すなわち、マインドフルネスの四つの土台です。

確固たる断言。

仏教の全ては、私たちが自分自身の周りにぐるぐる巡らせている妄想（思い違い）、私たちが過去の経験を通して閉じ込められるべく条件づけられているそれらから抜け出すべく目覚めることへと向かっています。目覚めることによって、私たちは自分の自己志向的なものの見方と、自分が願っているものを手に入れてそれに執着する一方、自分が恐れているものを避けようとする傾向によって真実の性質を取り違えることに由来する苦しみや苦悶から自分自身を自由にします。

過去二六〇〇年間に、仏教内の様々な瞑想伝統が、マインドフルネスの養成のため、ならびにその実践から自然に現れる知恵と慈悲心の養成のための一連の極めて洗練された、効果的な方法を開発し、探査してきました。マインドフルネスの部屋に入るための数多くのドアがあります。各々のそれからの眺めはいくつかの点でかなり異なっているかもしれませんが、肝心なことは部屋に入ることです。選ぶべきドアはあなたに最も合ったそれ、または、何らかの理由で、最も便利なそれです。が、戸口に立ち止まって、それについてコメントするよりはむしろ、何よりも先ず、とにかく中に入ってみるようお奨めします。

ちょうどアイルランド人たちが、ヨーロッパの中世期に修道士たちによる古文書の手書き写本によって西洋文明を救い、またユダヤ人たちの才能が、歴史的時代展開の最初の明確化、それゆえ、聖なるものとの個人的な関わりの中で個人の発達が可能だという意識を世界に与えたと、トーマス・カヒールによって主張されたように、歴史上の人物であるブッダと彼に随従した人々は、明確に定義されたアルゴリズム、探求の道、人間の性質にとって最も根本的なものを追い求めて彼自身が探し当てたもの、十分に意識し、十分に目覚め、そして自分自身の条件づけから自由になる可能性を世界に与えたと言いうるでしょう。そしてその条件づけには、未だ未検査のままの思考と知覚、および招かれもしないのにそれらにしばしば、親しげに付いてくる重苦しい情動が含まれているのです。

ドゥッカ・マグネット

よく考えていただきたいことがあります。あなたがそれをストレスと呼びたいと思おうが、不-安心またはドゥッカと呼びたいと思おうが、私たちの社会では病院が主要なドゥッカ・マグネット［訳注］の役を果たしていることはかなり明らかだ、ということです。それらの力場《フォース・フィールド》が、私たちの中の、任意の瞬間に病気または不-安心またはその両方――ストレス、苦痛、トラウマ、そしてありとあらゆる種類の疾患――に最も苦しんでいる者を引き寄せるのです。人々は、文字通り他に行くべきところがない時、その他の選択肢や資源を使い果たしてしまった時、病院に行くか、または連れて行かれます。一般に、病院は私たちが楽しんだり、楽しませられたり、啓発させられたりするために行く場所ではありません。が、それらは、私たちが治療を受け、直され、できれば完治まで漕ぎ着かせてもらいたいと願っている時に行く場所です。私たちは、適切に応じてもらえる、配慮と注意をもって接してもらえるだろうと期待して出かけます。そしてもしも私たちが非常に幸運なら、多分、私たちに起こっていること、および私たちがする必要があることについて、〝啓発〟されるでしょう。

病院が引き付ける苦しみのレベルを仮定すれば、人はこんなふうに考えるかもしれません。

［訳注］磁石のように、ドゥッカを引き寄せる場所。

「悲しみと悲嘆の克服、および苦痛と深い悲しみの消滅、要するに、苦しみの低減への一本道であるマインドフルネスの研修を提供するのにこれ以上良い場所はあるでしょうか、とブッダ自身に劣らないある権威が言いました。マインドフルネスに身をさらすことは、もしもそれが、ブッダが主張しているのと同じぐらいパワフルで、根本的で、普遍的なら、それに入門してくる人々の多くにとって相当に有益なのではないでしょうか？」もちろん、そのような提供物は、良好で同情深い医療看護の代替物としてではなく、被看護者がどんな世話を受けていようと、その潜在的に活力ある補完物として利用できるでしょう。で、患者たちにとってだけでなく、多くの点で患者たちとちょうど同じぐらいストレスに晒されている職員たちにとっても、そのような訓練を提供するのにこれ以上ふさわしい場所はあるでしょうか？

これが、マインドフルネスベーズドストレス低減（MBSR）が誕生するに至った経緯です。初めのうちは、それは主に健康管理システムの〝隙間から落っこちてしまう〟（対象から外されてしまう）と言い得るであろう医療患者、彼らに利用できる治療によって完全に助けられていない人々に対して提供されました。が、やがて、そのような人々が多数いることが判明してきました。それはまた、伝統的な治療では改善しなかったり、薬品処方の選択肢がわずかしかない難治性の状態で苦しんでいた多数の人々を含んでいました。そして私たちは、幸いにも、可能なものの境界を彼ら自身で探査するための機会を彼らに提供することができたのです。

しかしながら、このプログラムはすぐに病院内にいる、より広範囲の患者をも惹き付けました。結局、〝ストレス低減〟には本質的な訴求力が備わっているのです。「ストレス低減」を指し示している廊下の看板へのほぼ共通の応答は「これならなんとかこなせそうだ」で、それに続いて、もちろん「が、もちろん、私にはそのための時間がない」ということです。しかし、それが始まってからほぼ四十年後の現時点では、ますます多くの患者および医師たちが、プログラムを受ける余裕は持てないかもしれないが、しかしあまりにも長い間放置されてきたものに慎重な注意を払い始めていることを認め始めています。

MBSR は、その発端から、広範囲の専門分野にまたがる医師たちに、彼らの患者たちへの新しい選択肢を提供していました。ストレス低減クリニックは、病院内にある場所――そこでは医療患者たちが、外来患者ベースで、彼らに、または彼らのために施される全ての処置または手順の補完物としての何か、潜在的に極めてパワフルで、かつまた受けることが難しい、貴重な何か、をすることを学ぶための場所――でした。

同時に、医師たちにとって、彼らの患者を MBSR に紹介することはまた、もはや彼らが良い治療の選択肢を持っていないのだが、しかし文句を言いに戻り続けるような患者たち、多くの場合、彼らへの処置またはその欠如にかなり不満な患者たちに由来する、彼ら自身のストレスを和らげる手立てを与えることになりました。今や、病院内にそうした患者たちを送り込む場所、高度に構造化された、支持的で、情緒的に安全な環境の中で、彼らが自分自身の経験および心身の様々な状態へのより高い程度の責任を負うために招かれる場所ができたのです。それは、それらの状態から彼らが経験している状態がいかに苦痛に満ちていて、問題だらけで、慢性的であってもかまわないのです。そこで提供されるのは、学びと成長と癒しと変容のために自由に使える、今までは知られていなかったが、しかし非常に深くて普遍的な内的資源を探り出し、それを開発する可能性を患者たちに提供し、そのガイドをするためのプログラムでした。しかも、その取り組みをプログラムの枠内の八週間だけでなく、願わくばその先もずっと続けてもらいたかったのです。

その過程で、今までは概して健康管理の受動的受け手だと感じていた人々が、彼ら自身の進行中の健康管理と福祉への全面的参加者かつ意欲的なパートナーになる機会を持って欲しい。また、彼らが、クラス・インストラクターによって、単に人間であることで、ありのままの彼らであることで、また彼らが通過してきたことそのままで、十分に認められ、受け容れられ、高く評価されながら、そのような過程を遂げることができて欲しい。さらに、人々がマインドフルネスを一緒に実践する時に自発的に起こるように思われる、仏教徒たちが〝サンガ〟（僧伽＝僧団）と呼んでいる、出現しつつある善意と親切の共同体《コミュニティ》の中で安らぎ、受け容れられるようになって欲しい。それが、〝参加型医療〟としてますます構想するようになったもの――患者がどのような医療または外科医療を受けていようと、彼の内的資源を徴募することを含んだものをその補完物としたもの――の根底にあるビジョンだったのです。

また、〝医学〟(medicine)と〝瞑想〟(meditation)という言葉は、実は根底で意味を同じくしているので、MBSR が始まった一九七九年の時点でも、並置された医療センターと医学部が患者たちに瞑想を提供していることのこじつけのようには思われませんでした。そう想像している方もおられたかもしれませんが。

〝医学〟と〝瞑想〟のどちらも、治癒することを意味しているmederiから来ています。しかしながら、mederiの深いインド-ヨーロッパ的ルーツには〝測定する〟(to measure) という中核的意味が込められています。これは、長さ、容積、または面積などの特定の性質についての確立された基準に対する量的関係の算出という、測定についての普通の観念ではありません。むしろ、それは、万物はその各々に固有の正しい内的測定、特質、または〝自存性〟(isness) を持っているという、プラトン的観念を指しています。医学は、正しい内的測定が妨げられる時にそれを回復するもの、そして瞑想は、正しい内的測定についての直接的知覚およびその性質についての深い体験知として理解されることができるでしょう。

私たちの社会では、病院が唯一のドゥッカ・マグネットではなく、ただ最も明白なそれだということです。監獄もまたドゥッカ・マグネットであり、ドゥッカによって形作られ、したがって他者および彼ら自身への甚大な苦しみを与える多くの犯罪者たちの行き先です。好運にも、マインドフルネス・プログラムが監獄でますます提供されつつあります。［原注］

［原注］ Samuelson, M., Carmody、J., Carmody, J., Kabat-Zinn, J., and Bratt, M.A. "Mindfulness-Baed Stress Reduction in Masachusetts Correctional Facilities." *The Prison Journal (2007)* 87: 254-268. を参照。

それからまた、学校や職場などの私たちの施設の多くは、それら自体の特定の種類のドゥッカを生じさせ、あるいは引き寄せ、そして必然的にマインドフルネスをベースにした色々なプログラムが、頻度と質を高めながらこれらの領域に導入されつつあります。詰まるところ、ドゥッカは、ブッダが教えたように、どこにでもある――人生の一個の事実です。〝人生は苦しみだ〟という、第一の聖なる真理（聖諦）についての誤解（次章を参照）は、正解ではないのです。正しくは、〝苦しみという現実があり、〟それは認識され、そしてそれから自由になるために考慮されなければならないのです。唯一の脱出方法は、ヘレン・ケラーが賢明にも観察したように、通り抜ける（through）ことです。それを脱出する唯一の方法は、ドゥッカが現れる時にそれを認識し、その性質を一瞬一瞬知るようにすることによって、通り抜けることなのです。

経験およびその展開の舞台となる内面的および外面的な多様な風景との私たちの関係の質は、明らかに私たち自身からスタートします。

例えば、もしも私たちが世界がもっと平和になって欲しいという願いを持っているなら、私たち自身がそもそも平和でいることができるかどうか、よく見てみることができるでしょうか？　たいていの時間、自分があまり平和的ではないかもしれず、そしてどういうわけでそうなのかに気をつけるようにする覚悟ができているでしょうか？　自分自身の人生と心の小宇宙の中で、時々いかに自分が喧嘩腰になり、いかに好戦的に、自己中心的に、身勝手になり得るか、注視することができるでしょうか？　もしも他の人々がもっと明晰にものを見ることを私たちが願うのなら、任意の瞬間に自分自身がどのようにものを見ているか、事前の判断や偏見を交えずに、自分が実際に知覚し、把握し、そして理解しているかどうかに注意を払うことができるでしょうか？　そして私たちは、それがいかに難しいことであり得え、かつ、いかに重要かを進んで認めようとしているでしょうか？

もしも私たちが自分は誰なのかについて、〝汝自身を知れ〟というソクラテスの精神に照らして、またはイェーツの〝われわれは知らない〟という主張を踏まえて何かを知ろうと欲するなら、私たち自身の中を深く覗き込むことを避けて通ることはできません。もしも私たちが世界を変えることを欲するなら、多分、世界の変化と並んで私たち自身の変化に取り組むのがいいかもしれません――変化への私たち自身の抵抗、不承不承、そして無分別に直面している時でさえ、またとりわけ直面している時に、並びに変化の法則と変化の不可避性という、個人としての私たちがその結末にいかに抵抗したり、抗議したりしても受け入れざるを得ない状態に直面している時でさえ、またとりわけ直面している時に。もしも私たちがより大きな気づきへと突然の大きな飛躍を遂げたいと願うなら、進んで目覚め、そして深く目覚めるべく心がけることを避けて通ることはできません。

同様にして、もしも私たちが世界により大きな知恵と親切があるよう願うなら、多分、私たちは、何らかの不可能な理想へと自分自身を適合するよう強いるよりは、たとえ一瞬間でも自分自身の体にある程度の親切と知恵を住まわせることを学ぶことによって始めることができるでしょう。そうすれば、世界は直ちに異なったものになるでしょう。もしも私たちがこの世界に違いを生じさせたいと願うなら、多分、私たちは先ず、または少なくとも道すがら、自分自身の生き方および知り方との関わり方を学ばなければなりません。というのは、いずれにせよ、世界は私たちを待ち受けたりせず、親密な互恵性の中で私たちと並んで展開しているからです。そしてもしも私たちが何らかの点で成長し、または変化し、または癒し、多分、少しは騒々しくなくなったり、欲張りでなくなったり、あるいはもっと確信にあふれ、寛容になることを欲するなら、多分私たちは沈黙と静寂を味わい、そして自分の井戸水をぐっと飲み込むことそれ自体が癒しをもたらし、変容を促進してくれることを知らなければなりません。それは、私たちの中に最も深く染み込んでいる、無意識の傾向を含む、この瞬間にここで自分が見つけるものを、それが何であれ、気づきそれ自体の中で抱きしめることによって可能になるのです。

こういった全てのことは何世紀もの間知られてきました。しかし、瞑想などの解放促進的実践のほとんどは、この全ての世紀中ずっと、多様な文化的および宗教的伝統の管理下で僧院の中に隔離されてきたのです。地理的および文化的にそれらの間に横たわっている広大な距離を含む様々な理由のため、また、世界と俗世間の放棄者としての彼ら自身との間の距離のゆえに、これらの僧院は孤立し、時々彼らの実践（行《ぎょう》）について秘密主義的になり、そして多分、いくつかの場合には偏狭で排他的になる傾向があったのです。少なくとも今までは。

さて、この時代には、人間たちによって発見されてきたあらゆるものが、以前は決してなかったほど私たちの探査に晒されるようになっています。特に、仏教的瞑想とそれに関連した知恵の伝統、ブッダルマ（Buddharma）または単にダルマなど、様々な名で知られているものは、今や、以前は決してなかったほど私たちに利用できるようになり、そして四十年または五十年前には想像できなかったであろうようなやり方で何百万ものアメリカ人およびその他の西洋人たちの人生に感化を及ぼしています。

仏教徒たちがダルマと呼んでいるものは、この世界では、ゴスペルによく似たものですが、ただし本質において宗教的改宗やそのための組織宗教とも、仏教それ自体とも無関係です――もしも人がそれを宗教と呼びたければ、ですが。が、ゴスペルのように、それは文字通り〝良い知らせ〟(福音)です。

〝ダルマ〟という、まさにブッダの教え、宇宙の合法則性、〝世の習い〟といった様々な意味合いを持った言葉は、過去一世紀に私たちの言語に紛れ込んできました。ジャック・ケルアックの彼自身および彼のビート仲間による〝ダルマバムズ〟(ダルマ放浪者(ルンペン))としての彼自身の特徴づけを通して、詩人アレン・ギンズバーグ［訳注］の〝ダルマ・ライオン〟の呼称を通して、またそれが、アメリカでしばしば起こるように、一時期あるテレビ番組の中で新奇な女性名として宣伝され、地下鉄各駅やバスの側面に派手に展示されたことによって。

ダルマは、元々は、ブッダにより四聖諦(四つの聖なる真理)として言及されたものの中で明確化されました。彼は、この根本的教えを死ぬまでずっと詳しく述べ続けました。それは、全ての様々な仏教的伝統の中で、切れ目ない系統と流れに沿って伝達され、詳述され続けています。いくつかの点で、ダルマを科学的知識――絶えず成長し、変化しているが、しかし一群の中核的方法

［訳注］アーウィン・アレン・ギンズバーグ(1926- 1997)は、アメリカの詩人、活動家。ジャック・ケルアックとともにビート文学の代表者のひとり。

ニュージャージー州パターソンにロシアからのユダヤ系移民のルイス・ギンズバーグとナオミ・リーヴィの子として生まれる。アイビー・リーグの構成校の一つとして名高いコロンビア大学を卒業。アメリカの詩人のウィリアム・カーロス・ウィリアムズやウォルト・ホイットマンなどは彼の詩文の書き方に影響を与えた。訪日して参禅経験がある。代表作は『吠える(Howl)』。

朗読の名人であった。1997年4月5日、ニューヨークのイースト・ヴィレッジで肝炎の合併症による肝臓がんで息をひきとった。70歳没。(Wipipedia)

を備えたそれ――、観察、および高度に訓練された自己観察と自己探求を通しての何千年にもわたる自己探査から抽出された自然法則、並びに、心の性質を探査する中で遭遇した経験の慎重で厳密な記録と画定《マッピング》、および結果の直接的な経験的吟味と確認に類似したものとして特徴づけることが適切です。

しかしながら、ダルマの合法則性は、それがダルマであるためには、ニュートンの故に重力の法則がイギリスのものであること、またはガリレオの故にイタリアのものであること、あるいは熱力学の法則がボルツマンの故にオーストラリアのものではあり得ないように、もっぱら仏教のものではあり得ません。自然の法則を発見し、記述したこれらのおよびその他の科学者たちの寄与は、常に彼らの特定の文化を超えています。なぜなら、彼らは純粋かつシンプルに自然に関心があり、そして自然は継ぎ目のない、究極的には深く神秘的な一つの全体、私たち自身がその外側にはなく、むしろその内側に入れ子のように組み入れられている、一個の全体を成しているからです。

ダルマの合法則性についてのブッダの入念な記述は、彼の発祥の時代と文化からは、至上の神格の崇拝に基づいた西洋的な宗教観念からは奇妙に思われる宗教が発生したとはいえ、特定の時代と文化を超えています。マインドフルネスとダルマは、苦しみの経験と福祉《ウェルビーイング》／安寧(*eudaemonia*)[訳注]および知恵への潜在的可能性への関係に払われる注意の質に関する、人間の心とハートの働きとして想起されるのが最も良いでしょう。それらは、ちょうど物理の法則が私

［訳注］ギリシャ語。幸福で健康で順調な満足した状態。

たち（が知っている限りでの）宇宙の中のあらゆる場所で当てはまるように、またはノーム・チョムスキーの普遍生成文法が全ての言語にまたがって適用可能であるように、人間の心があるところではどこでも等しく適用します。

そしてその普遍性の観点からは、ブッダ自身は仏教徒ではなかったということを思い出すことが役立つでしょう。彼はヒーラーであり、革命家だったのです——静かな、内面的なそれではありましたが。彼は私たち人間の集合的な不-安心を診断し、正気と福祉《ウェルビーイング》／安寧のために効く慈愛に満ちた薬を処方したのです。これを考慮に入れると、仏教がこの惑星の進化のこの段階で、ダルマの乗り物として最大限有効であり、かつ、切に必要とされている薬が最高に有効であるためには、そのいかなる正式の宗教的意味でも仏教であることを放棄するか、または少なくとも、それへの執着を名実ともに放棄しなければならないかもしれません。ダルマは究極的には非二元性《ノンデュアリティ》についてのものなので、ブッダルマと普遍的ダルマとの区別、または仏教徒と非仏教徒との区別は根本的ではありません。この見地からは、その中でそれが現れる特定の伝統や形式は生き生きし、活発で、多様で、絶えず進化していると同時に、その本質はいつも同じままで、無形で、無制限で、無区別なのです。

事実、〝仏教〟という言葉さえもが元々は仏教のものではありません。どうやら、それは外側から、彼ら自身の宗教的および文化的レンズと暗黙の思い込み（仮説）を通して、彼らにとっては不透明な、風変わり《エキゾチック》な世界を外側から測り知ろうとしていた、十七および十八世紀のヨーロッパ人の民族学者、文献学者および宗教学者たちによって作り出されたものだったのです。二千年余りに渡って、ブッダの教えを実践していた色々な系統――それぞれの国内にも多くの系統があったのです――の人々は、全員が元々の教えについてのかなり異なった解釈を保持しており、どうやら自分自身のことを単に〝〈道〉に従う者〟または〝〈ダルマ〉に従う者〟と称していたのです。彼らは自分自身のことを〝仏教徒〟とは述べませんでした。

　ブッダの教えとしてのダルマに戻れば、心の性質への集中的探究後に彼が明確化した一番目の聖なる真理（苦諦《くたい》）はドゥッカ、人間の状態の根本的不-安心の遍在でした。二番目（集諦《じったい》）はドゥッカの原因で、ブッダはそれを直接、執着、固執、未検査の欲望に帰しました。三番目（滅諦《めったい》）は断言、彼自身の瞑想実践の実験室における実験者としての経験に基づいた、ドゥッカを終わらせること（終滅）は可能である、言い換えれば、渇望、執着、固執によって引き起こされる不-安心から完全に治癒されることは可能である、というそれです。そして四番目（道諦《どうたい》）は、八正道として知られているドゥッカの終滅、無知の一掃、そしてそれによる解放（涅槃、安穏の境地）へと向かう体系的《システマチック》アプローチを概説しています。これらは四つともまとめて、実は、今日もなお大いに用いられている古代的治療観を反映しています。すなわち、診断（一番目の聖諦）、病因（二番目の聖諦）、予後診断（三番目の聖諦）、そして治療計画（四番目の聖諦）です。予後（診断）は非常に肯定的に、すなわち、苦しみと貪欲、憎悪、無知、妄想（錯覚、思い違い）からの解放は可能である、と述べられています。

　マインドフルネスは、八正道の八つの実践要素の一つで、他の全てに資するそれです。全部合わさって、八つの実践は賢い、または〝正しい〟見解、賢い考え、賢い言葉、賢い行為、賢い生活、賢い努力、賢い気づき（マインドフルネス）、そして賢い集中です[訳注]。各々は他の全てを含んでいます。それらは、一つの継ぎ目なき全体の異なった側面なのです。ティク・ナット・ハンはそれを次のように言い表しています。

正しいマインドフルネスがある時、四聖諦および八正道の他の七つの要素もまたそこにあるのです。

ティク・ナット・ハン

［訳注］石川勇一著『新・臨床心理学事典―心の諸問題・治療と修養法・霊性』（コスモス・ライブラリー、2016年）中の「129. 最高のよりどころ：四聖諦と八正道」参照。

ストレス低減クリニックとMBSR

ドゥッカと不-安心の話に戻るなら、単に自分自身の瞑想実践を通して、自分自身の気づきを絶えずなくして、すっかり考える心と反応しやすい情動に囚われやすい傾向を観察するようになる以前にはそれを知らなかったとしても、ストレス低減クリニックでの勤務がすぐに、いかに気づきの欠如の不-安心が広まっているか、いかに私たちがそれを正常な状態にすることに飢えているか、首尾一貫した、本物の、腹蔵のない、脇目も触れずに生き生きするという経験にいかに飢えているか、いかに心の平安に飢えているか、しばしば身体的および感情的苦痛の連続のように思われるものからの何らかの救いをいかに望んでいるかを裏付けました。

ドゥッカのこれら全ての、そして無数の他の顔が、プログラムに加入する前の取材面接のためにやって来た人々との会話の中で出て来たのです。私は出だしに「どうしてストレス低減にいらしたのですか？」と言い、それからじっと黙ったまま、耳を傾けます。もしもその人が、彼または彼女として応対され、診られ、受け容れられたと感じれば、そのような質問はハートからの語りを誘います。それには、人の苦悩には無限の深さがあるかもしれない——または、少なくともそのように感じられる——という、感じられた《フェルト》認識および承認が伴っています。

私は、この傾聴から、患者たちがストレス低減クリニックにやって来たのは多数の異なった理由、最終的には、実はたった一つの理由、再び健全（whole）になり、自分がかつては持っていたと感じているか、または、けっしてそう感じていないが、しかし常に欲していた火花《スパーク》を取り戻すことだということを学びました。彼らがやって来たのは、どうやってリラックスしたらいいか、どうやって自分のストレスを緩和したらいいか、どうやって身体的苦痛を軽減して、それと共により良く生きたらいいか、どうやって心の平安を見つけ、安寧福祉感《ウェルビーイング》を回復したらいいかを学びたいからでした。

彼らがやって来たのは、自分自身の人生の中で責任を取り、鎮痛薬や抗不安薬を取り除き、彼らがしばしば言ったように、「あまりにも神経質になったり、ピリピリしたりしないようになる」ためです。彼らがクリニックにやって来たのは、心臓病、癌、慢性痛状態を診断されたり、または、彼らの人生と夢を追う自由に予期せぬ影響を及ぼしつつあったその他多くの健康問題のためでした。彼らがやって来たのは、しばしばヤケになって、この惑星上の、かかりつけ医たちを含む他の誰も彼らのために何もしてくれない何かを自分でする気になった、つまり、より強く、より健康に、また多分、なんとかして内面的および外面的に、より賢明になることを願って、伝統的対症療法を補完できることを自ら試してみたかったからです。

彼らがやって来たのは、彼らの生命または体、またはその両者がもはや彼らのために働いておらず、そして医学が彼らのために十分に役立ちそうになく、今までも十分に役立たなかったからです。彼らがやって来たのは、彼らのかかりつけ医が単に彼らを私たちに差し向ける（紹介する）ことによって、彼らの人生におけるストレスと苦痛をきっぱり名指しし、それに直面することに正当性を与えたからです。彼らがやって来たのは、このクリニックがすぐそこの病院内にあり、それゆえマインドフルネス、ストレス低減、瞑想、ヨーガ、そして全てのインナーワークという、たいていは無言で携わるべく招かれているものが、主流の医学およびおよび健康管理の不可欠の部分、したがって彼らの様々な問題を扱うための正当なアプローチと見なされ得るからです。

私たちは誰にでも「どうしてここにいらしたのですか?」という質問に応えるために十分な時間を与えたので、ほとんどは進んで、正直にかつ率直に語るのがいかにも嬉しそうに、しばしば強く訴えるように、彼らの不調と不-安心について、途方に暮れたり、虐待されたり、何らかの点で欠落していること、癌診断や苦痛状態や心臓の問題など、当クリニックへ差し向けるための理由および一時診断として記載されたものを口に出しました。彼らの物語はしばしば、幼少期に他の人々によって面倒をみられたり、尊重されたりしないことに随伴するハートの激しい苦悩や、自分自身の善性や美質や価値ある資質を感じることなく成人に達することによるそれを暴露しました。そして、もちろん、体の苦しみ——慢性的な背中の痛み、首の痛み、顔の痛み、多くの異なる種類の癌、HIV、AIDS、心臓の病気、そして無数の体調不良、多くの場合、慢性的心配や疲労/消耗、慢性的な苛立ち/短気や緊張、そして多数の、時々圧倒的に辛い情動的状態から混成された苦しみ——について語りました。

良い知らせ(good news)——MBSRプログラムをやり通している人々が何年かにかけて再三再四自ら発見し、当クリニックからだけでなく、世界中の病院でのマインドフルネスベーズドプログラムからのますます多くの数の医学研究の中で文書で十分裏付けられているものとしてのそれ——は、私たちの各々そして全てが、人間としての自分の十全さに直面し、それを包含し、自分が誰であれ、自分が知っていようといまいと、自分の中に隠れていて、くすんでいて、怯えていて、かつ怯えさせ、かつ、自分自身の心のより深いところから私たちに呼びかける、他の、より健全で、より正気な切望へと目覚めさせることができるということです。国中および世界中にあるMBSRクリニックにいる私の同僚たちと私は、考えられないレベルのストレス、苦痛、病気、そして想像を絶する生活環境および歴史を抱えて苦悩している無数の人々が、〝大惨事（full catastrophe）〟から、全スペクトルにわたる痛ましさから、その全ての張り裂けるような、果てしなく複雑な切迫性と特殊性を帯びて、人間の状態それ自体にこれが起こっているのを目の当たりにしてきました。

大小、または精粗の別を問わず、比較的短い時間にわたり人々の中で起こっている可能性がある変容の度合いは、けっして私を驚かせやめることがありません。私は、時々、自分の感覚が離れずにしっかりしている時（自分が正気を保っている時）、それ（変容）が自分自身の中でも展開しているのを見ることができます。そして驚くべきことに、感覚がまさに離れつつある時、それをなんとか追いかけて捕まえ、それによってある程度までの一時的回復、または持続的バランスと明晰を取り戻すことさえできます。

人間の状態の大惨事を喜んで受け容れ、そして最も望ましくない、が、にもかかわらず、いったん起こってしまったからにはすでに目の前にあるものに直面することは、自分の人生、そして自分たちが生きるためにそこにある人生へと目覚めることの部分です。部分的には、それは不-安心およびドゥッカを、いかにそれが粗大であろうと、微細であろうと、見過ごされたり、明かされないままにされたりすることを拒むことを含んでいます。それは、自分の経験の中で何が起ころうと、それに進んで目を向けて、それと連携し、それが取り組むに値すると知るか、またはそれに信を置くことを含んでいます。とりわけ、私たちが進んで、気づきの仕事という、一定の種類の仕事、現在の瞬間へと何度も何度も気軽に舞い戻り、忘れずにその気づきの中に憩い、その驚くべきエネルギーを私たちの人生の中に、そのあるがままに展開されるにつれて引き込むべく学ぶことを含んでいるのです。

注意欠如障害の国

この時代にますます広まっているドゥッカと不–安心の一つの現れは、注意欠如障害（attention-deficit disorder: A.D.D.）です。A.D.D. は、注意それ自体の過程における深刻な調節異常です。それは子供にも成人にも起こります。四十年前には、誰も注意欠如など耳にしたことはありません。事実、そのような診断は存在しませんでした。今や、それは広く行き渡っている、成長中の悩みの種です。

瞑想は私たちが持っている注意を払う能力の育成と大いに関係があるので、あなたは、瞑想的な観点はこの状態を防ぎ、または扱うために可能なやり方に光を投じる（解明する）ことができると思われるかもしれませんし、事実そのとおりなのです。が、瞑想的伝統の観点からは、社会全体が注意欠如障害にひどく悩まされているだけでなく、その最も広まっている変種、注意欠如・多動性障害にも悩まされていると述べるだけの価値があるかもしれません。注意を払い、そして注意を継続させる能力を洗練させるやり方を修得することは、もはや贅沢ではなく、私たちの人生にとって最も意味深いもの、最も容易に見過ごされ、無視され、拒否され、またはおそらくは注目されることができないほど素早く駆け抜けられてしまうであろうものへの命綱《ライフライン》なのです。

私たちはまた、アメリカ人として、私たちの文化が過去半世紀に辿ってきた特定の方向のおかげで、より微妙な、足下に隠されているような具合に、注意欠如に悩まされているという実感を持ちます。つまり、私たちは他の人々からの真に思いやりのある注意を欠き、気持ちが萎えているのです。私たちは、このセレブに夢中の、その島国性の点でひどく孤立的になりうる娯楽文化の中でますます孤独で、人目につかなくなっていて、地味だと感じやすくなっているのです——夜な夜な連続ホームコメディ「シットコム」を見て、他の人々の人生や空想に向かって感情を表出させたり、チャットルームでのオンラインで絶えず自分の最も親密な関係を見出したり、またはフェイスブックやスナップチャットやインスタグラム上で好みや承認やコネクションを探し求めたりしていることを思い浮かべてみてください。私たちはまた、強迫的に消費に取り憑かれているのではないでしょうか？——自分の時間をいっぱいに埋め、どこか他所に行き、または自分に欠けていると感じているものを手に入れることによって満足し、幸福になることができるようにするという絶え間ない衝動を思い浮かべてみてください。

私たちの孤独、孤立、そして有意義なつながりの瞬間を見つけるための一見して果てしない気分転換への衝動の中には、普通は無意識のまま、または無視されたままの深い切望、憧れがあり、より大きな全体に所属し、その部分になりたいという願い、匿名のまま、誰にも見られず、知られないままでありたくはないという思いがあります。というのは、関係性、交換、やりとり、とりわけギブアンドテイクこそは、自分にはこの世界の中に居場所があり、自分は確かに所属し、重要だということをハートの中で思い出させるやり方だからです。他の人々との意味深い関わりを経験することは深く満足がいきます。私たちは、あの所属しているという思い、自分自身より大きな何かと結びついているという思いに飢えています。私たちは、単に自分がすることによってではなく、実際にあるがままの自分を他の人々によって認められ、注目され、尊重されることに飢えているのです。そしてたいていの場合、私たちはそうされてはいません。

私たちは、ほとんどの場合あまりにも早く動いていて、あまりにも何かに忙殺されているので、他の誰にも注意を払うゆとりがない他の人々によって情け深い眼差しを向けられ、知ってもらうことは滅多にありません。郊外や農山村コミュニティでの私たちの生き方は島国的で、孤立的です。都市近郊の文化でさえ、今では孤立的、孤独で、不安定になっていく傾向があります。子供たちは延々とテレビを見続け、近所で遊ぶよりはむしろコンピュータ・ゲームやスマホに熱中するようになっていますが、これは、部分的には、単に彼らの安全を保証するため、部分的には習慣、嗜癖、退屈からです。機器に同調中の彼らの注意は、彼ら自身の内面性からの、また体現された関係性からの全く非社交的な注意、延々とした散漫です。多くの研究が、子供たちの中の積極的社会参加志向が衰退しつつあることを示しています。そして成人として、私たちはもはや隣人たちのことを知らなくなりつつあるのかもしれず、確かに、より以前の世代がしていたようには彼らに依存しなくなっています。

家族の中でさえ、近頃の幼少児の多くの親たちはしばしばあまりにもストレスに晒され、あまりにも何かに心を奪われ、あまりにも多忙を極めているので、身体的には居合わせている時でさえ、子供たちのために寄り添っていないという危険性が非常に高くなっています。両親は、あまりにも慢性的に困惑させられ注意散漫になっているので、自分の子供たちを多くの瞬間にはっきり見てみることもなく、または、幼児がオロオロしている時に抱き上げようと思うことさえないかもしれません。そのように、家族の中の誰一人として、自分が必要とし、また受けるに値するだけの量の注意を一貫して受けてはいないかもしれないのです。

　医療現場では、あなたのかかりつけ医の注意をあなたに向けさせるだけでも、当今は一仕事で、ほとんど不可能かもしれません。医師たちは、彼らの患者たちのための時間をあまりにもわずかしか持っていません。彼らは、彼ら自身の厳しいスケジュールによって圧迫され、ストレスに晒されているのです。意図的ではない（知らず知らずの）無視は、一種の、固有の職業病になりかねません。良医はできるだけそうならないよう用心していますが、しかし最良医たちでさえ、この〝管理医療〟[訳注]の分野での時間的プレッシャーの下でペチャンコにされつつあります。

　注意欠如は、多分、私たちが地球上での十万年余りにわたるホモ・サピエンス・サピエンスとしての滞在のほとんどの間狩猟採集民であっ

［訳注］管理医療（managed careマネジドケア）。医療の質を確保しながら、不必要な医療コストを抑制することを目的とするヘルスケアの手法のこと。また、このような手法を用いる健康保険プランを「マネジドケア型健康保険プラン（managed care plan)」と呼ぶ。

　医療サービスの提供を保険者側がコントロールすることによって、効率的に医療サービスを供給するシステム。被保険者は，基本的に保険者が指定した医師にまず受診することが求められ、必要に応じて専門医療機関に受診することができる。提供される医療は、保険者が指定した医師および保険者が決定する。医療費を抑制することができると言われているが、弊害も指摘されている。

た時には、または、一万年前、私たちが農業と畜産に向かい、穀物を栽培し、家畜を飼っていた頃には、あまり広まっていませんでした。注目していただきたいのは、〝サピエンス〟という言葉それ自体は、〝知る、味わう、知覚する、賢くある〟ことが現在の瞬間に展開していることを指すラテン語の動詞 *sapere* の現在分詞[訳注]だということです。私たちは〝知っている〟ことを知っている種（species）なのです。言い換えれば、私たちは、自分が知っており、賢く、〝メタ視角〟（meta perspective）を持っており、気づいていることに気づいている——または、雄弁にも自らをそう名乗っている——種なのです。

先に注記したように、私たちの狩猟採集民の祖先たちは、絶えず注意を払う必要がありました。さもなければ、彼らは飢え死にしたか、または食べられてしまったか、迷子になってしまったか、または家を失い、風雨に晒されて損傷を受けたことでしょう。そして自分が生まれ落ちた共同体以外に何もなかったので、そうした慎重な注意を払い、自然界の兆候を読み取る能力は、互いの表情、気分、そして意図を読み取ることを含まざるを得ませんでした。これら全ての理由のため、注意のいかなる欠如も進化の中で強硬に淘汰されていったことでしょう。

同様にして、農民たちは大地と新しい生命のリズム、そしてその時々刻々の世話へと自然に慣らされて行きます。これらの自然、日々、時間、そして四季の循環に注意を払

［訳注］現在分詞（present participate）。そのコアイメージは「進行・ライブ感」。つまり、既にスタート（着手）しているが、まだゴールに到達していない、まさに動いて（展開して）いる状態。https://www.english-speaking.jp

い、同調することは、時間の通過を刻する時計や暦ができるずっと以前には、サバイバルにとって不可欠だったのです。

私たちが静寂を求める時、多くがそれを自然の中に見出すことは不思議ではありません。自然界にはいかなるごまかしもありません。かつては無垢の荒野だった、そして今もそうであり、そして人間の尺度では時間を超越している場所の残滓である窓外の一本の木、そしてその中にいる鳥たちは、ただ今の中に佇んでいます。自然界は常に今を明らかにしています。私たちは本能的に自然の一部を感じ取りますが、それは私たちの祖先たちがそれから生まれ出、そしてその中に生まれ落ち、そして自然界は唯一の世界で、そしてそれしかなかったからです。それは、その住人たちに多様な経験の次元を提供し、彼らが時々霊界（spirit world）または神界（world of gods）と呼んでいる、いずれも普通は目に見えないが、しかし感知され得るそのどれもが生き残るために理解される必要があったのです。

変わり行く季節、風と気候、光と夜、山々、河川、大洋と海流、野原、植物と動物、荒野そして野生の風物が今もなお私たちに語りかけてきます。それらは私たちを誘い、そしてそれらが明確にし、（そして私たちが忘れない限り、私たちもまた常にその中にいる）現在へと私たちを連れ戻します。それらは、重要なことに、私たちが焦点を合わせ、メアリー・オリバーの優雅に言い表されたフレーズを借りれば、〝事物のファミリーの中の私たちの居場所〟を思い出させるのを助けてくれます。

が、過去百年間に自然界との親密さと生まれ落ちた共同体へのつながりから私たちが疎遠になってしまったので、私たちにとって多くのことが変わってしまいました。そしてその変化は、過去二十五年間余りにおけるディジタル革命の出現と、事実上（シャレではない）普遍的な採用でより一層顕著になりました。私たちの全ての〝時間節約的〟で高性能な接続装置は、私たちをより高い速度、より高い抽象化、より大きな離脱、より大きな距離、そして私たちが注意深くしなければ、より大きな断絶の方向へと志向させていきます。

今や、より多く注意を払うべきことがあるので、何か一つだけのことに注意を払うことはより困難になっています。私たちは容易にわき見させられ、より容易に注意散漫にさせられます。私たちは絶えずテキスト、プッシュ通知（push notification）、アピール、デッドライン、コミュニケーション、そして不必要で、おそらく取り込んでも処理できそうにないほど多くの情報を続々と浴びせられます。そして事物が素早く、猛烈に、容赦なく私たちを攻撃しに来るのです。そしてそのほとんどは人造です。そしてそれは奥に魂胆を持っており、大半は私たちの貪欲や恐怖に訴えるものです。これら、私たちの神経系への攻撃は、充足や平静よりはむしろ、欲望や興奮を途切れなく刺激し、肥大させます。それらは和合よりはむしろ反発を、一致よりは不一致を、円満で完全になったと感じるよりはむしろ欲張りになったという気持ちを培うのです。そして、とりわけ、もしも私たちが用心深くないと、それらは時間、私たちの瞬間を奪い取ります。私たちは時間を圧搾され続け、そして私たちの現在の瞬間が攻撃され、きりのない切迫感の中で費消される時は、たとえそれがただもう一つのことを成し遂げることの切迫性だけだとしても、急に未来へと投げ出されてしまいます。それはけっして十分な時間がないかのように思われる可能性があります。

こうした全ての速度と貪欲と体の鈍感に直面して、私たちはますます自分の頭の中にひきづり込まれ、物事が実際はどうなっているか感知するよりはむしろ、物事を理詰めで把握し、理解しようとします。もはやそもそも自然ではない、あるいは生き生きしていない世界の中で、私たちは自分の到達範囲を広げてくれる機械と、たとえそれらの常習的使用によって私たち自身を体から離脱させてもらうことに負けているとしても、絶えずインターフェースしていることに気づきます。その機械がマイカー内のラジオであれ、ラジオそれ自体であれ、寝室内のテレビであれ、事務所内のパソコンであれ、キッチン内に増えていく何かであれ、至る所にあるスマホであれ。

過去数世代にわたる私たちの生き方の容赦ない加速化は、何かの中または上への注意の集中《フォーカシング》を忘れ去られた技術めいたものにしてしまいました。その喪失はディジタル革命によって折り合いをつけられ、それはほんの数年間で、家庭用小型コンピュータ、ファックス装置、ポケベル、携帯電話、カメラ付き携帯電話、個人用Palmデバイス、ラップトップ、二十四時間年中無休の高速接続、インターネットとそのワールドワイドウエブ、そしてもちろんeメール、そして今や増加中のワイヤレスなど、さほど長くない以前には考えられないドリーム、サイエンスフィクションの題材です。

まぎれもない便益性、使いやすさ、アクセスし易さ、効率性、コーディネイト性の向上、情報、組織化、エンターテイメント性、そしてオンラインショッピング／バンキング／コミュニケーションの容易さの全てにもかかわらず、これらのディジタル開発物は、それらと相俟ってようやく始まったばかりのこの巨大な技術革命が、私たちが気づいていようといまいと、私たちの生き方を、すでに不可逆的に変貌させ始めたのです。

そして、それが始まったばかりであることは疑問の余地がありません。けれども、すでにそれは私たちの家庭も職場もすっかり一変させてしまいました――多くの人が今や一日中、そして来る日も来る日もコンソールの前に座り、スクリーンを凝視し、タイプを打ち、アイコンをクリックします。どうやら、労働人口の大部分にとって、それがほとんどの仕事の成り行きのようです――一日にどれぐらいの仕事をこなせそうか、それゆえ、どの程度まで目標を達成できそうか、何であれ自分または〝彼ら〟が期待しているものをどれくらい素早く引き渡せそうかを見込んで、〝賭け金を上げる〟［訳注］(up the ante) のです。この新しい働き方そして生き方は、突然、私たちに押寄せ、きりのないオプション、きりのない中断や妨害、注意散漫、高度の〝対応能力〟(response ability)、そしてごくごく些細な出来事にも付きまとわせられる一種の曖昧な緊急性を突きつけてきたのです。〝やることリスト〟(to-do list) はますます長くなり、そして私たちは常にこの瞬間を駆け抜け、次のそれに至ろうとしています。

こういった全てが、注意を継続し、それによって、何らかの種類の行動を起こす前に深いやり方で物事を知ろうとする私たちの能力と性向を腐食させるべく脅かしています。私たちは、この注意の欠如を目のあたりにすることがあります。例えば、eメールで〝送る〟をクリックした次の瞬間に、ちょうど言おうとしたことを添付し忘れた

［訳注］up the ante（ante の発音はアンティー）は、元々はポーカーなどの賭けで " 賭け金を上げる " という意味の表現。より一般的に、成果を上げようとしてリスクを増やすことを表すのによく使われる。例えば、ビジネスの交渉などで要求水準を上げることも、up the ante と言える。

ことを思い出したり、または自分がちょうど言ったことを本当は言いたくなかったことに決めたり、または自分が言わなかった何かを本当は言いたかったのだが、しかしすでに送信済みだ、というふうに。

技術自体が、私たちが反省してみる気になる時はいつでもそれを妨害します。それは時々その気がかり事項を無視して次のものにスクロールダウンし、私たちのインボックス（未決箱）内の次の事項へと移動します。私たちは、内心ため息をつかもしれませんが、しかしそのままにしておくか、または、もし可能なら、訂正を送るかもしれません。時期尚早にも見落とされたeメールを他にどう始末できるでしょう?

が、このようにして、蔓延している凡庸さが自分の日常的談話や意思疎通の中に潜り込む可能性が、とりわけ、私たちが瞬間的にしているこれらの陰湿な選択に心を配らなければ、あるのです。というのは、私たちは、何人かの注意欠如障害専門家が観察してきたように、私たちの全ての美味しそうな機会と選択によって、文字通り、注意散漫へと突き動かされているからです。私たちはしばしば、自分のマルチタスキング中に、心を集中させてそれを一つのものに向けるという、あまりにも相容れなくなってしまった私たちの能力と願望を遮りさえします。

私たちは自分自身を注意散漫へと突き動かし、人間の世界は私たちを、私たちが種として生まれ育った自然界では決してしなかったようなやり方で、注意散漫へと突き動かします。人間の世界は、また、その全ての驚異と深い贈り物にもかかわらず、私たちの気を惹き、私たちを誘惑し、私たちの嗜好に叶い、何かになろうとする私たちの願いに訴えるますます多くの不用品を私たちに浴びせかけてきます。それは私たちがただ在る《ビーイング》ことに甘んじ、この瞬間を実際に正しく認識し、それに感謝する――それを何かで満たしたり、次の瞬間に移ることなくそうする――機会を腐食させてしまいます。それは、自分には時間がないということに不満を言う時間さえ奪い取ります。それは不注意と心の不安定とのダンスを生じさせたのです。そう、私たちが取り乱さないという仕事に取りかかることができれば――そして取りかかるとき、取り乱していなければいいのですが。

多数の幼少児たちが今やA.D.D.およびA.D.H.D.で、三歳児までもが薬品を投与されているというのは、耳にしたくもない、実際には悲劇的なことです。これらの事例の多くにおいて、子供たちの注意散漫と活動過剰などの挙動が実際にはそうした年齢の標準ではなく、それゆえ、厳密に言えば近頃の状況下でノーマルであるなら、それらへと巻き込んでいるのは成人たちでしょうか？　おそらく、子供たちの挙動は、私たちが目の当たりにしている肥満の蔓延の場合のように、やはり広く蔓延している家族生活、そして当今の生活全般の不–安心の一つの兆候なのです。

もしも両親があまりにも多忙で、当惑していれば、また、その場に姿を見せていても取り乱していれば、また、夕方と週末を含むたいていの時間外で仕事をしていれば、または在宅中は電話していたり、細々した様々な家事に追われていれば、多分子供たちは、非常に幼い子さえも、徹底した親無し状態、そして内心で大きな、ほとんど遺伝的な悲嘆を味わいます。多分、突飛でも、取り乱してもいない付き添いよりは頼りになる、親の注意の欠落、実際の生き生きした感じ、呼吸、感触、体の触れ合いの欠落があるのです。

結局、それは〝ビッグピープル〟の宇宙であり、したがってビッグピープルが考える傾向があるのです。したがって、もしも私たち成人が、程度の差はあれ、絶えず注意散漫になるよう駆り立てられ、そしてどれか一つのことに注意を集中することに苦労するなら、ますます多くの子供たちもまた、生まれる時からのリズム、とりわけ新生児および幼児としての彼らのそれが、私たちの波長に合わせられるようになるというのは意外でしょうか?

または、多分、いくつかの場合に、子供たちは、少なくとも彼らが電話やインスタントメッセージを入手する以前は、実は全くA.D.D.に悩まされていません。彼らは、いくつかの気質が示すように、多くのエネルギーを持ったごく普通の子供かもしれません。が、彼らは今やA.D.D.またはA.D.H.D.を抱えた教室の問題児と受け取られ、診断されさえするかもしれません。なぜなら、成人たちは、もはや、少年期のノーマルな活力と異議を首尾一貫して扱うだけの時間も、やる気も、忍耐も持っていないからです。

私たちの実に多くが自分たちの境遇に閉じ込められていると感じていますが、しかし同時にまた自分の人生が展開している速度に病み付きになっている、あるいはその依存症になっています。私たちのストレスと苦悩さえもが、奇妙に満足がいき、夢中にさせると感じられます。そのため、私たちは減速して、現在の瞬間に身を任せ、自分の子供たちのニーズが私たちのそれと衝突している時に、たとえ子供たちが行動障害を持っているが故にではなく、ただ子供であるが故に、非常に本当で、また変化しているというのに、彼らのそれに十分に寄り添おうとはしません。

どちらかと言うと、私たちの子供たちは、A.D.D./A.D.H.D. 家族の中に私たち成人と一緒に暮らさねばならず、お仕着せのカリキュラムを備え、ほとんどは断片化された、まとまりを欠いた大量の情報によって支配され、あまりにも厳格に統制された A.D.D./A.D.H.D. 学校に通わなければならないことから得られた不-安心に負けているのかもしれません。そしてそれから、この入門式の産物として、私たちはこの A.D.D./A.D.H.D. 社会に参入するための素養を身に着け、意味深いやり方で仕事と様々なやり方で関わり合い、そして自分自身の人生に関わることになります。たとえこれが単に部分的に正確な特徴付けだとしても、それについて考えるだけでも、誰かに、パニック発作とまではいかなくても、頭痛の種を与えるかもしれません。

二十四時間年中無休の接続

ほんのわずかでも注意を払えば、私たちのすぐ目の前で、私たちの神経系によっていまだかつて経験されたことがないやり方で根本的に変化しつつあることに気づくことは容易です。これらの変化とそれらが私たちの人生、家族そして仕事にたった今及ぼしているかもしれないインパクトの大きさに照らせば、それらがたった今私たちの人生にどのような影響を及ぼしているかを顧みることは良い考えかもしれません。さらに言うなら、二十四時間年中無休の領域にマインドフルネスを持ち込み、何をそれが私たちのために、また私たちにもたらしているかを顧みることは良い考えかもしれません。

私の推測では、ほとんどの場合、私たちは注目したことがありません。私たちは新しい可能性と挑戦に適応し、新しい技術を使いこなし、より早く、多分より良く使えるようにすることに熱中し、その過程で完全にそれらに依存し、耽溺するようになったのです。そして私たちがそれに気づいていようがいまいが、私たちは、いかなる減速の兆候も示していない時間の加速の流れに押し流されているのです。効率と利得の両者を生じさせることを高く謳われている技術は、もしもそれが既にそうしていなかったら、その両者を私たちから奪うことを脅かしているのです。誰がより多くの余暇を持つと誰が知っているのでしょう？　その概念自体が私たちの時代にとっては疎遠で、一九五〇年代への後戻りのようなものです。今や私たちの生活のペースはムーアの法則（最初にそれを命名したインテルの創設者ゴードン・ムーアに因む）として知られている、集積回路のサイズと速度を支配しているものによって突き動かされていると言われています。十八ヶ月ごとに次世代マイクロプロセッサの計算能力と速度は二倍に増える一方、そのサイズは二分の一に減り、そのコストはほぼ同じです。考えてみてください——処理速度はますます増え、サイズはますます減り、ますます安価になる電子機器。この組み合わせは仕事と家庭、消費者製品、ゲームへの誘惑を招き、そして容易にあからさまな中毒に帰着し得る携帯電子機器、ますます増大するeメール、ボスメール、ファックス、ページ、地球上の至る所からやってくる携帯電話のトラフィックに否応なしに応答するうちに陥る全ての測定および方向感覚の喪失をもたらします。クズ同然の強引な広告、私たちの感覚へのあたりかまわぬ攻撃。逃げようもないそれらの多くは私たちが大事にしている人々、関わり続けたいと思っている人々から来るのです。が、バランスについてはどうでしょう、どうやってインスタントおよびユビキタス接続のペース、そして即時応答の期待を規制したらいいのでしょう？

ディジタル機器とスマホの場合、私たちは今やあまりにも接続しているので、誰とでもまたあらゆる人と何時でもどこでも接触し、テキストと電話を受け、eメールを何時でもどこでもチェックできます。が、その過程で、けっして自分自身と接触しないというリスクを冒すかもしれないということが脳裏をよぎったことがありますか？　誘惑だらけの中で、私たちは、生命への元々の結びつきは自分自身の内面性——私たちを世界に接触させ、世界によって接触させられる、心を含めた自分自身の体と全ての感覚を経験し、そしてそれに応答して適切に行動すること――を通してだということを容易に忘れる可能性があります。そしてそのためには、私たちは何ものによっても満たされていない瞬間、もう一つの電話の呼び出しに応じるために飛びつこうとしたり、もう一つのeメールを送ろうとしたり、もう一つのイベントを計画したり、または自分の〝やることリスト〟に、たとえできても、追加しない瞬間を必要としています――反省し、思慮深くし、物事を熟考する瞬間が。

　接続の緊急性と専制の内側では、自分自身への接続はどうなっているのでしょう？　私たちはあまりにも他の誰とでも接続されているので、実際にいるべき場所にはけっしていないのではないでしょうか？　私たちは携帯電話上でビーチにいるだけで、実際にそこにいるのでしょうか？　私たちは携帯電話上で通りを歩いているだけで、そこに実際にいるのでしょうか？　私たちは携帯電話上でドライブしていて、実際にそこにいるのでしょうか？　私たちは、自分の人生の能率促進とインスタントで終りのない接続のための可能性を目の当たりにして、自分の人生の中にいることの可能性を窓の外に放り出さねばならないのでしょうか？

　自分の〝中間〟(in-btween)の瞬間に誰かと接続しないことについてはどうですか？　実際には中間の瞬間などないということを悟ることについてはどうですか？　携帯電話のあちら側ではなく、こちら側にいる誰かと接触していることについてはどうですか？　私たち自身を何かの変更、チェックインなどについて電話で確かめることについてはどうでしょう？　そのために自分の電話さえ必要ありませんが、しかし立ち寄りを私たちに思い出させるためのマインドフルネスアプリが増えています。が、それらは、私が特に本書用に開発したもの（二九八頁参照）を含む、形式的瞑想を培い、深めるのに役立つかもしれない一方、任意の、またあらゆる瞬間に、自分が麻痺した、圧倒させられた、退屈した、ばらばらにさせられた、心配にさせられた、意気消沈させられた、または、もう一つ何かを成し遂げる必要があると感じるかもしれない瞬間にも、ただ自分がどのように感じているかに接触することについてはどうですか？

　自分の体、そしてそれを通して私たちが外側の景色を感じ、そして知る感覚の宇宙に接続されていることについてはどうですか？　どのような瞬間であれ、どのようなこと——自分の情動や気分であれ、感情であれ思考、信念であれ——が心の中で起こっていようと、それについての気づきと共に、最もマインドレスで自動的と言い得る瞬間以上に長く佇むというのはどうですか？　ただそれらの中身とだけでなく、それらの情緒、エネルギーとしてのそれらの実感、自己理解のための情報の強大な貯蔵庫としての自分の人生の中での意義深い出来事、変容を促進するための大きな機会、自分が一瞬一瞬経験しているもの、また自分が知り、そして理解しているものに従って真正に生きるための機会についてはどうですか？　任意のそしてあらゆるレベルの私たち自身についてのより大きな絵についてはどうですか、たとえその絵が常に仕掛かり中であれ、常に試作中であれ、常に変化中であれ、時には明瞭に、時には不明瞭に姿を見せ、または見せ損なっても？

　ほとんどの場合、私たちの新発見の技術的接続性は何の実用価値もなく、ただの習慣であり、不条理の限界を押し広げるだけです。ニューヨーカーの漫画中にあるように。

ラッシュアワーでのある列車の駅。人々がどっと列車から駆け降り、どっと列車に乗り込んでいる。
キャプション：「私は今列車に乗り込んでいる。」「私は今列車から降りている。」

これらの人々は誰なのでしょう？（えーと、私はほとんど忘れていましたが、私たちの全員です。）ただ列車に乗ったり、それから降りたりし、その一片の情報が伝達されることのどこが悪いのでしょう？　今や誰でも飛行機を降り、彼らの一行に昔ながらのやり方で会い、ただバックアップ用の携帯電話を持参しています。私の偶然の観察からは、いったん飛行機が着陸すると、答えはなし。それからすぐに、もしも私たちが用心深くなければ、こんな答え。「今、浴室にいる。今、手を洗っている。」本当に知る必要があるのでしょうか？

もしも私たちが自分自身に告げているのだったら、それは自分の経験についてのまさにマインドフルな注目であり、それゆえ現在の瞬間に展開している体現された経験についての気づきを培うのにかなり有用です。私は列車に乗っており（そしてそれを知っている）。私は列車を降りており（そしてそれを知っている）。私は浴室に向かっており（そしてそれを知ってる）。私は両手に水を感じ、そしてそれを知っている）。私はどこから綺麗な水が来ているか、また、いかにそれが貴重かよくわかっている。それが体現された覚醒状態です。実践を重ねるにつれて、人称代名詞はあまり必要ないということが見えるようになるかもしれません。それはただ乗っており、ただ降りており、行っており、感じており、知っており、知っており、知っている…のです。

他の誰かに告げますか？　誰がそれを必要としているのですか？　それは注意散漫、転換、具象化を通して瞬間を根こそぎにすることができます。どういうわけか、自分の経験の中で、またそれと共にあることは、たとえそれがその瞬間における自分の人生であろうと、もはや十分ではないのです。

それは人を躊躇させます…私たちが、不可欠ではあるが、しかしあまりにも容易に見逃されてしまう体との繋がり、揺るぎない、アナログ的な、デジタル化されていない自然の世界との、ありのままのこの瞬間との、実際にあるがままの私たちとの繋がりを実現するために必要な躊躇を。

だからと言って、私たちが今日どっぷり漬かっている技術の多くが驚異的でも極めて有用でもないと言いたいわけではありません。携帯電話が両親が子供たちと、昼間または夜間、共に触れ合いつつ留まることができるようにしています。それらは、九月十一日にハイジャックされたうちの一機の飛行機の乗客に彼らの状況への警戒通報を出し、四機目の乗客たちを誘導して同機がその標的にぶつかるのをどうにか防がせたようです。携帯電話は私たちが互いに見つけ合ってびっくりするような、また有用なやり方で私たちの活動を効率よく調整できるようにしてくれます。が、それはまた自動車事故の大きな原因にもなります。これは、人々が今やますます電話での会話に夢中になったり（そして、最近のある研究によれば、ラジオダイヤルをいじくりまわしたり、食事をしたり、おしゃれをしたりすることに夢中になっていたりすれば）安全運転している時や、運転中どこにいるか知っている時よりもずっとその危険性があるでしょう。それは、ランチに出かけることに真新しいレベルの意味を与えます…危険なまでにそうで、多くの場合犯罪すれすれの。（イヤホーン：「しまった！　すみません。危うくあなたを轢きそうになりました。あなたが目の前を横切っているのが見えなかったのです。私は自分の経理担当者、弁護士、母親、ビジネスパートナーと厄介な話し合いの最中だったのです。」）ということは、デジタル技術が私たちに突き付けている〝プライバシー〟という大問題には何も触れていないのです。私たちのあらゆる買い物と動きは追跡され、分析され、そして私たちの個人的習慣が、私たちがほとんど想像できないようなやり方で割り出され《プロファイル》、カタログ化されており、そして私たちが〝プライベートの領域〟と見なしているものにすっかり見直しを迫るかもしれないのです。

コンピュータとプリンターそしてそれらの驚異的なソフトウエア能力は、ｅメールによって任意のそしてあらゆる所で即座に文書をやり取りする能力、および、以前だったらすぐ利用できるまでに数日を要したかもしれない情報へのアクセスと相俟って、二十五年前にはこなすのに一週間あるいは一ヶ月もかかったかもしれない仕事をたった一日で、またはもっと素早くこなすことができるようにさせるかもしれません。私は、いくら想像をたくましくしても、ラッダイト［次頁、訳注］的な技術的発展への非難とより素朴な時代へのロマンチックな回帰願望を提唱する気にはなりません。が、私は、全ての新しい、そしてますますパワフルな手段が日進月歩で利用できるようになっていき、私たちを外面的なものに引き寄せて病みつきにさせ、内面的なものを忘却させることによって、ますます私たち自身を自分自身から疎遠にさせることがないように気をつけることが重要だと思います。

私たちが、こうした全ての、自分の神経系が今まで一度も遭遇したことがない、新しい、ますます急速なやり方で外界に組み込まれて行けば行くほど、それだけ私たちが内面世界の堅固な拮抗《カウンター》バランス、神経系を鎮静させ、それを私たち自身および他の人々のためになるように、賢く生きるようにさせることが重要になるかもしれません。このような拮抗バランスは、より大きなマインドフルネスを体、心、そして外と中とのインターフェースでの私たちの経験へと持ち込むことによって培われることができ、そしてその持ち込みの対象には、私た

［訳注］ラッダイト運動（Luddite movement）は、1811年から1817年頃、イギリス中・北部の織物工業地帯に起こった機械破壊運動である。

産業革命にともなう機械使用の普及により、失業の恐れを感じた手工業者・労働者が起こした。産業革命に対する反動とも、後年の労働運動の先駆ともされる。機械所有の資本家には憎悪の対象であったが、詩人には創作の霊感を与えた。

ラッダイト（Luddite）という言葉の意味は不明であるが、1779年に2つのニット製造機Stocking frameを壊したネッド・ラッドという若者の名前を語源とすると一般には信じられている。

後に自由を追求する詩人に霊感を与えた。シェリーはこの運動が潰えた四年後に次のように歌った。

種をまけ、しかし地主のためではなしに！
富を築け、しかし馬鹿者のためではなしに！
衣服を織れ、悪漢に着せるためではなしに！
武器を鍛えよ、おまえたち自身を保護するために！

産業革命時代のイギリスの経済学者カール・マルクスは資本論でこのラッダイトを批判しており、労働者は「物質的な生産手段」ではなく、「社会的な搾取形態」を攻撃すべきだとした。

その後「ネオ・ラッダイト」なる考え方が出てきた。これは現代文明において、ITなどのハイテクの進化と台頭によって、個人の雇用機会が次第に奪われていくのではないかと懸念し、それらの開発を阻止し、利用を控えようという考え方である。これはかつてのラッダイト運動になぞらえ、ネオ・ラッダイトと呼ばれている。[Wikipedia]

ちがまさに技術を接続して使用中の瞬間や、そうしようとする衝動が起こるまさにその瞬間が含まれます。さもなければ、誰がこういった全ての行為をしているのか、誰がより望ましいどこかに行こうとしているのか、そして本気でそうしているのか、もはや熟考する時間さえ持っていない、ロボット的な人生を生きる非常に高い危険性があり、お手上げになるかもしれません。

時間の通過〝感覚〟

あなたは、内面的な時間の感覚は、あなたがどこか他所の見慣れない場所で何らかの冒険的な企てに携わっている時には劇的に減速することに気づいたことがありませんか？　異国の都市に一週間行って、異なった多数のことをしてごらんなさい。そうすれば戻った時、あなたがより長く出かけていたように思われるでしょう。一日がまる一週間、一週間がまる一ヶ月間のように思われ、自分がそれだけ多くのことをした、すっかり満喫したのだと。

もしあなたが荒野でのキャンピングに出かけるなら、あなたは似たような経験を味わうことができます。あらゆる経験が新奇です。それは〝見物（sightseeing）〟ではありませんが、それでもあなたが見るあらゆる光景は初めてなのです。　その故に、注目すべきまたは私たちが〝注目に値する〟と見なす瞬間の頻度は、家にいる場合より高いのです。そしてもちろん、あなたがWinnebago［訳注］と衛星放送受信アンテナ、そしてノートパソコンを購入しないかぎり、通常の家庭での気晴らしはごくわずかになるでしょう。一方、我が家に滞在した人々は多かれ少なかれ定期的な一週間を過ごし、そしてそれは彼らにとって閃光のように通過し、まるであなたがほとんど身動きしないうちに、既に戻っているかのようです。

［訳注］RVのブランド名。また、「RV」とは「recreational vehicle（休暇を楽しむための車)」の省略語で、キャンプや居住に適したベッドやキッチンなどを装備した大型バン（キャンピングカー）のこと。

コンピュータ・ウィザード（天才、魔術師、エキスパート）、未来派、人工知能の擁護者（主唱者）、そして感覚障害者のための感覚エンハンサー（増強構造）の発明者、レイ・カーツワイルによれば、私たちの内面的、主観的時間の通過感覚は、システム内にあるカオスの度合いと並んでいる〝マイルストーン〟的（画期的）または特筆すべき出来事として私たちが感じるかまたは感知するものとの間のインターバルによって測定されます。彼はこれを〝時間とカオスの法則〟と呼んでいます。システム内の秩序が減り、カオス（プロセスに相関した乱れた出来事の量）が増える時、時間（顕著な出来事同士間の時間）は減速します。そしてシステム内の秩序が増え、カオスが減る時、時間（顕著な出来事同士間の時間）は加速します。彼が〝収穫加速の法則［訳注］〟と呼んでいるこの必然的帰結は、種の進化、または技術のそれ、または計算能力のそれにも当てはまります。

　乳幼児たちは彼らの発育／形成期に起こってくる沢山の画期的出来《マイルストーン》事を持っており、そしてそのような出来事の頻度は時間と共に減少し、やがてシステム内のカオス（例えば、予測不可能な様々な人生上の出来事《ライフ・イベント》）のレベルが増えていきさえします。乳幼児の場合は画期的出来事《マイルストーン》同士

［訳注］収穫加速の法則（The Law of Accelerating Returns）とは、アメリカの発明家レイ・カーツワイルが提唱した、一つの重要な発明は他の発明と結び付き、次の重要な発明の登場までの期間を短縮し、イノベーションの速度を加速することにより、科学技術は直線グラフ的ではなく指数関数的に進歩するという経験則である。

　また収穫加速の法則は、生命進化のプロセスにも適用されており、DNAの成立、生殖という発明、発明を作る発明としての人間の誕生などを一元的に捉え、ムーアの法則によって示されたような秩序を増大させる技術革新はトランジスタ製造技術の枠を超えて継続するという主張を展開した。

間のインターバルは短く、したがって彼らの感じられる経験は時間がないか、または非常にゆっくり過ぎていくというそれです。私たちはほとんどそれに気づかず、それほど多く現在の瞬間の中にいます。私たちが歳を取るにつれて、特筆すべき発達上の画期的《マイルストーン》出来事間の空間（時間）感覚は延び広がり、そして現在の瞬間はしばしば虚しく、満たされておらず、常に同じように思われるようになります。主観的には、歳を重ねるにつれて時間が加速していくように感じられていきます。これは、私たちの準拠／参照枠（frame of reference 思考や行動の基準）がどんどん長くなっていくからです。

そこで、もしもあなたが自分の人生の通過についての内面的な感じ《フィーリング》を減速したければ、そうするための二通りのやり方があります。一つは、あなたの人生をできるだけ新奇《ノベル》で、できれば画期的《マイルストーン》な経験でいっぱいにすることです。多くの人々はこのように生きる道に病み付き（夢中、中毒、依存症）になり、人生を価値あるものにするための次の大きな経験を常に探し求めます――それがエキゾチックな場所への大旅行であれ、エクストリームスポーツ［訳注］であれ、または単なる次のグルメディナーであれ。

時間の通過についての感じられる感覚《フェルトセンス》を減速させるための他のやり方は、あなたの通常の瞬間のより多くを、それらに注目することによって、注目すべき、注目に値するものにすることです。これはまた、心の中のカオスを減少させ、秩序を増加させます。ごく短い瞬間が正真正銘の画期的《マイルストーン》出来事になることが可能です。もしもあなたが、あなたの瞬間が

［訳注］エクストリームスポーツ（extreme sports）とは、速さや高さ、危険さや華麗さなどの「過激な（extreme)」要素を持った、離れ業を売りとするスポーツの総称。

展開していくにつれて、十分な気づきでもってそれらと共に在り、そしてそれらの中に住まうなら、何が起こっていようと、あなたは各々の瞬間が独特《ユニーク》で、斬新《ノベル》で、それゆえ極めて重要（momentous）であることを発見することでしょう。時間についてのあなたの経験は減速していくでしょう。あなたは、現在の瞬間に備わっている時間を超越した特質を受け入れ、その結果、自分自身が主観的な時間の通過経験からすっかり踏み出ていることに気づきさえするかもしれません。あなたの残りの人生には天文学的に大きな数の瞬間があるので、あなたが今何歳であろうと、どれほど歳を取っていようと、あなたが今ここでそれらの瞬間のためにいるようにすればするほど、それだけ生き生きと躍動的に人生はなっていきます。瞬間それ自体が豊かになり、それらの間の間隔が短くなればなるほど、それだけ、それについての経験の見地からの時間の通過感覚はゆっくりと、遅くなり、あなたの瞬間のより多くと共にここにあるようになるにつれて、〝より長く〟あなたの人生はなっていきます。

さて、興味深いことに、時間の通過間隔が減速するさらに他の仕方があるのです。この仕方は、実は、気分が悪い時です。つまり、私たちが落ち込み（意気消沈）、情緒不安定、不幸に囚われている時です。もしも物事が休暇中に順調に運ばなければ、一週間、ことによると一日さえもが、私たちがここにいたくないので、飽き飽きするほど長く思われる可能性があります。ものごとが計画通りに行っていないのです。私たちの期待は叶えられておらず、そして私たちは、物事が望み通りになっていないので、私たちはそれらと絶え間なく取っ組み合っているのです。

時間は、その時には、重さのように感じられ、そして私たちは待っていられなくなります――家に帰るまで、または、外的状況が変化するまで、雨が上がるまで——何であれ、充実感、幸福感を味わうために絶対的に起こらなければならないものが起こるのを。外出していようと家にいようと、私たちが鬱そしてそれに関連した気分状態に陥る時、私たちは物事をするために奮闘するかもしれませんが、しかし私たちがするあらゆることはどうにも虚しく、妨げになるように思われ、あらゆることが努力で、そして時間それ自体が私たちを沈滞（憂鬱）へと引きずり込みます。まるで、有意義で、とても重要で、高揚させる出来事はけっして起こらず、そしてもはや遂げられ、または経験されるべき発達上の画期的出来事《マイルストーン》はけっして起こらないかのように感じられるのです。

外界の領域では、カーツワイルは、収穫加速の法則（「半導体の集積密度は十八ヵ月から二十四ヵ月で倍増する」という、後にインテル社の創始者となったムーアが唱えた経験則の好適例）に従って、私たちのテクノロジーは指数関数的速度で進化していると主張しており、したがってテクノロジーにおける画期的《マイルストーン》開発はますます速度を早めています。私たちの生活と私たちの社会は今や、私たちの機械ととても緊密に絡み合っているので、変化の速度自体のこの加速化は、同時に私たちの人生をますます加速化しているペースへと引き込んでおり、そしてこれが物事がますます早くなっているように思われるだけでなく、実際にそうなっている理由なのです。

私たちは、かつてないペースでの仕事と、かつてないほど大量の情報を迅速に処理し、それについて効果的にコミュニケートし、そして重要な、または少なくとも緊急な物事を片付けるというニーズに適応しなければならなくなっています。楽しまされること《エンターテイン》への私たちのオプションさえも、ますます加速化しているペースで拡大し、リラクゼーション、気晴らし、そして満足の瞬間を見出すための私たちの企てに、ますますインスタントな選択肢を提供するようになりつつあります。そしてそれは、時間が進むにつれて、ますます早くなっています。

❊

カーツワイルなど、多くのデジタルエンジニアは、機械がますます学習し、それらのインプット（〝経験〟）に基づいてそれらのアウトプットを修正できるという意味で〝インテリジェント〟になるようにプログラム化されていくにつれて、人間というよりはむしろ機械それ自体が次世代の機械を設計するようになるだろうと信じています。これは既に多くの産業で起こっています。シリコンインプラントの潜在可能性（メモリー〝アップグレード〟など）、思考と、多分、感情さえもシミュレートするロボット、ナノテクノロジー、遺伝子工学などなどを前にして、何人かの先見の明があるデジタルエンジニアは、進化は人間というものを乗り越えて、今や機械の進化を含んでおり、したがって私たちが知っているものとしての人間の時代と、〝人間〟という用語の使用は、私たちの誰もが気づくより、または推測することができるよりも早く終わりに近づきつつあると警告しています。［原注］

もしもこれが真相であることのわずかでも可能性を持っているなら、その時には多分、私

［原注］例えば、Tegmark, M. *Life 3.0: Being Human in the Age of Artificial Intelligence* (New York, Knopf, 2017).

たちは人類の上演可能全目録（full repertoire）と進化的相続遺産をまだ持っている間に探査しておくにこしたことはなく、それは、この技術的進化が私たちの十億余年にわたる遺伝的相続財産、また多分十万年余りにわたるホモ・サピエンス・サピエンスとしての、さらには高々五千年余りの、私たちが重要で貴重だと見なして〝文明〟と呼んでいるものの様々な側面を消失させないように、社会としての私たちがそれを意識的に規制することがいかに貴重かについての質問をすることを含んでいるでしょう。

私たちは種として、とりわけ道具、言語、芸術形式、思想、科学、そして技術の開発と使用において、とてつもなく早熟でした。が、その他の活動領域では、例えば、自己知、知恵、そして同情／慈悲心への潜在可能性を、地球規模に迫っている何ものにも、まだうまく利用できていません。私たちの相続財産のこれらの次元は、私たちの大きな脳と私たちの素晴らしい体に本来備わっているのですが、しかし今までは、それらは嘆かわしいほど未発達のままです。私たちは、自分自身の心のそれらの側面を培うやり方、内面的に、そして外面的に減速させるやり方を見出し、そして自分の瞬間と、明晰に見ることと知恵への能力を使いこなすやり方を見出さない限り、今後数十年間に主として直面していくものに適応することに非常に苦労するかもしれません。

時間の通過経験に戻るなら、マインドフルネスは、私たちが自分の瞬間と共に長居し、それらの中に住まい、自分の全ての感覚を通してそれらを感じ、それらを気づきの中で知ることは可能であり、貴重でさえあるということを私たちに思い出させることによって、私たちの瞬間を回復させることができます。その気づきは、経験的に時間の外側、永遠の今、現在の中にあると言い得るでしょう。そういうものとして、次に何も起こさせる必要もなしに、人生をこの瞬間にあるがままに正しく認めるだけ十分に生き、そして気づいている以外のいかなる目的さえもなしに、沈黙の覚醒状態において過ごされる瞬間は、私たちに、大きなバランスと明晰という、私たちの内面的および外面的嗜癖の動揺と執拗さによってほとんど常に侵蝕されているものを私たちに十分に提供する余裕があります。このようにして、マインドフルネスは時間の通過についての感じられる感覚を減速し、しばらくの間停止さえします。それはまた私たちに、技術的、社会的および政治的領域で展開していることへ私たちの脆弱さ、そして同調性を含む、外面的風景の中で起こっていること、そしてそれに対する私たちの反応（応答）を保持し、深くまで覗き込む（調べる）ための新しいやり方を私たちに与えることができます。そして内面的風景の中で、マインドフルネスは私たちに、私たちを不幸、絶望、孤独感で苦しめる情動的反応およびパターンの先を知るためのチャンスを与えてくれます。それは私たちに時間の空性と充溢性、時間の通過のミステリーと協働するための新しいやり方を提供してくれます。

「人生は実はあまりにも長いのに、それはあまりにも短いと人々は言います。これらの場所［コーヒーショップ、ストア］がそれを証明しています。それらはもっぱら、有り余っている時間を飲み尽くすためにあるのです。」

では、なぜサインフェルドはこれ［型通りのスタンダップコメディー］を彼自身のためにしているのだろう？　なぜ彼はただ自分のメガミリオンズ［アメリカ合衆国の44州で発売されている数字選択式宝くじ］を携えてサン・バルテルミー島［リゾート地］に行き、数年間過ごさないのだろう？

「それについてはあまり考えていません。理由は、多分、本当にそれをするのが好きだからです。スタンダップをすることを愛しているのです。楽しいですし、それはあなたが一人の人間と

［訳注］ジェリー・サインフェルド（Jerry Seinfeld、1954年4月29日-）は、アメリカ合衆国の俳優、スタンダップコメディアン、脚本家。本名、ジェローム・サインフェルド（Jerome Seinfeld）。

ニューヨークのブルックリンで生まれた。父親はハンガリー系ユダヤ人の、母親はシリア系ユダヤ人の出自。ニューヨーク市立大学クイーンズ校卒業。

スタンダップコメディアン（stand-up comedyは英語圏でコメディアンが観衆の目前で演じるコメディ（即興話芸）の一つ）として活動していたが、1989年にNBCでラリー・デヴィッドと共に「The Seinfeld Chronicles」を製作した。名前は「Seinfeld（となりのサインフェルド）」と変更になったが、4シーズンになる頃にはアメリカのテレビ業界でもっとも成功したシチュエーション・コメディーになるまで成長した。

番組は1998年に終了したが、2006年になってもさまざまな放送局で再放送が行われている。この番組には、サタデー・ナイト・ライブに出演していたジュリア・ルイス＝ドレイファスや、マイケル・リチャーズ、ジェイソン・アレクサンダーが出演していた。サインフェルドは本人を演じエミー賞やゴールデングローブ賞など、数々の賞や巨万の富を獲得した。

して持っているあらゆるものを用います。しかもそれは全て、まさに今ここで起こるのです。あなたが何かを成し遂げると、その程度まで、それがその瞬間にあなたに跳ね返ってくるのです。

ニューヨクタイムズマガジンに取り上げられたジェフリー・サインフェルド

部分的注意の連続

前マイクロソフト研究員リンダ・ストーンは、ニューヨーク・タイムズの中でトーマス・フリードマンに引用されていますが、その中で現在の心の状態を〝連続的部分的注意［訳注］〟のそれだと述べています。フリードマン自身は個人的なことを言っています。「私はそのフレーズが気に入っている。それは、あなたのeメールに答え、あなたのお子さんに話しかけている間に、あなたの携帯電話が鳴り、あなたは会話をする、ということだ。今やあなたは連続的な相互作用の流れに巻き込まれ、その中でただ部分的にその各々に集中することしかできなくなる。」

［訳注］（continuous partial attention）“連続した部分的関心”“継続的注意力断片化”“継続的部分注意”などと訳されている。これについては“ブログ世代の「恒常的関心分散症候群」”という啓発的な記事がある（trends & ideas 異文化間コミュニケーション・マーケティングの有機化学）。

それによると、「日本で「ながら族」が流行語になったのは1958年。「じゃ、“Continuous Partial Attention”なんて今に始まったことではないじゃないか」との声も聞こえてきそうだが、当時の「ながら族」は、新聞読みながら食事をする、ラジオを聴きながら勉強するといった程度。それに比べ、「恒常的関心分散症候群」となると、関心の分散の度合いもハンパではない。

「じゃ、どうしたら、そんな落ち着きのない消費者の関心を惹きつけることができるのか」。それが企業にとっても、政府にとっても、PR・広告会社にとっても、大きな課題となる。近年、幼児のあいだで増えているADHD（注意欠如・多動性障害）。一つのことに集中できず、注意力が持続しない子供たち。その点では、今日の消費者もADHD化しているのではないか。となると、これはなかなかに難題といえよう。

「もしも達成されることが他の誰か、または何らかの経験に身を委ねることに関わるものなら、それは一定のレベルの継続的注意を必要とします」とストーン女史は言った。そしてそれは、そのためのスキルを私たちが喪失しているものなのだ。なぜなら、私たちは絶えず機会のために世界を精査《スキャン》しており、そして絶えず何かより良いものを見落とすことを恐れているから。そのことが、スピリチュアルな点で信じ難いほどの枯渇をもたらしてきたのだ。

フリードマンは続けます。

私はいかに多くの人が私のオフィスを訪れ、中にいるかどうか尋ね、そしてもしもいなければ、私の携帯電話かポケベル（どれも私は携帯していない）に接続されるよう求めることに心を打たれる。あなたはもはやけっして外にいない。今やあなたが常に中にいるのだ。そして常に中にいる時、あなたは常にオンなのだ、そしてあなたが常にオンである時、あなたは何に最も似ているだろう？　コンピュータ・サーバー。…

問題は、人間は単にコンピュータ・サーバーのように設計されていないということだ。一つには、彼らは一晩に八時間睡眠するよう設計されているということである。…イェール大学経営大学院の学部長で *The Mind of the CEO*（CEOの心）の著者であるジェフ・ガーテンが言ったように、「私たちが適応するか、または死ぬ時ではなく、技術が適応するか、または死ぬ時なのだ。」

が、その種の適応は、よりマインドフルになるという一大決心なしにはありそうになさそうです。多分この頃は、オフィス技術の革新のおかげで、ますます仕事にきりがなくなっていることに注目せざるをえないでしょう。仕事およびそれをこなす私たちの能力が二十四時間へと拡大しているので、もはや営業日はありません。私たちの多くにとって、もはや営業週（workweek）はなく、週と週末との間の境目はなくなっています。どの場所も、飛行機、レストラン、別荘、ホテル、通行路、バイク道沿いのバイキングが職場になり、携帯電話、eメール、インターネットポータルも同様です。十年前にニューヨークタイムズの全面広告が打ち出したように、「マイクロソフトオフィスがワイヤレスになる時、びっくりすることが起こる。あなたは、これからどこでもあなたの職場にできる。」

そうです。これは多くの点で素晴らしい、便利で、信じられないほど助けになり、過去十年余りにわたり、仕事は予想以上にその方向に向かってきました。私はそれを批判しているというよりはむしろ、むしろ自分の注意を差し向けることがどのくらい自分の人生に影響を与えているか忘れないように自分の気づきを向け、そしてより大きなバランスのために一瞬一瞬選択することができることを銘記することが重要であることを示唆しているのです。

私たちが技術を使えば使うほど、それだけ私たちはそれに依存し、その常に加速している魅力に乗せられ、そしてますます自分に「いつ自分の時間があるのだろう?」と問わねばならなくなります。いつ、ただ在るための時間が自分にあるのだろう? アナログ的な人生のための? いつ干渉されたり、運び去られたりしないほど十分で重要な家族の時間があるのだろう? ただ散歩したり、サイクリングしたり、食事したり、買い物をしたり、そしてその瞬間に展開しているものと共に、外部からの侵入なしに、または次のことをこなし、同時に、けっして終わらない行動計画表にさらなる追加をせずに、または退屈している時に時間を埋めたりする（〝暇つぶしをする〟という言い方もある）ための必要なしに、ただ居るための時間がいつあるのでしょう？　そしてそのような時、もしもそれが現出したら、どうやってその中にいたらいいか、私たちは知っているでしょうか？　または、私たちは反射的に新聞を手に取ったり、誰かに電話をかけたり、リモコンをクリックし始めたりするのでしょうか？――私たちがますます現実生活から疎遠《リモート》になりつつあるように――。

以下は、二〇〇七年にiPhoneが出現するより三年前の、二〇〇四年の日曜版ニューヨークタイムズのビジネス・セクションからの若干の例です。

「十年前には、十二時間もオフィスにいなければなりませんでした。」と技術政策担当商務秘書補佐役で、シスコシステムの前重役、ブルース・P. メールマンは言った。現在、彼は一日十時間を仕事に費やし、妻と三人の子供たちといるのにより多くの時間を与える一方、彼の膝置き型無線ラップトップ、BlackBerryと携帯電話も使用している、と彼は言った。

「私は子供たちに服を着せたり、朝食を与えたり、入浴させたり、夜は物語の読み聞かせを助けるようにしています」と彼は言った。彼はまたレゴ空中戦という――彼と五歳の男児との間で、レゴ飛行機との架空の格闘戦を交わすゲーム――を楽しむ。

二人ともこのゲームが気に入っているが、それにはまたパパにとって追加的利点がある。片手でプレイでき、その間中、もう片方の手で電話で話したり、eメールをチェックすることができるという。多重／並行操作《マルチタスキング》には時々ごまかしが必要になる。メールマン氏は普通彼の息子に空中戦を勝利させるようにするが、彼は時々彼自身に勝利をおさめさせる。すると、それは彼の息子が飛行機を元どおりにするのに数分間を要させるよう強いる。「息子が彼の飛行機を作り直している間に、私はBlackBerry上の自分のeメールをチェックします」とメールマン氏は説明した。

四十四歳のヴェンチャーキャピタリスト、チャールズ・ラックスは、資金力豊かな彼の競争相手との〝時間との闘い〟についていくために技術を行使する。彼自身の入場により、彼は〝常時オン〟。彼のオフィスデスク上には一台の固定電話、一台の携帯電話、数台のプリンターに接続された一台のラップトップコンピュータ、そしてしばしばCNNかCNBCに合わせられた一台のテレビが置かれている。彼のいる側にはうまく命名されたSidekick（相棒）、カメラ、カレンダー、住所録、インスタントメッセージングガジェット、そしてフォールバック・フォーン役を果たすモバイル装置［現在はスマホにより追い越され、時代遅れになった］がある。それはインターネットをブラウズし、eメールを受け取ることができる。彼は、それが彼にチュンチュン鳴きかける時はいつでも、それをピックアップすることで知られていた――そして彼はそれを男子用トイレ内でeメールをチェックするために用いてきたことを認めている。

車内にもまたダウンタイムはない。「私は電話で話しますが、しかしヘッドセット（イヤホン）は持っています。」とラックス氏は言った。彼は何か他のことはするのだろうか、eメールを読むために彼のSidekickを使うといった？　「私は自分が何か他のことをしていると言っていると伝えられたりしません。なぜなら、それにより私が逮捕される可能性があるからです」と、笑いながら彼は言った。

ラックス氏は、自分は絶えず刺激があることが好きだと言った。「即座に満足させてくれます、」と彼は言い、そしてどうにか退屈を食い止めてくれる、と。「私はそれを、自分が待機状態中にある時に使います――もし私が列に並び、ランチを給されるの待っていたり、スターバックでコーヒーのテイクアウトを受け取ろうとしているなら。そして困ったことに、空港で待機していなければならないのはなんともうんざりです。」

「リアルタイムで即座にeメールを送ることができればいいのですが。」ラックス氏は一息ついた。「あなたは一秒も我慢できますか？　私の他のラインがリンリン鳴っているのです。」

彼が戻った時、彼はこのような働き方を多くのベンチャーキャピタリストたちと共にしていると言った。「私たちは一種のA.D.D.に苦しんでいるのです」と彼は言った。「それはちょっとジョークめいています、が、本当なのです。私たちは容易に退屈させられます。私たちは同時に進行していく多くのことを持っているのです。」彼はスポーツジムでのワークアウト（エクササイズ）中もeメールをチェックしている。

テクノロジーは彼に彼の余剰エネルギーの向け方を与える。「それは一種のリタリン[訳注]です」と彼は言った。が、彼は、テクノロジー依存はそのダウンサイド（マイナス面、好ましくない点）を持つことがありうる、と言った。「私はミーティングで、プレゼンテーションではなく、コンピュータ上でしていることにずっとフォーカスしている人々と一緒にいます。[原注]」

私たちがテクノロジーに依存し、引き込まれ、中毒になり、溺れ、コンピュータ・サーバーモードに誘導（誘惑）される程度まで、少なくともその程度まで、私たちは自分の内面生活、そして自分自身ひいては世界と、それが展開して行くにつれてそれと一瞬一瞬関わり合う際の十全な注意の力の卓越性を主張することが必要でしょう。もしも私たちがeメールやスマホから決して離れず、もしも私たちが思慮のない多重／並行操作《マルチタスキング》に連続的に誘導されているなら、その時には、フリードマンが言うように〝アウト〟は

［訳注］精神刺激薬メチルフェニデート（Methylphenidate）のこと。日本ではリタリン（Ritalin）と、徐放製剤のコンサータ（Concerta）が認可されている。同効薬として、精神刺激薬のアンフェタミン、ペモリン、モダフィニルなどがある。リタリンの運動亢進作用は強度と持続性において、アンフェタミンとカフェインのほぼ中間である。通常、成人は1日20～60 mgを1～2回に分割し経口摂取する。構造的にドーパミンやアンフェタミン、ペモリンなどに類似したピペリジン誘導体である。

日本でのリタリンの適応症はナルコレプシー（居眠り病。日中において場所や状況を選ばず起こる強い眠気の発作を主な症状とする睡眠障害）、コンサータの適応症は注意欠如・多動性障害 (ADHD) である。

リタリンとコンサータについて、それぞれ流通管理委員会が設置され、流通が厳格に管理されており、登録された病院、薬局でしか処方、薬の引き渡しができない。

［原注］私の同僚ジャドソン・ブリュワーの著書 *The Craving Mind: From Cigarettes to Smart-Phones to Love—Why we Get Hooked & How We Can Break Bad Habits* (New Haven, CT: Yale Uniersity Press). を参照。("A Simple Way to Break a Bad Habit" という講演を Yutube で見ることができる。https://www.ted.com/talks/judson_brewer_a_simple_way_to_break_a_bad_habit)

終わるかもしれませんが、しかし〝イン〟もまた、無意味になって、終わるかもしれません。なぜなら、私たちは十分に居る《プレゼント》にはどうしたらいいのか、また、一つのことに全注意を払うにはどうしたらいいのか、またはそれが本当に重要であることをさえ知らなくなるからです。

効率的な多重《マルチ》／並行《タスキング》操作は——当該のタスクのどの一つのパフォーマンスも、私たちの注意が競合し合う要求の間で行ったり来たりするので劣化するため——神話であることが再三再四示されてきました。

ですから瞬間が挑んでいる問いかけは、実は私たちが自分自身のために再び〝中〟にいることが出来るかどうかの問題なのです。心のプレゼンスが長時間継続させられるでしょうか？　私たちは注意をただ一つのこと、当面の問題に、それが何であろうと、払うことができるでしょうか？　私たちは〝非番〟になり、ただ勤務するよりはむしろ〝ただ居る〟ことができるでしょうか？　そして何時そうするでしょう？

もしも私たち自身の心のひっそり囁いている切望や生得の知恵でなければ、いったい何そして誰が私たち自身を自分の故郷へ呼び戻してくれるでしょう？

そして私たちは、将来そうしてくれそうな電話会社あるいは埋め込まれたマイクロチップを必要とするでしょうか？

気づきには中心も周辺もない

気づきは、その内側に私たちが住まう時は、中心も周辺も持っていないということに注目することは困難ですが、しかしまた注目しないことも困難です。その点で、それは空間それ自体と、そして私たちが知っているものとしての宇宙の無境界性とも似ています。

けれども、ガリレオにもかかわらず、コペルニクス的転回、そして宇宙が全方向へ、あらゆる場所から膨張しているというハッブル望遠鏡の驚異的な発見にもかかわらず、依然として私たちは、まるでコスモスが私たちのちっぽけな惑星を中心にしているかのように考え、感じ、そして語る傾向があります。私たちは太陽が東から昇り、西に沈んで行くように語り、そしてその慣行は、実際に起こっていることでは全くないこと、そして実際には、惑星は太陽が見え隠れするように私たちを回転させているということを私たちが十分に知っていても、私たちが日中を過ごすのに非常によく適合していると語ります。私たちは、実際はかなり違っていても、物事の見せかけと共に歩調を合わせることが嬉しいのです。私たちのヴァンテージポイント（vantage point 見晴らしの利く地点／有利な地点）は、当然、私たちの身体の感覚を通して進化してきたので、ガイア中心主義と自己中心性は容易に理解され、許され得るのです。それは、慣習的な主体-客体的世界観（subject-object view of the world）と言えるかもしれないものです。それは完全に本当ではありませんが、しかし概して、それはいまのところかなりうまくいっています。中心を作り、私たち自身をその中に置くという、これと同じ衝動が、私たちが見たり、行ったりする事実上あらゆるものを潤色し、したがって、少なくとも私たちが自分自身に押し付けている慣行的な見方を引き剥がし、物事を実際にある通りに経験するようになるまでは、それがまた気づきについての私たちの経験にさえ影響を及ぼすとしても意外ではありません。

私たちの観点は必然的に私たちの物の見方に由来しています。私たちの経験は体に集中されているので、感知されるあらゆるものはその位置に関係しており、諸々の感覚によって知られるように思われます。見る人と見られるものがあり、匂いを嗅ぐ人と嗅がれるものがあり、観察する人と観察されるものがあります。両者の間には自然な分離があり、それはあまりにも自明なので、哲学者たちによる以外、疑義を呈されたり、探査されたりすることはほとんどありません。私たちがマインドフルネスの実践を始める時、その変えがたい分離感覚、観察者と観察されているものとの間の分離として表現されているそれは続いていきます。私たちは自分の呼吸を、あたかもそれが誰であれ観察行為を行っている者から分離しているかのように感じます。私たちは自分の思考を観察します。私たちは自分の感情を観察します。あたかもそこに真の実体、指図を実行し、観察を行い、結果を経験している〝ミー〟がいるかのように。私たちはけっして観察者なしの観察があるかもしれないと夢想したりしません。すなわち、私たちが自然に、いかなる強制もなしに、観察するという行為、注意するという行為、感知するという行為、知るという行為をするようになるまでは。私たちが、ごくわずかの瞬間でさえ、そうする時、主体と客体との間の全ての分離が蒸散するという経験が起こり得ます。知る者なしの知、見る者なしの見、思考者なしの思考という、単に気づきの中で展開している非個人的な現象に似たようなものが。自己に中心を据えた、したがって最も自己中心的な展望台が、私たちが実際に気づきの中、知ることそれ自体の中に憩う時に解体するのです。これは単に気づきの、そして心の特質であり、それはちょうど空間にも言えます。それは私たちがもはや人ではないという意味ではなく、ただ、人であることの境界とレパートリーが劇的に拡大し、そしてもはやここに私、およびそこに世界を持った、習慣的に私たちが住み着いている分離、そして代理者、観察者、また瞑想者としての私を中心にしたあらゆる者との分離へともはや限られなくなるのです。

　より大きな、より自己志向的でない見方が、私たちが自分の五感の慣習的な境界を乗り超えて、風景への冒険、私が言う〝空間風景〟または気づきそれ自体の〝心の風景〟、またはいわゆる純粋な気づきへと踏み込むにつれて、現出してきます。それは、いかに短かろうと、たとえ形式的な意味での瞑想に一度も携わったことがなかろうと、何かの瞬間に色々な程度まで私たちが全員味わったことがある何かです。が、主体のない、客体のない、非二元的な気づき（その中ではもはや、何かの中に住んでいる〝私たち〟がいない気づき）の中に住むことができる度合いは、私たちが心から注意を払うことに挺身していくにつれて増えていきます。それはまた、そのための条件が熟す瞬間に、しばしば激痛により、またはより稀には強い歓喜によって、突如私たちに明かされる可能性があります。〝私〟中心性は剥がれ落ち、もはや気づきの中心または周辺はなくなります。そこには単に知ること、見ること、感じる《フィーリング》こと、感知《センシング》すること、考えること、触知《フィーリング》することだけがあります。

私たちが瞬間的に自分自身の観点を保留し、他の人の観点から見るようにし、彼または彼女と共に感じることができる時には、その瞬間に、私たちはみんな気づきの無境界性を味わっています。私たちはこれを共感（empathy 感情移入。他人の気持ち・感情を理解すること）と呼んでいます。もしも私たちが、任意の瞬間に、あまりにも自分自身の経験に没頭して（無我夢中になって）いれば、自分のものの見方をこのように移し変えることはできず、また、そうしてみる気にさえならないでしょう。私たちが自分のことで忙殺されている時には、その中に私たちが毎日どっぷり浸かっているかもしれない、が、にもかかわらず知らぬ間に私たちの人生に絶えずぶつかり、影響を与えているかもしれない現実の全領域についての、事実上いかなる気づきもありません。私たちの情動、とりわけ、怒り、恐怖、悲嘆などの私たちを〝圧倒〟し、ひどく苦悩させるそれらは全て、他の人々との間で、また私たち自身の内側で実際に起こっていることについての全体像をいともたやすく見えなくさせる可能性があります。

そのような気づきのなさ（unawareness）はそれ自体の必然的な結果をも持っています。自己中心性が今までずっと、すぐ目の前にあるものを私たちが見、そして知ることを妨げている間中、私たちが何年もの間酸素欠乏に苦しんでいて、何らかの関係の中で物事がバラバラに崩れる時、なぜとても驚くのでしょう?

気づきは、一見したところでは、主観的経験のように思われるので、自分が主体、思考者、触知者、見者、行為者、そしてそういう者として、まさに宇宙の中心、まさに気づきの場の中心ではないと考えることは困難です。このように知覚することによって、私たちは宇宙の中のあらゆるもの、または、少なくとも自分の宇宙をかなり個人的に受け止めます。

気づきは、あたかもそれが私たち自身の内側に限局された一つの中心からあらゆる方向へ広がっていくかのように感じられます。それゆえ、それはあたかも〝私の〟気づきであるかのように感じられます。が、それは宇宙の中のあらゆるものは私たちの位置に関係してある、なぜなら私たちはたまたまここで外を見ているから、という感じとちょうど同様に、それは私たちの感覚が私たちに仕掛けているいたずら《トリック》だからです。ある意味で、多分、気づきは、私たちが受容性の局限された結び目（node こぶ）だという意味で、私たちを中心としています。より根本的な意味では、そうではありませんが。気づきには中心も周辺もありません、空間それ自体がそうであるように。

気づきはまた、思考が経験を主体と客体へと二分する以前の非概念的（non-conceptual）なものです。それは空っぽ（empty）であり、それゆえ、思考を含むあらゆるものを包含することができます。それは無境界（boundless）です。そして、とりわけ、驚くべきことに、それは知っている（knowing）のです。

チベット人たちは、この、知っていることの特質を心の本質（mind essence）と呼んでいます。認知神経科学者たちはそれを sentience［次頁、訳注］と呼んでいます。すでに見てきたように、それを理解している人は誰もいません。いくつかの点で、私たちはそれが神経細胞、脳構造、そして無数の可能な神経結合に依存していることを知っています。なぜなら、あなたは一定の種類の脳損傷でそれを喪失する可能性があり、そして動物たちもまた様々な程度までそれを持っているように思われるからです。他の点では、私たちは初めからここにあった潜在可能性の場へと私たちを近づかせてくれる受取人に必要な財産をただ述べているだけかもしれません…というのは、私たちの意識というまさにその事実が、そのようなもののための潜在能力が初めからここにあったということを意味しているからです、その〝初め〟が何を意味していようと。

言い換えれば、知ることは常に可能だったのです。さもなければ、私たちは今ここに知るためにいることはないでしょうから。これ

［訳注］sentience：有情、感じうること、感覚のあること、感覚性、感覚（力）など。「感能性（力）」もあり得ると思われるので、本書「イントロダクション」中では「感能力」を採用した。元々の広い意味合いでは、例えば、曹洞宗の禅ジャーナル「法眼」第22号（2008年11月）中の「歴史の尊重と未来への挑戦」（駒形宗彦ハワイ国際布教総監著）に次のような記述がある。

「一切衆生 all sentient beings」という言葉は『涅槃経』や『法華経』において見出される重要な用語です。仏教が一切の衆生に焦点を当てているのは sentience という英語の語根が「感じることのできる存在」という意味だからだと思います。何を感じるのでしょう？　苦しみと喜び、を感じるのです。私たち人間はそういう衆生のひとつに過ぎません。

キリスト教の伝統においては『創世記』にあるように私たちは神の似姿に作られたという考えがありますね。神の創造物のすべてではなく人間だけが神の似姿に作られている。ですからキリスト教の伝統では、人間が世界の中心であり、人間が世界の主人であり、『創世記』の表現では、人間だけが生まれ、増えることができるという考えなのです。人間がすべての創造物、動物、植物、自然世界を管理しているのです。『創世記』から取り出せるのはこのような環境保護における受託責任モデルです。

しかし、仏教ではかならずしもそうではありません。人間を宇宙の中心として考える必要はありません。「一切衆生」あるいは道元禅師のいったような「山や河が説法している」といった考えは世界を人間中心主義的（anthropocentrism）にではなく生命中心主義的（biocentrism）に考えることを可能にしてくれます。生命圏全体は私たちと同じであり、私たちの一部であり、私たちはその一部であり、それと切り離されたものではなく、神の似姿に作られて生命圏とは区別されたものではないのです。自然世界は私たちなのです。

が、いわゆる人間原理［訳注］（anthropic principle）という、宇宙学者《コスモロジスト》たちによって、宇宙の起源およびあり得る多元宇宙（multiple universes）についてのダイアローグの中で呼び覚まされたものです。控えめに言えば、私たちはこの宇宙がそれ自体を知るために発達してきて、これからどの程度まで行くかわかりませんが、少なくとも通りを一本ほどは来ていると思います。たとえ進化または意識にはなんの意志もコズミック〝ニーズ〟もないとしても。

　そのような相続財産がある以上、自然から分離したものとしての私たち自身ではなく、縫い目な

［訳注］人間原理（anthropic principle）とは、物理学、特に宇宙論において、宇宙の構造の理由を人間の存在に求める考え方。「宇宙が人間に適しているのは、そうでなければ人間は宇宙を観測し得ないから」という論理を用いる。これをどの範囲まで適用するかによって、幾つかの種類がある。

　理論物理学者デヴィッド・ボームは『創造性について—新しい知覚術を求めて』（コスモス・ライブラリー、2013）中で次のように述べている。

質問者：三次元モデルが芸術家たちだけでなく、他の人々によっても打破されてきており、そしてそれは私たちに多次元的な観方を提供するようになりました。まず私たちは一元宇宙（universe）を持っていたのですが、今や多元宇宙（multiverse）を持つようになっています。

ボーム：ええ、暗在秩序は広大な次元性（dimensionality）、従来よりもはるかに豊かな種類の現実を備えた多次元的な観方を含んでいます。興味深い質問の一つは、物理学の観点から見て、どのようにして多くの次元をたたみ込んだ暗在秩序が三次元および通常の経験のレベルまで圧縮してくるのか？ということです。それは、私の同僚のバシル・ヒーリーと私が数学的に探査することに非常に関心がある問題です。

質問者：科学に加えて、多次元性はまた芸術とスピリチュアリティの中にも入ってきました。

ボーム：私の考えでは、多次元的秩序はまず印象派と共に、そして立体派から順次はっきりと出現してきました。「スピリット」もまた多次元的だと見なされなければなりません。それは一本の線上に存在することはできないのです。

く埋め込まれた表現としての私たち自身が自分自身を知ることの見かけ上の境界を探査することが有益であるかもしれません。気づきの分野、感能力（sentience）それ自体の分野におけるアドベンチャーを敢行すること以上に大きなアドベンチャーはあるでしょうか？　スティーブン・ピンカー［訳注］が彼の著書 *How the Mind Works* で「最も否定しようがないもの」「物ではありません」と述べているように、まさに私たちの気づきは私たちの概念的把握力を永久に超えていて、けっして私たちを思い留まらせるべきではない、と科学が示唆しているからです。

　というのは、概念化を超えているもの、および概念化の前に来るものを知るためのやり方があるからです。気づきがそれ自体を経験する時には、新たな可能性の次元が開けてきます。

　私たちはマインドフルネスの意図的な養成を通して、非概念的に、また判断を入れずに注意を払う術を学ぶこと、それがまるで本当に重要であるかのように学ぶこと――なぜなら事実その通りだから――によって、気づきがそれ自体を経験する見込みないし可能性を劇的に増やすことができるのです。

［訳注］スティーブン・ピンカー（Steven Pinker）（1954 年 9 月 18 日 -）（65 歳）カナダ・モントリオール生まれのアメリカ合衆国の実験心理学者、認知心理学者。専門分野は視覚的認知能力と子供の言語能力の発達である。ノーム・チョムスキーの生成文法の影響を受け、脳機能としての言語能力や、言語獲得の問題について研究し著作を発表している。言語が自然選択によって形作られた「本能」あるいは生物学的適応であるという概念を大衆化したことでよく知られている。The Language Instinct (1994 年、邦訳『言語を生みだす本能』)、How the Mind Works (1997 年、邦訳『心の仕組み』)、The Blank Slate (2002 年、邦訳『人間の本性を考える』) は数多くの賞を受賞し、特に『心の仕組み』と『人間の本性を考える』はピューリッツァー賞の最終候補になった。また、2004 年には米タイム誌の「最も影響力のある 100 人」に選ばれた。2005 年にはプロスペクト誌、フォーリンポリシー誌で「知識人トップ 100 人」のうち一人に選ばれた。

空《くう》

わたしはノーボディ　あなたは誰？
あなたも──わたしと同じ──ノーボディ？
だったら、わたしたちふたりとも似た者同士ね？
シーッ、静かに！　みんなに知られてしまう──気をつけて！

うんざりするものね──サムボディである──っていうのは！
人目を憚らず鳴いている──カエルみたいに──
六月のあいだはずっと──自分の名前を告げている──
賞賛している沼地にむかって！

エミリー・ディキンソン［訳注］

一人のラビが、ハイ・ホリデー・サービス［特定の儀式が行われるユダヤ教の祭日］中に宇宙そして神との一体性の感覚に圧倒されました。突然の恍惚状態に夢中にさ

［訳注］エミリー・エリザベス・ディキンソン（Emily Elizabeth Dickinson、1830年12月10日 - 1886年5月15日）は、アメリカの詩人。生前は無名であったが、1700篇以上残した作品は世界中で高い評価を受けており、19世紀世界文学史上の天才詩人という名声は今や不動のものとなっている。[Wikipedia] 詩の原題は I'm Nobody! Who are you?
なお、サムボディとは「ひとかどのもの」の意。

せられて、彼は叫びました。「おお、主《ロード》よ、私はあなたの僕《サーバント》です。あなたは私の全てです。あなたなしでは私はいません。」聖歌隊の先唱者は、深くハートを動かされて、順に叫んだ。「おお、主《ロード》よ、あなたなしでは私はいません。」それから、ユダヤ教会《シナゴーグ》の管理人が、深く心を動かされて、「おお、主《ロード》よ、あなたなしでは私はいません。」と叫んだのが聞こえ、それを聞いたラビが身を乗り出し、聖歌隊の先唱者にそっと囁きました。「[主なしでは]彼はいないと誰が考えているか見てみなさい。」

このようにして、ノーボディよりはむしろサムボディとして自分自身を決めつけようとする私たちの果てしない企てが続いていきますが、これは多分、心底では、自分たちが何を達成していようと、自分は本当はノーボディであり、いかなる堅固な土台も、おそらく少しの地盤もない、流砂の上に建てられていると薄々感じているからです。ロバート・フラーは、*Somebodies and Nobodies*［訳注］という本の中のとてもエレガントな分析の中で、私たち自身の中および相互間のこの緊張を、世界を悩ませている暴力、人種主義、性差別、ファシズム、反ユダヤ主義、そして年齢差別という社会的および政治的病気の奥にある根本的推進力と見なしています。では、彼の解決策は？　それは彼が尊厳主義（dignitarianism）と呼んでいるものです。つまり、私たちがあらゆる人を本人の地位や達成を超越した同じ根本的尊厳の持ち主として扱うというもので、地位や達成（業績）は主に偶然、機会そして地理の問題だということを、ジャレド・ダイヤモンドの『銃・病原菌・鉄』と同様に、なる

［訳注］Somebodies and Nobodies: Overcoming the Abuse of Rank (2004). 企業の腐敗、聖職者による性的虐待、学校でのいじめなどの背景にある「ランク差別」(rankism) の実態に迫ったもの。

ほどと思わせる仕方で論証しています。スイス航空111便墜落事故で死亡したハーバードAIDS公衆衛生研究員ジョナサン・マンは、彼自身が世界における全てのレベルでの健康の創出と維持のために果たす尊厳の役割の精力的な唱導者でしたが、彼はこう書いています。「個人および集団の尊厳に対する傷害は、ウイルスやバクテリアのそれに匹敵する、身体的、精神的、そして社会的な安寧福祉《ウェルビーイング》への暴力性を持った、今まで十分に認識されていない病原性の力を代表しているのかもしれません。」実に力強い言葉だと思います。

私たちはみんな、実は、あれこれの種類の天才であり、私たちが最も渇望しており、また最も保護することを必要としているのは私たちの根本的尊厳であるように思われます。「人々が最も必要とし、そして欲しているものは他の人々を支配することではなく、彼らによって認められることだということが判明する。」興味深い考えです。技術的により遅れている文化に対する技術的により進んでいるそれらに対する延々と繰り返される支配の歴史を仮定すれば、ダイヤモンドは疑いなく同意しないでしょうが。

けれども、認知への私たちのあらゆる願い、私たちをありのままに見られ、知られ、そして受け容れられたい、またそれを基本的な人間の権利として認めさせたいという全ての願いにもかかわらず、いかに容易に私たちは自分自身の限られた、自己中心的な考えによって囚われ得ることか、たとえそれがいわゆるスピリチュアルな考えである時も、というか、多分、とりわけそれがスピリチュアルな考えである時に。この過程で、私たちは実際に自分が最も知っているもの、最も自分であるもの、そして自分が最も気にかけているものを偽って伝え、それに背く可能性があります。なぜなら思考は、結局のところ、どんな種類の思考であろうと、依然として単なる思考に過ぎないからです。

　私たちがこれこれであると、誰が実際に考えているのでしょう？　〝[主なしでは] 彼はいないと誰が考えているか見てみなさい。〟そして、私たちは自分が何だと考えているのでしょう？　これらは私たちがいつも決まって避ける質問です。私たちは、そのような事柄を探求するのに自分の知能を十分に絞ることを避けます。たとえそれらが最も重要であるとしても。私たちはむしろ自己の何らかの側面を、たとえあなたがそれを〝ノーボディ〟または〝いない〟人(nothing)と呼ぼうと、たとえ私たちが自分が本当はそれではないと知っていようと、私たちの名前、私たちの外見、私たちの役割、私たちの達成、私たちによって認められた、または認められていない特権を超えた私たちの存在のミステリアスな性質をよく探求するよりはむしろ、永続的実体(enduring entity)として強調するストーリーとして作り上げ、それからそれに固執し、そしてそれについて後悔したりします。よく調べると単に部分的に、単にある程度まで真実だと見なされる自分自身についてのストーリーを作り上げる習慣は、心の平安に至ることを非常に困難にします。なぜならそこには常に、自分が思っている通りの自分ではないという思いがわだかまっているからです。

　多分、実際には自分はそれよりずっとずっと大きい時に、それに比べてずっと小さいような気がするという恐れがあるのです。

もしも私たちが自分はサムボディだと思うなら、自分が何であろうと、私たちは間違っています。また、もしも私たちが自分はノーボディだと思うなら、私たちは等しく間違っています。ソーエン・サ・ニムなら言ったかもしれないように、「もしお前がサムボディだと言うなら、お前は名（name）と形（form）に執着しており、だから三十回お前を叩く。もしお前がノーボディだと言うなら、お前は空《くう》（emptyness）に執着しており、だから三十回お前を叩く。さあ、お前にはどうすることができる？」

多分、ここで問題なのは思考それ自体です。

アメリカ人の敬愛された禅師で二〇一一年に死んだ友人のジョーコー・ベック[訳注]は、彼女の本*Nothing Special*を、より大きな生命の流れの中での個人の存在の一時的な、儚い性格を強調するパワフルなイメージで開きました。

私たちは生命の川の中の渦巻きのようなもの。前方に流れていくと、川または流れは多くの岩、枝、または川底の凸凹にぶつかり、渦巻きをあちらこちらで自発的に生じさせます。一つの渦巻きに入り込んでいく水は素早く通り抜け、川に再び加わり、やがて他の渦巻きに加わり、そして移動していく。短時間ながら、それは個別の事象として識別できるように思われますが、渦巻きの中の水はただの川それ自体です。渦巻きの安定性は単に束の間のもの…しかしながら、私たちは自分という

［訳注］シャーロン・浄光・ベック　(Charlotte Joko Beck、1917年3月27日-2011年6月15日）は、アメリカの曹洞宗の尼僧、サンディエゴ禅センター住職。著書：Everyday Zen : Love and Work（『エブリデイ禅—今この瞬間を生きる、愛と営み』（サンガ、2012年）、Nothing Special : Living Zen（ハーパーコリンズ、1993年）[Wikipedia]

この小さな渦巻きは流れの一部ではないと考えたがります。私たちの全エネルギーは自分の見かけの分離性を保護することに注ぎ込まれます。その分離性を保護するために、私たちは人為的で、固定された境界を設けます。その結果、私たちは余計な荷物、代物を蓄え、それは自分の渦巻きの中に潜り込み、二度と再び流れ出ることができなくなります。こうして事物が私たちの渦巻きを詰まらせ、プロセスが乱雑になる…付近の渦巻きは、私たちの半狂乱の執着のせいで、ますます水が受け取れなくなる…

生命のプロセスが本当はいかに非個人的か、また、恐怖と思考からいかに容易に私たちがそれを絶対主義的とも言い得るやり方で個人的なものに具象化してしまい、それから私たち自身の創造物であって、それ以外のなにものでもないものである限定的ないし抑制的境界の内側から抜け出せなくなるかを私たち自身に認識させることには、大きな利点と自由があります。私たちは名詞の文化（a culture of nouns）の住人です。私たちはものごとを事物（things）として扱いますが、渦巻きや気づき、そして自分の人となりのような無事物（non-things）をも同様の仕方で扱います。そのようにして、知らず知らずに、私たちは名（name）と形（form）に執着するようになるのです。私たちは、とりわけ、人称代名詞（personal pronoun）に対する私たちの関係を監視してみる必要があります。さもなければ、私たちは、事物は実は少しも個人的ではないというのに、自動的にそれらを個人的に受け取ってしまい、その過程で、実際にあるがままの事物を見逃して（miss）しまうか、または見間違え（mis-take）てしまうのです。

以前「無執着」の章で注記しましたように、ブッダは、かつて、彼の全ての教えの中核的教えはたったの一文、〝何ものも私、私に、または私のものとして固執されてはならない。〟で要約され得るという有名な文言を表白しました。それは直ちにアイデンティティと自己同一化の問題、そして私たちの具象化（reifying）の習慣、すなわち、人称代名詞を絶対的で未審査の〝自己〟へと具体化ないし具現化し、そしてそれからその〝ミーのストーリー〟の内側で、その精度および完全度を審査しないまま一生暮らすという問題を連れ出します。

仏教では、この具象化が全ての苦悩、妄念、辛い情動（煩悩）、私たちが人称代名詞の上に山積にする限られたストーリー展開（筋）と自分の存在の全体性との誤った同一化の元凶と見なされています。この同一化は、私たちがそれに気づくことなしに、またはその精度を疑うことなしに起こります。が、私たちはそれの見抜き方、そしてその奥にあるより深い真理、私たちが何時でも利用できるより大きな知恵を見極めるためのやり方を習得することができます。

この、堅固で永続的な座である空《くう》（emptyness）を、私たちは同定、一つの自己と同一化し、政治からビジネスから私たちの生態《バイオロジー》までのたくさんのプロセスに適用できます。ビジネスを一例として取り上げてみましょう。「最も重要なのはプロセスであって、製品ではありません。」とビジネスピープルはしばしば言います。「プロセスを大事にしなさい、そうすれば製品はどうにかなるでしょう。」ということは、おそらく、良い製品は、プロセスの目的を含む複数のレベルでの必須事項を覚えておくことから現出するだろうという意味だと思います。

それについての他の言い方は、どんなビジネスに自分が属しているかを覚えておく必要がある、というものです。標準的なビジネススクールの例：あなたは航空産業にいますか、それとも人々を彼らが行きたいところまで安全にかつ幸福に移動させるビジネスにいますか？　前者は飛行機数の制限、スケジューリング、安全性、等々、そしてなぜ自分たちがより良くできないかについての弁解に終始し、食事の取り消しと遅延、顧客への情報が戻るまでの流れの遅さなどに集中する傾向があります。後者は、顧客の満足度を妨げているものについての見方を微妙に変えたり、あまり変えなかったりしたり、また必要な手段（つまり、飛行機、チケットカウンター、手荷物処理、スケジューリング、全ての従業員）を思い描き、活性化させるための創造的な新しいやり方を動員し、より効果的な、競争力ある、利益になるプロセスを介して使命《ミッション》を達成しようとするかもしれません。いずれにせよ、それは、プロセスが製品または成果またはダイナミズムに密接に関わり合っていることをうなづかせます。結局のところ、彼らが言うように、ビジネスを行うのは社員（people）です。けれども、それが営利団体であれ、非営利団体であれ、あなたは依然として事業計画を必要としており、それは良いものでなければなりません。それがどのようなものであれ、それは任意のそしてあらゆるビジネスのためのそれ自体のストーリーなのです。

それでもなお、〝ビジネス〟とは何かを的確に指摘することは困難です。ある意味で、それは雇用者でも、従業員でも、供給業者でも、消費者でも、製品でもありません。それは、全体として絶えず変形（morphing）しつつ相互に作用し、相互に接続されたプロセスです。あなたは〝ビジネス〟をそのどの部分にも見出すことはないでしょう。それは、いかなる固有の存在もない、もぬけの空《から》だと言えるかもしれません。にもかかわらず、それが働く時、それは確かに働きます。一般的なレベルでは、その中核に自存しているもの（self-existence）のないこのプロセスが事物を起こらせ、人々の人生を改善し、株式市場のフロアで取引されるのです。が、それに本来備わっている空性（emptyness）を含むビジネスの全ての側面が気づきの中に保持され、適切に考慮されれば、それはより健全なプロセスになるかもしれません。

生物学的な例を挙げれば、生命それ自体もまた一つのプロセス、しかも飛行機よりも、他のいかなるビジネスよりももっとはるかに複雑なプロセスです。あなた自身の体を取り上げてみましょう。（あなたの体に入植して微生物叢《マイクロバイオーム》を構成している約六〇兆個余りのバクテリアは言うまでもなく）あなたの体の三〇兆個余りの細胞という〝従業員たち〟が、切れ目なくプロセスに従事し、各々が、することになっていることを願いどおりに、また見事なまでにこなしており、したがって骨細胞が自分は肝細胞だとは思わず、心細胞が自分は神経細胞あるいは腎細胞とは思いません。たとえそれらが全部、それら他の全てのジョブを行うための潜在能力、ブループリント、そして命令セット（instructional sets）をどこかの微生物叢《マイクロバイオーム》のライブラリーの〝干し草の山〟の中に隠し持っていても。が、面白いことに、たとえあなたが立ち止まって、一秒間それについて考えても、厳密に言ってあなたの体のそれら数十兆の住人のどれも〝あなた〟のために働いたりしていません。それは全てかなり非個人的です。あなたの細胞は、遺伝情報に著されたものとしてのそれらの性質に従って、また、はるか昔まで遡る細胞ベースの歴史的連続性の中ですることになっていることをしているだけです。

私たちが自分の独特の個性（personhood）と見なしているものは、不思議にも、ちょうど任意の事業体がそれ自体のエネルギーとプロセスとアウトプットの産物であるのと同じように、そのプロセスの産物なのです。私たちの体とその健康、私たちの感能性（sentience）、私たちの情動は全て私たちの生化学——イオンチャンネル、軸索輸送、タンパク質合成／分解、酵素触媒作用、代謝、DNA複製と修復、細胞分裂の調整と遺伝子発現の調節、マクロファージとリンパ球による免疫監視、遺伝的にプログラムされ、高度に制御された細胞死（専門的にはアポートシスとして知られている）、体が今まで知らなかった、有害かもしれない化合物と構造物を中和／一掃するための抗体の生成——に依存していいます。複雑な細胞プロセスと、私たちが有機体（生命体）と呼んでいるものへのそれらの縫い目のない統合のリストは長大であり、今でもなお、私たちの全ての知識にもかかわらず、依然として完全には程遠い状態です。

そしてそのプロセスは、あなたが深く覗き込んでみる時、どういうわけか、そこにもまた固定していて、永続的な利己性（selfhood）が少しもありません。いかに入念に覗き込んでも、その中には同定され得るいかなる〝われわれ〟も、いかなる〝サムボディ〟もいないのです。私たちは自分のリボゾームの中にも、ミトコンドリアの中にも、骨や皮膚の中にも、脳の中にもいません。人であり、世の中に合わせながら人生を生きているという私たちの経験は、私たちの全ての科学的早熟と聡明にもかかわらず、私たちが依然として想像するよう強いられているレベルでの機能と首尾一貫性の最小限のレベルに依存しているのです。

私たちは自分の目でもありません。視覚について多くのことが知られていますが、しかし私たちは、自分の目に入り込んでくる光からどのようにして自分が住んでいる世界を作り出すのか知りません。私たちは、晴れた日に空が青いという経験を持ちますが、しかしその特定の波長の中にも、網膜の中にも、視神経の中にも、脳の視覚中枢である後頭皮質の中にも〝青さ〟(blueness) はありません。にもかかわらず私たちは即座に空を青いと経験するのです。どこから青いという経験は来るのでしょう? どのようにしてそれは起こるのでしょう?

私たちは知りません。それはミステリーです。私たちの心と、別々に存在している自己という私たちの感覚を含む、私たちの諸々の感覚を通して現出する他のあらゆる現象がそうであるように。私たちの感覚は私たちが住む世界を築き上げ、私たちをその内側に置きます。この構築された世界は、普通、高い程度の首尾一貫性と、知覚者と何であれ知覚されるもの、思考者と何であれ思考されるもの、感じるものと何であれ感じられるものがあるという強い感覚を持っています。それは全て非個人的なプロセスであり、そしてもしも産物があると言うことができるなら、それは部分それ自体の中に見出される以外のどこにもありません。

もちろん、私たちは、一つの種として首尾良いやり方でこの惑星上を動き回ることへの進化上の回答の一つです。ちょうどクモやミミズやヒキガエルと同じように。私たちは、単に自分の本能によるよりはむしろ自分の機知《ウイット》によって、生存のチャレンジに良く適応しています。だからと言って、それは私たちの本能を貶《けな》すことではありません。私たちは、親指を他の四本の指に自在に対置したり、直立二足歩行することができ、それによって両手に自在に物を掴ませたり、道具や小道具を組み立てたりさせることができます。重要なことに、私たちはまた思考と気づきを、少なくとも、急速に変化している条件の下で多目的のために洗練され、使用され得る固有の能力として、自在に使いこなすことができます。

科学者たちはこれらの特性を〝創発現象〟(emergent phenomena)と呼んでいます。セントルイスのワシントン大学の名誉生物教授、アースラ・グッドイナフ［訳注］は賢明にもそれらを〝何でもなさそうなものから出て来るより多くの何か〟と称しています。創発的特性はまさにその通りにするのです。それらはプロセスそれ自体の複雑さから出て来る形態とパターンとして出現します。それらはプロセスの個々の部分には寄与しませんが、しかし部分間の相互作用には寄与します。そしてそれらは詳細には予測不可能です。それらは、〝カオスの縁［訳注］〟と呼ばれているものの上に横たわっています。複雑さもカオスもなくなれば、あなたは、石や死亡後長時間経った死体

［訳注］Ursula W. Goodenough（1943年生まれ）。ワシントン大学名誉生物学教授。真核生物の藻の研究に携わった。ベストセラー The Sacred Depths of Nature（自然の聖なる深淵）を執筆し、Religious Naturalism（宗教的ナチュラリズム）と the Epic of Evolution（進化の叙事詩）を唱えた。

のような、非常に秩序正しい（整然とした）予測可能なシステムを持ちます。力学系にあまりにも高い程度のカオスが持ち込まれれば、あなたは無秩序、調節不全、不-安心、そしてその調節不全の兆候である心房細動やパニック発作などを被ります。それらを乗り越える首尾一貫性や秩序が欠如しているのです。

　カオスの縁にある生きた力学系は常に、そう…一方では、かなり微妙なバランスだと思われるものを、他方では著しく頑丈だと思われるプロセスを、それをかなり安定的に保つ、複雑で、絶えず変化し続けている秩序と共に、〝呪文で〟呼び出しているのです。犀という、差し迫った絶滅の危機に瀕している生命体を思い浮かべてみてください。その範囲を超えた様々な力によって脅かされていない環境を持っていた時には、それによく適応していた実に見事な生き物。まさにその存在それ自体、動的バランス、そして非個人的な生命プロセスの複雑さ、その全体のミステリー、形態と機能を超えた何か、感能力（sentience）、思い通りにそれ自体の首尾一貫性の内側で生きている犀の心を生じさせるまさにその形態と機能。犀自身のものであるその自然界に完全に組み込まれ、すっぽり統合されているが、けれども孤立した自己として、〝渦巻き〟としての固有の存在なしに生命の流

［訳注］カオスの縁（edge of chaos）とは、クリストファー・ラングトンにより発見され、ノーマン・パッカードにより名付けられた、セルオートマトンにおける概念。振る舞いが秩序からカオスへ移るようなシステムにおいて、秩序とカオスの境界に位置する領域。複雑系や人工生命、生命の進化などの研究において着目されてきた。理論生物学においては、スチュアート・カウフマンによる、生命の発生と進化には自然淘汰の他に自己組織化が必要であり、進化の結果、生命は「カオスの縁」で存在するという仮説がよく知られている。

れの中にいるのです。これが生命をとても興味深いものにしているものです。そして、私たちは〝神聖にしている〟と言い添えたほうがいいかもしれません。さらに、保護し、尊重することが重要だ、と。

創発現象は生態系に限られてはいません。チェスは、本質において、駒（piece）や指し手（move）ではなく、高い技量を持っているプレイヤー（棋士）がゲームのルールと相互に作用し合う時に現出してくるものです。ルールを知ることがあなたにチェスを与えるわけではありません。チェスはプレイしている最中に、それに没頭し、心と心を相互作用させ、一組の合意されたルールを踏まえて、チェス盤を睨み、駒を手にし、そして学びの可能性を持ちつつ、本当にその宇宙を知る時に堪能されるのです。チェスが現出するためにはその全部が必要とされます。同じことが野球やその他のどのスポーツにも言えます。私たちは何が現れるかを見ることを何度も何度も好みます。なぜなら、どうなるかけっしてわからないからです。だからこそ、ゲームが演じられなければならないのです。

世界中の大乗仏教徒たちによって詠唱される般若心経は次のようなものです。

色即是空　空即是色　受想行識　亦復如是
（形は空《くう》と異ならない。空《くう》は形と異ならない。形を成しているものは空《くう》。空《くう》を成しているものは形。同じことが感情、知覚、衝動、意識にも言える）

人々はそのようなことを聞いて怖じけずき、それはニヒリスティックだと思うかもしれません。が、それは全くニヒリスティックではありません。空《くう》（emptiness）は固有の自己存在がどこにもないこと、言い換えれば、何物も、誰も、いかなるビジネスも、いかなる国も、いかなる原子も、他のあらゆるものから孤立した、絶対的な、独立した、永続的実体ではないことを意味しています。何もないのです！　あらゆるものは、それら自体が常に変化している特定の複合的原因および条件の複合的相互作用から現出するのです。これは、現実というものの性質への途方もない洞察です。しかもそれは量子物理学や複雑性理論のはるか以前に、思考や単なる哲学的思索によってではなく、直接の非概念的瞑想実践によって達せられたのです。

それについて考えてご覧なさい。あなたがとても興奮しているあの新車。それが渦巻き以外の何物でもないと言うのです。空っぽです。まもなくガラクタの山の上に放り捨てられる。それまでの間享受されるが、固執されるべきではないもの。同じことが私たちの体にも言える。同じことが他の人々にも言える。私たちは人々を重んじるあまり、彼らを神格あるいは悪魔へと具象化し、彼らの勝利あるいは悲劇についての大きなまたは小さな物語を私たち自身に語り聞かせたり、彼らをサムボディとノーボディに区別したりしますが、しかし私たちが引き起こした全ての難儀や、世界に持ち込んだ美にもかかわらず、彼らそして私たちの全ての姿は間もなく消えていきます。昨日の大問題は、文字通り、今日は無きに等しくなります。これは、それらが重要ではなかった、または重要ではないという意味ではありません。事実、それらは私たちがおそらく思い描くことができるよりもずっと重要かもしれません。それゆえ、私たちは、思考だけの糧としての一種の飼い葉にされないよう、よくよく気をつける必要があります。もしも私たちが事物の空性を悟るなら、その時には私たちは、同時に、それらの重大さ、充実、それらの相互関係性を悟るでしょうから、それが私たちをより大きな目的とより大きな誠実さを持って、また、多分、自分の私生活においてより大きな知恵を持って私たちを行動させ、ひいては世界という舞台で国策を形成させ、集合的体として行動するようになるかもしれません。

事実、任意および全ての現象の中にある永続的自己存在のように思われるものに元々備わっている空性を認識しておくことは助けになります。それは私たちを狭量で身勝手な利害や欲望から、また結局は全ての固執から、個人的および集合的に私たちを自由にすることができます。それはまた、内面的あるいは外面的風景の中で起こっているものについての浅はかで愚かしい知覚や、全くの誤解によってあまりにもしばしば駆り立てられる狭量で身勝手な行動から私たちを自由にすることができるでしょう。それは何らかの種類の不道徳な受動性や無活動を示唆するものではなく、むしろ元々心の中に存在していない自己の空性をそのままに留め、そしてその理解から力強く、心を込めて行動することを恐れず、そして何が起こるかを見届ける、賢明で慈悲深い気づきなのです。

というのは、空性は充実に密接に関わっているからです。空性は無意味な空虚、ニヒリズムのための機会、受動性、そして絶望、または人間的諸価値の放棄を意味してはいません。それどころか、空性は充実であり、充実を意味し、充実を可能にさせ、そしてその内側で個々の出来事が現れ、そして展開することができる、目に見えない、触知できない〝空間〟です。無空、無充実（no emptiness, no fullness)。それはそれほどシンプルなのです。空性は、全ての事物、プロセス、そして現象の相互関連性(因縁)を指し示しています。空性は、真の倫理――生命への畏敬の念と、全ての物事の相互関係性および〝あなた〟が個人を指していようと国を指していようと、そのいかなる固定した永続的なものでもない〝あなた〟が自分自身のために最大限の利益を得るという狭量で近視眼的なモデルに物事を適合するよう強いるという愚行についての認識に基づいたそれ――を受け容れます。

般若心経は延々と続けます。

無眼耳鼻舌身意無色声香味触法

(〔私たちの体についている〕眼・耳・鼻・舌・体・心はない。〔また、それらで感じる〕色・声や音・香り・味・触感・心で感じるものもない)

それが感覚、世界を知るための私たちの出入り口をどのように扱っているか、ご覧になってください!

それは私たちに、私たちの感覚のどれも、または感じ取られるもののどれも、絶対的に独立したいかなる存在も持っていないことを思い出させます。それらはどれも、織り合わせられた原因と出来事のより大きな織物の部分です。私たちはこれを、事物の外見が真実だと信じるという執拗な習慣を破るか、または少なくとも疑問視するために、何度も何度も思い出す必要があります。

無無明亦無無明尽無老死亦無老死尽
（無知が無くなり、また無知の滅尽が無くなり、老いと死が無くなり、また老いと死の滅尽が無くなる）

ここで心経は、私たちの全ての概念は、自己自身についての観念および自分自身が何かを改善したり、それを超越したりする可能性を含む、固有の自己存在性を欠いていることを私たちに思い出させます。それは非二元的なもの、全ての思考を超えていること、ここ、および以下の行では固有のいかなる自己存在性も持たないものとして明示的に含まれているブッダの全ての教えを含む全ての制約的概念を指し示しています。

無苦集滅道　無智亦無得　以無所得故
（苦集滅道という四聖諦も無い。苦しみからの解放の方法を知ることも得ることも無い。なぜならあらゆることが空《くう》であり、ブッダが説いた方法自体も無いのだから）

四聖諦、八正道…ことごとく考慮されない。とはいうものの、とはいうものの。

菩薩は般若波羅蜜多（超越的知恵の完成）についての教えに依存し、心は邪魔にならない。邪魔がなければ、いかなる恐怖も存在しない。道理に合わないあらゆる見解からはるかに離れて、彼女は涅槃《ニルヴァーナ》に住まう。

三界における全てのブッダは般若波羅蜜多の教えに依存し、阿耨多羅三藐三菩提 Anuttara Samyak Sambodhi（無上正等覚）に到達する。

いったん私たちが、瞬間を保持し、自分の人生を生きる時のやり方で、いかなる到達もなく、到達すべき何ものもないと認識し、記憶し、体現すれば、全ての到達は可能だと般若心経は言っているのです。これは空性の贈り物、非二元的なものの実践、般若波羅蜜、至高の完成の知恵の顕現です。必要とされることの全てはそれであることです。私たちが既にあるものを認識する時には、形は形であり、空《くう》は空《くう》です。そして心はもはや囚われていません、何ものにも。それはもはや自己中心的ではありません。それは自由です。

✿

私は、自分の内なる物欲しげな生き物に言った。
お前が渡りたがっているこの川は何なのだい？
この川という道には旅人もなく、道もない。

岸辺で動き回ったり、休息したりしている誰かがいるのかね？
川もなく、小舟もなく、漕ぎ手もいない。
引き網もなければ、引き手もいない。
地面もなければ、空もなく、時間もなければ、土手もなく、浅瀬もない！

その上、体もなければ、心もない！
魂の喉を乾かせない場所があると思うかい？
あの大きな不在の中には何も見つからないだろう。

ならば気を強く持って、君自身の体の中に入ってみるがいい。
そこに君はしっかり踏ん張るための堅固な場所を持つだろう。
それについて慎重に考えてみるがいい！
どこか他所に立ち去ってはだめだ！

カビールは言う：ありもしないことについての全ての思いを放り捨て、君がいる所にしっかり立て。

カビール
ロバート・ブライ訳

〝スプーンはないんだ〟　映画「マトリックス」からの一節

あなたは錯覚と物事の見せかけの中に生きている。

〝現実〟はあり、あなたがその〝現実〟である。

あなたがこのことを認識する時、あなたは自分がナッシングであり、そしてナッシングなので、エブリシングであることを認めるだろう。それでおしまい。

カル・リンポチェ
チベット人ラマ

謝辞

本書の発端はかなり以前に遡るので、現在の形でまとまり、出版されるまでの様々な段階で多大な寄与をしてくださった多くの方々に謝意を表させていただきます。

二〇〇五年に出版された当初の一巻本 *Coming to Our Senses*（『我に返る』邦訳なし）については、以下の二人に感謝いたします。当時その原稿を通読し、鋭利かつ創造的な洞察を私と共にしてくれた、私の法友《ダルマ・ブラザー》、ケンブリッジ・インサイト・メディテーション・センターのラリー・ローゼンベルグ、並びに私の義兄、故・ハワード・ジン。また、原稿の一部に目を通し、私に的確な意見と示唆を与えてくれた、アラン・ウォーレス、アーサー・ザイエンス、ダグ・タナー、リチャード・ダヴィッドソン、並びにウィル・カバットジンとマイラ・カバットジンに深謝します。さらに、随時支援の手と友情を差し伸べてくれた、現在は共に Flatiron Books にいる、当初の出版者ボブ・ミラーと、当初の編集者ウィル・シュワルベに感謝します。

新しい四巻本の編集を担当してくれた、Hachette Books の編集長、ミシェル・ハウリーと、このシリーズに一丸となって働いてくれた、ローレン・ハンメルをはじめとする Hachette チームの皆様には、特に深謝いたします。この冒険的企てのすべての段階で、ミシェルはかけがえのない同伴者でした。

私はあなたの親身な協調性、細部への行き届いた配慮と注意、この企画の全ての流動的な部分を軌道に乗せ続けるための巧みな采配に感謝します。

多くの方々から支援、激励、助言をいただきましたが、もちろん、本文中に何らかの不正確または欠陥があれば、その責めはもっぱら私自身が負います。

また、ストレス低減クリニックとマインドフルネスセンターの過去および現在のすべての同僚の教師、さらには、より最近のCFM提携機関のグローバルネットワークの部分である教師と研究者にも、いつまでも変わらない感謝の意を表します。全員が、文字通りおよび比喩的に自分の人生と情熱をこの仕事に捧げてきたのです。当初の本が刊行されるに至るまでの、一九七九年から二〇〇五年にかけての様々な時期にストレス低減クリニックでMBSRを教えていたのは、サキ・サントレッリ、メリッサ・ブラッカー、フローレンス・メレオ–マイヤー、エラーナ・ローゼンバウム、フェリス・バック・アーバノウスキー、パメラ・エルドマン、フェルナンド・デ・トリジョス、ジェイムズ・カーモディ、ダニエル・レヴィ・アルヴァレス、ジョージ・マムフォード、ダイアナ・カミラ、ペギー・ローゲンバック–ギレスピー、デビー・ベック、ザイダ・ヴァレーホ、バーバラ・ストーン、トルーディ・グッドマン、メグ・チャン、ラリー・ローゼンバーグ、カシー・カーミカエル、フランツ・メーケル、故・ウリー・ケスパー–グロスマン、マディー・クライン、アン・サウリ、ジョセフ・コッペル、故・カレン・ライダー、アンナ・クレゴン、ラリー・ペルツ、アディー・ビーマク、ポール・ガルヴィン、ダヴィッド・スパウンド。

二〇一八年、私の謝意は、マインドフルネスセンターとその系列プログラムの現在の教師陣へと及びます。フローレンス・メレオ－マイヤーズ、リン・カーベル、エラーナ・ローゼンバウム、カロリン・ウエスト、ボブ・スタール、メグ・チャン、ザイダ・ヴェレーホ、ブレンダ・フィンゴールド、ダイアン・ホーガン、ジャドソン・ブルワー、マーガレット・フレッチャー、パティ・ホランド、レベッカ・エルドリッジ、テッド・マイズナー、アン・トゥーヒグ、アナ・アラビ、ベス・マリガン、ボニタ・ジョーンズ、カローラ・ガルシア、グスタボ・ディエックス、ベアトリス・ロドリゲス、メリッサ・テフト、ジャネット・ソリンテス、ロブ・スミス、クロード・マスケンス、シャーロット・ボーチ－ジェイコブセン、クリスティアンネ・ウルフ、ケート・ミッチョム、ボブ・リンスコット、ローレンス・マグロ、ジム・コローシ、ジュリー・ネーソン、ローン・オーバビー・フジョーバック、ドーン・マクドナルド、レスリー・スミス・フランク、ルース・フォルチマン、コリーン・カメニッシュ、ロビン・ボーデット、エオウィン・アールストロム、エリン・ウー、フランコ・クッシオ、ジュヌヴィエーヴ・ハムレット、グウェノーラ・ヘルベッテ、ルース・ホワイトール。フローレンス・メレオ－マイヤーズとリン・カーベルは、CFMのMSBR教師のグローバルネットワークにおける卓越したリーダー／育成者でした。

MBSRクリニック、および医学、医療、社会においてマインドフルネスセンターの運営、ならびにそれらの様々な研究と臨床的努力に多くのやり方で多大な寄与をされてきた、以下を含むすべての方々に深謝いたします。ノーマ・ロジエロ、カシー・ブラディー、ブライアン・タッカー、アンネ・スキリング、ティム・ライト、ジーン・バリル、レスリー・リンチ、キャロル・ルーイス、レイ・エメリー、ラファエラ・モラレス、ロバータ・ルイス、ジェン・ギリオッティ、シルビア・シアリオ、ベティー・フローディン、ダイアン・スピニー、キャロル・ヘスター、キャロル・メントー、オリビア・ホブレッエル、故・ナリーナ・ヘンドリー、マーリーン・サミュエルソン、ジャネット・パークス、マイケル・ブラット、マーク・コーエン、エレン・ウィンガード。そして、現代では、十七年間に渡るサキ・サントレッリの統率の下で培われてきた堅固なプラットフォームに立って、私は以下の方々の卓越した努力に謝意を表させていただきます。ジャドソン・ブリューワー、ダイアン・ホーガン、フローレンス・メレオ－マイヤー、およびリン・コーアベル、並びに素晴らしい支援者ジーン・バリル、ジャクリーン・クラーク、トニー・マシアグ、テッド・マイスナー、ジェシア・ノヴィア、モーリーン・ティトゥス、ビバリー・ウォルトン、アシュリー・グラッデン、リン・リッティイジオ、ニコル・ロシジェウイッツ、およびジーン・ウェルカー。そして、マサチューセッツ医科大学マインドフルネス部初代所長ジャドソン・ブルワーに最敬礼。同部は、医学校《メディカル・スクール》に設けられた世界初のマインドフルネス部で、この創設は今後の進展を示唆する出来事です。

二〇一八年におけるCFMの研究面では、以下の方々の幅広くかつ深い仕事と寄与に対して深謝します。ジャドソン・ブルワー、レムコ・ヴァン・ルッテルヴェルド、プラサンタ・パル、マイケル・ダトコ、アンドレア・ルフ、スーザン・ドルカー、アリエル・ベッチア、アレクサンドラ・ロイ、ハニフ・ベノイト、ダニー・セイセン、キャロライン・ニール。

最後に、医学、精神医学、心理学、医療（健康管理）、教育、法律、社会正義、トラウマおよび時にはジェノサイド（スーダンの南ダフール州におけるそれ、など）に直面している難民の治療、出産／子育て、職場、政府、刑務所、および社会のその他の側面、さらにダルマをその普遍的な深さと美において実践することを尊重すべく心がけている方々に感謝と尊敬の意を表したいと思います。なお、紙面の都合で御氏名の掲載を省かざるをえなかった方々に加えて、特に以下の方々に対して、それぞれのお仕事への感謝の意を伝えさせていただきます。パウラ・アンドレア・ラミレス・ディアズグラナドス（コロンビア／スーダンの南ダルフール）、フイ・キ・トン(Hui Qi Tong)（米国、中国）、ケヴィン・フォング、ロイ・テ・チュン・チェン、ツングクエン・ウェン、ヘレン・マー、ジン・メイ・フー、シー・シー・ミン（中国、台湾、香港）、ヘヨン・アーン（韓国）、ジュンコ・ビッケルと椎名輝雄（日本）、レーナ・ペンネネン（フィンランド）、サイモン・ホワイツマンとリンダ・カントール（南アフリカ）、クロード・マスケンス、グエノラ・ヘルベッテ、エデル・マックス、キャロライン・リエージェ、イリオス・コッソー（ベルギー）、イリオス・コッソー（ベルギー）、ジーン＝ジェラルド・ブロッホ、ジュヌヴィエーヴ・ハムレット、マリー＝アンゲ・プラティリ、シャーロッテ・ボーチ＝ジェイコブセン（フランス）、キャサリン・ボヌス、トリシュ・マギャリ、エリカ・シビンガ、ダヴィッド・カーニー、カート・ヘルティング、カロライン・マクマナス、マイク・ブルメージ、モーリーン・ストラットフォード、カーミー・グロス、ロンダ・マギー、ジョージ・マムフォード、カール・フルウィラー。マリア・クルーゲ、ミック・クラズナー、トリッシュ・ラック、ベルニス・トドレス、ロン・エプスタイン、およびティム・リャン代表（米国）、ポール・グラスマン、マリア・クルーゲ、シルビア・ヴィーズマン＝フィスカリーニ、リンダ・ヘールハウプト、ペトラ・メイベルト（ドイツ）、ジョーク・ヘレマンス、ヨハン・ティンゲ、アンナ・スペッケンズ（オランダ）、ベアトリス・ヘラー、レグラ・ザーナー（スイス）、レベッカ・クレーン、ウイレム・クイケン、ジョン・ティーズデール、マーク・ウイリアムズ、クリス・カレン、リチャード・バーネット、ジャミー・ブリストー、トリッシュ・バートレー、スチュワート・マーサー、クリシュ・ルアンネ、リチャード・レヤード、ギョーム・ハング、アーン・グエン（英国）、ジンデル・セーガル、ノーム・ファーブ（カナダ）、ガボール・ファセカス（ハンガリー）、マッチ・デラ・ヴァーガ（アルゼンチン）、ジョアン・ベルグスタート、アニタ・オルソン、アンジェリ・ホルムステッド、オラ・シェンストレーム、カミラ・スケールド（スエーデン）、アンドリース・クロース（ノルウエー）、ジェイコブ・ピエット、ローン・オバビー．フジョーバック（デンマーク）、フランコ・クッシオ（イタリア）。

皆さんの仕事が、それを最も必要としている人々に届き続け、私たち全員の中の最も深く、かつ最善のものに触れ、それを明確にし、培い続け、それによって大小様々なやり方で、人類が切望している癒しと変容に寄与されんことを！

関連図書

［コスモス・ライブラリーの判断で若干追加されている］

マインドフルネス瞑想

Analayo, B. *Satipatthana: Tlte Direct Path to Realization*, Windhorse, Cambridge, UK, 2008.

Beck, C. *Nothing Special: Living Zen*, HarperCollins, San Francisco, 1993.

Beck, C. *Everyday Zen: Love and Work*, HarperCollins, San Francisco, 1993.（邦訳『エブリデイ禅——今この瞬間を生きる愛と営み』サンガ、二〇一二年）

Buswell, R. B., Jr. *Tracing Back the Radiance: Chinul's Korean Way of Zen*, Kuroda Institute, U of Hawaii Press, Honolulu, 1991.

Goldstein, J. *Mindfulnus: A Practical Guide to Awakening*, Sounds True, Boulder, 2013.

Goldstein, J. *One Dharma: The Emerging Western Buddhism*, HarperCollins, San Francisco, 2002.

Hanh, T. N. *The Heart of tle Buddha's Teachings*, Broadway, NewYork, 1998.

Hanh, T. N. *How to Love*, Parallax Press, Berkeley, 2015

Hanh, T. N. *How to Sit*, Parallax Press, Berkeley, 2014.

Hanh, T. N. *The Miracle of Mindfulness*, Beacon, Boston, 1976.

Kapleau, P. *The Three Pillars of Zen: Teaehing, Practice, and Enlightenment*, Random House, NewYork, 1965, 2000.

Krishnamurti, J. *This Light in Oneself: True Meditation*, Shambhala, Boston, 1999.（邦訳『真の瞑想——自らの内なる光』コスモス・ライブラリー、二〇一七年）

Krishnamurti, J. *Can Humanity Change: J. Krishnamurti in Dialogue with Buddhists*, Shambhala, Boston, 2003.（邦訳『ブッダとクリシュナムルティ——人間は変われるか？』コスモス・ライブラリー、二〇一七年）

Krishnamurti, J. *The Ending of Time: J. Krishnamurti & Dr. David Bohm*, 1985. Krishnamurti Foundation Trust Ltd., 1985.（邦訳『時間の終焉——J・クリシュナムルティ＆デヴィッド・ボーム対話集』コスモス・ライブラリー、二〇一一年）

Bohm, D, *Thought as a System*, Routledge, 1992.（邦訳『ボームの思考論——知覚を清め、洞察力を培う』コスモス・ライブラリー、二〇一六年）

Bohm, D, *On Creativity*, Routledge, 2004.（邦訳『創造性について——新しい知覚術を求めて』コスモス・ライブラリー、二〇一三年）

Wilber, K. *Integral Meditation, Mindfulness as a Path to Grow Up, Wake Up, and Show Up in Your Life*, Shambhala, Boston, 2016.（邦訳『インテグラル理論を体感する——統合的成長のためのマインドフルネス論——』コスモス・ライブラリー、二〇二〇年）

Wilber, K., P. Terry, P., Leonard M., Morelli, M., *Integral Life Practice*, Shambhala, Boston, 2008.（邦訳『INTEGRAL LIFE PRACTICE——私たちの可能性を最大限に引き出す自己成長のメタモデル』日本能率協会マネジメントセンター、二〇二〇年）

Ricard. M. *Why Meditate?*, Hay House, New York, 2010.

Rosenberg, L. *Breath by Breath: The Liberating Practice of Insight Meditation*, Shambhala, Boston, 1998.

Rosenberg, L. *Living in the Light of Death: On the Art of Being Truly Alive*, Shambhala, Boston, 2000.

Rosenberg, L. *Three Steps to Awakening: A Practice for Bringing Mindfulness to Life*, Shambhala, Boston, 2013.

Salzberg, S. *Lovingkindness*, Shambhala, Boston, 1995.

Salzberg, S. Real Love: *The Art of Mindful Connection*, Flatiron Books, New York, 2017.

Sheng-Yen, C. *Hoofprints of the Ox: Principles of the Chan Buddhist Path*, Oxford University Press, New York, 2001.

Suzuki, S. *Zen Mind, Beginner's Mind*, Weatherhill, NewYork, 1970（邦訳『禅マインド ビギナーズ・マインド』サンガ、二〇一〇年）

Thera, N. *The Heart of Buddhist Meditation: The Buddha's Way of Mindfulness*, Red Wheel/Weiser, San Francisco, 1962, 2014.

Treleaven, D. *Trauma-Sensitive Mindfalness: Practices for Safe and Transformative Healing*, WW. Norton, New York, 2018.

Tulku Urgyen. *Rainbow Painting*, Rangjung Yeshe: Boudhanath, Nepal, 1995.

MBSR

Brandsma, R. *The Mindfulness Teaching Guide: Essential Skills and Competencies for Teaching Mindfulness-Based Interventions*, New Harbinger, Oakland, CA, 2017.

Kabat-Zinn, J. *Full Catastrophe Living: Using the Wisdom of Your Body and Mind to Face Stress, Pain, and Illness*, revised and updated edition, Random House, New York, 2013.（邦訳『マインドフルネスストレス低減法』北大路書房、二〇〇七年）

Lehrhaupt, L. and Meibert, P. *Mindfulness-Based Stress Reduction: The MBSR Program for Enhancing Health and Vitality*, New World Library, Novato, CA, 2017.

Rosenbaum, E. *The Heart of Mindfulnes-Based Stress Reduction: An MBSR Guide for Clinicians and Clients*, Pesi Publishing, Eau Claire, WI, 2017

Santorelli, S. *Heal Thy Self: Lessons on Mindfulness in Medicine*, BellTower, New York, 1999.

Stahl, B. and Goldstein, E. *A Mindfulness-Based Stress Reducion Workbook*, New Harbinger, Oakland, CA, 2010.

Stahl, B., Meleo-Meyer, F., and Koerbel, L. *A Mindfulness-Based Stress Reduction Workbook for Anxiety*, New Harbinger, Oakland, CA, 2014.

マインドフルネスのその他の用途

Bardacke, N. *Mindful Birthing Training the Mind, Body, and Heart for Childbirth and Beyond*, HarperCollins, New Yotk, 2012.

Bartley, T. *Mindfulness: A Kindly Approach to Cancer*, Wiley-Blackwell, West Sussex, UK, 2016.

Bartley, T. *Mindfulness-Based Cognitive Therapy for Cancer*, Wiley-Blackwell, West Sussex, UK, 2072.

Bays, J. C. *Mindful Eating: A Guide to Rediscovering a Healthy and Joyful Relationship with Food*, Shambhala, Boston, 2009, 2017.

Bays, J. C. *Mindfulness on the Go: Simple Meditation Practices You Can Do anywhere*, Shambhala, Boston, 2014.

Biegel, G. *The Stress-Reduction Workbook for Teens: Mindfulness Skills to Help You Deal with Stress*, New Harbinger, Oakland, C4, 2017.

Brewer, Judson. *The Craving Mind: From Cigarettes to Smartphones to Love—Why We Get Hooked and How We Can Break Bad Habits*, Yale, New Haven,, 2017

Brown, K. W., Creswel,J.D., and Ryan, R. M. (eds). *Handbookof Mindfulnex: Theory, Researeh, and Practice*, Guilford, New York, 2015.

Carlson, L. and Speca, M. *Mindfulness-Based Cancer Recovery: A Step-by-Step MBSR Approach to Help You Cope uith Treatment and Reclaim Your Lrfe*, New Harbinger, Oakland, CA, 2010.

Cullen, M. and Pons, G. B. *The Mindfulness-Based Emotional Balance Workbook: An Eight-Week Program for Improved Emotion Regulation and Resilience*, New Harbinger, Oakland, CA, 2075.

Epstein, R. *Attending: Medicine, Mindfulness, and Humanity*, Scribner, New York, 2077.

Germer, C. *The Mindful Path to Self-Compassion*, Guilford, NewYork, 2009.

Goleman, G, and Davidson, R. J. *Altered Traits: Science Reveals How Meditaion Changes Your Mind, Brain, and Body,* Avery/Random House, New York, 2017.

Gunaratana, B.H. *Mindfulness in Plain English*,Wisdom, Somerville, MA, 2002.

Jennings, P. *Mindfulness for Teachers: Simple Skills for Peace and Productivity in the Classroom,* WW. Norton, New York, 2015.

Kaiser-Greenland, S. *The Mindful Child*, Free Press, New York, 2010.

McCown, D., Reibel, D., and Micozzt, M. S. (eds). *Resources for Teaching Mindfutness: An International Handbook*, Springer, NewYork, 2015.

McCown, D., Reibel, D., and Micozz¦ M. S. (eds.). *Teaching Mindfulness: A Practieal Guide for Clinicians and Educators*, Springer, New York, 2010.

Penman, D. *The Art of Breathing*, Conari, Newburyport, MA, 2018.

Rechtschaffery D. *The Mindful Education Workbook: Lessons for Teaching Mindfulness to Students,* WW. Norton, New York, 2016.

Rechtschaffen, D. *The Way of Mindful Education: Cultivating Wellbeing in Teachers and Students,* WW. Norton, New York, 2014.

Rosenbaum, E. *Being Well (Even When You Are Sick): Mindfulness Practices for People with Cancer and Other Serious Illnesses*, Shambhala, Boston, 2012.

Rosenbaum, E. *Here for Now: Living Wetl with Cancer Through Mindfulness*, Satya House, Hardwick, MA, 2005.

Segal, Z. V., Williams, J. M. G., and Teasdale, J.D. *Mindfulness-Based Cognitive Therapy for Depression: A New Approach to Preventing Relapse*, second edition, Guilford, New York, 2013.

Teasdale, J. D., Williams, M., and Segal, Z.Y. *The Mindful Way Workbook: An Eight-Week Program to Free Yourself from Depression and Emotional Distress*, Guilford, New York, 2014.

Williams, A. K., Owens, R., and Syedullah, J. *Radical Dharma: Talking Raee, Love, and Liberation*, North Atlantic Books, Berkeley, 2016.

Williams, J. M. G., Teasdale, J. D., Segal, Z. V., and Kabat-Zinn, J. *The Mindful Way Tltrough Depression: Freeing Yourself from Chronic Unhappiness*, Guilford, New York, 2007

Williams, M. and Penman, D. Mindfurness: *An Eight-week Plan for Finding Peace in a Frantic World*, Rhodale, 2012.

ヒーリング

Doidge, N. *The Brain's Way of Healing: Remarkable Discoveries and Recoveries from tlte Frontiers of Neuroprasticiy*, Penguin Random House, New York, 2016.

Goleman, D. *Healing Emotions: Conversations with the Dalai Lama on Mindfulness, Emotions, and Healing*, Shambhala, Boston, 1997.

Moyers, B. *Healing and the Mind*, Doubleday, New York, 1993.

Siegef, D. The _Mlldfat Brain: Refection and Attunenrent in the curtioation of W llb eing, W.W. Norton, New York, 2007.

van der Kolk, B. Ttte Body Keeps tbe Score: Brain, Mind, and Body in the Healing of Trauma, Penguin Random House, Nev York, 2014.

詩

Eliot, T. S. *Four Quartets*, Harcourt Brace, New York, 1943, 19277.

Lao-Tzu, *Tao Te Cbing*, (Stephen Mitchell, transl.), HarperCollins, New York, 1988.

Mitchell, S. *The Enlightened Heart*, Harper & Row; New York, 1989.

Oliver, M. *New and Selected Poems*, Beacon, Boston, 1992,

Tanahashi, K. and Leavitt, P. *The Complete Cold Mountain: Poems of the Legendary Hermit*, Hanshan, Shambhala, Boulder, CO, 2018.

Whyte, D. *The Heart Aroused: Poetry and the Preservatation of the Soul in Corporate America*, Doubleday, New York, 1994.

本文中で紹介したその他の参考書

Abram, D. *The Spell of the Sensuous*, Vintage, New York, 1996.

Blackburn, E. and Epel, E. *The Telomere Effect: A Revolutionary Approach to Living Younger, Healthier, Longer* Grand Central Publishing, New Nork, 2077.

Davidson, R. J., and Begley, S. *The Emotional Life of Your Brain*, Hudson St. Press, NewYork, 2012.

Harris, Y. N. Sapiens: *A Brief History of Humankind*, HarperCollins, New York, 2015.

Katie, B. and Mitchell. S. *A Mind at Home with Itself*, HarperCollins, New York, 2015.

Luke, H. *Old Age: Journey into Simplicity*, Parabola, New York, 1987.

Montague, A. *Touching: The Human Significance of the Skin*, Harper & Row, New York, 1.978.

Pinker, S. The *Better Angels of Our Nature: Why Violence Has Declined*, Penguin Random House, New York, 2012.

Pinker, S. *Enlightenment Now: The Case for Reason, Science, Humanism, and Progress*, Penguin Random House, New York, 2013.

Pinker, S. *How the Mind Works*, W.W. Norton, New York, 1997.

Ricard, M. Altruism: The Poweer of Compassion to Cnange Yourself and tbe World, Little Brown, New York, 2013.

Ryan T. A Mindful Nation: *How a Simple Practice Can Help Us Reduce Stress, Improve Performance, and Recaptare the American Spirit,* Hay House, New York, 2012.

Sachs, J. D *The Price of Civilization: Reawakening American Virtue and Prosperity*, Random House, New York, 2011.

Sachs, J. *The Man Who Mistook his Wife for a Hat*, Touchstone, New York, 1970.

Sachs, O. *The River of Consciousness*, Knopf, New York, 2017.

Sapolsky, R. Behave: *The Biology of Humans at Our Best and Worst*, Penguin Random House, New York, 2017.

Tegmark, M. *The Mathematical Universe: My Quest for the Ultimate Nature of Reality*, Random

House, New York, 2014.-

Turkle, S. *Alone Together: Why We We Expect More from Technology and Less fron Each Other*, Basic Books, New York, 2011.

Turkle, S. *Reclaiming Convrersation: The Power of Talk in a Digital Age*, Penguin Random House, New York, 2015.

Varela, F. J., Thompson, E., and Rosch, E. *The Embodied Mind: Cognitive Science and Human Experience*, revised edition, MIT Press, Cambridge, MA, 2016.

Wright, R. *Why Buddhism Is True: The Science and Philosophy of Meditation and Enlightennent*, Simon & Schuster, New York, 2017.

Websites

www.umassmed.edu/cfm	Center for Mindfulness, UMass Medical School
www.mindandlife.org	Mind and Life Institute
www.dharma.org	Vipassana retreat centers and schedules

転載許可 (Credits and Permissions 四分冊に共通)

Basho, three-line poem 'Old pond,' translated by Michael Katz, from *The Enligbtened Heart: An Anthology of Sacred Poetry*, editedby Stephen Mitchell (New York Harper & Row, 1989). Reprinted with the permission of the translator.

"Even in Kyoto" from *The Essential Haiku: Versions of Basho, Buson, and Issa*, translated and edited by Robert Hass. Copyright © 1994 by Robert Hass. Reprinted with the permission of HarperCollins Publishers, Inc.

Sandra Blakeslee, excerpts from "Exercising Toward Repair of the Spinal Cord" from *The Sunday New York Times* (September 22, 2002). Copyright © 2002 by The New York Times Company. Reprinted with permission.

Buddha, excerpt from *The Middle Length Discourses of tbe Buddba*, translated by Bikkhu Nanamoi and Bikkhu Bodhi. Copyright @ 1995 by Bikkhu Nanamoi and Bikkhu Bodhi. Reprinted with the permission of Wisdom Publications, 199 Elm Street, Somerville, MA 02144, USA, www.wisdompubs.org.

Chuang Tzu, excerpt from "The Empty Boat," translated by Thomas Merton, from *The Collected Poems of Thomas Merton*. Copyright © 1965 by The Abbey of Gethsemani. Reprinted with the permission of New Directions Publishing Corporation.

Definition for "sentient" from *American Heritage Dictionary of the English Language, Third Edition* Copyright © 2000 by Houghton Mifnin Company. Reprinted with the permission of Houghton Mifflin Company.

Emily Dickinson, "I'm Nobody! Who are you?", "Me from Myself ish'" to banish," and excerpt from "I dwell in possibility" from *The Complete Poems of Emily Dickinson*, edited by Thomas H. Johnson. Copyright © 1945, 1951, 1955, 1979, 1983 by the President and Fellows of Harvard College. Reprinted with the permission of The Berknap Press of Harvard University Press.

T. S. Eliot, excerpts from Burnt Norton," "Little Gidding," and "East Coker" from *Four Quartets*. copyright © 1936 by Hartcourt, Inc., renewed © 1964 by T.S. Eliot. Reprinted with the permission of Harcourr, Inc. and Faber and Faber Ltd.

Thomas Friedman, excerpts from "Foreign Affairs; Cyber-Serfdom" from *The New York Times* (January 30, 2001). Copyright © 2001 by The New York Times Company. Reprinted with permission.

Goethe, excerpt from *The Rag and Bone Shop of the Heart: Poems for Men*, edited by Robert Bly et al. Copyright © 1992 Robert Bly. Repriinted with the permission of Harpercolins Publishers, Inc. Exerpt from "The Holy Longing" from *News of the Universe* (Sierra Club Books, 1980). Copyright © 1980 by Robert Bly. Reprinted with the permission of the translator.

Excerpts from "Heart Sutra" from *Chanting with English Translations* (Cumberland, RI: Kwan Um Zen School, 1983). Reprinted with the permission of The Kwan Um School of Zen.

Juan Ramon Jiménez, "Oceans" and "I am not I" from *Selected Poems of Lorca and Jiménez*, chosen and translated by Robert Bly (Boston: Beacon Press, 1973). Copyright © 1973 by Robert Bly. Reprinted with the permission of the translator.

Kabir, excerpts from *The Kabir Book: Forty-four of the Ecstatic Poems of Kabir*, versions by Bly (Boston: Beacon Press, 1977). Copyright © 1977 by Robert Bly. Reprinted with the permission of Robert Bly

Lao Tzu, excerpts from *Tao Te Cbing*, translated by Stephen Mitchell. Copyright © 1988 by Stephen Mitchell. Reprinted with the permission of HarperCollins Publishers, Inc.

Antonio Machado, excerpt from "The wind one brilliant day," translated by Robert Bly, from *Times Alone: Selected Poems of Antonio Machado* (Middtetown, CT Wesleyan University Press, 1983). Copyright © 1983 by Robert Bly. Reprinted with the permilsion of the translator.

Naomi Shihab Nye, "Kindness" from *Words Under the Words: Selected Poerns* (Portland, OR: Eighth Mountain Press, 1995). Copyright © 1995 by Naomi Shihab Nye. Reprinted with the permission of the author.

Mary Oliver, "The Summer Day" from *News and Selected Poem*s. Copyright © 1992 by Mary Oliver. Reprinted with the permission of Beacon Press, Boston. "Lingering in Happiness" from *Why I Wake Early*. Copyright © 2004 by Mary Oliver. Reprinted with the permission of Beacon Press, Boston. "The Journey" from *Dream Work*. Copyright © 1986 by Mary Oliver. Reprinted with the permission of Grove/Atlantic, Inc.

Matt Richtel, excerpts from "The Lure of, Data: Is it Addictive?" from *The New York Times* (July 6, 2003). Copyright © 2003 by The NewYork Times Company. Reprinted by permission.

Rainer Maria Rilke, "My life is not this steeply sloping hour" from *Selected Poerns of Rainer Maria Rilke* (New York: Harper, 1981). Copyright © 1981 by Robert Bly. Reprinted with the permission of the translator.

copyright @ 1998 by the Estate of William Stafford. Reprinted with the permission of Graywolf Press, St. Paul, MN. „Being a Person." copyright @ by Wiliam Stafford. Reprinted with the permission of Kim Stafford.

Tenzin Gyatso, excerpt from *The Compassionate Life*. Copyright © 2001 by Tenzin Gyatso. Reprinted with the permission of Wisdom Publications, 199 Elm Street, Somerville, MA 02144, USA, www.wisdompubs.org.

Tung-Shan, excerpt ["If you look for the truth outside yourself, / It gets farther and farther away..."], translated by Stephen Mitchell, from *The Enligttened Heart: An Anthology of Sacred Poetry*, edited by Stephen Mitchell. Copyright © 1989 by Stephen Mitchen. Reprinted with the permission of HarperCollins Publishers, Inc.

Derek Walcott, "Love After Love" from Collected poems 1948-1984. Copyright © 1986 by Derek Walcott. Reprinted with the permission of Farrar, Straus & Giroux, LLC.

David Whyte, "Sweet Darkness" from *Fire in the Earth*. Copyright © 1992 by David Whyte. Reprinted with the permission of Many Rivers Press, Langley, WA. "Enough" from *Where Many Rivers Meet*. Copyright © 2000 by David Whyte. Reprinted with the permission of Many Rivers

Press, Langley, WA. Excerpt from *Crossing the Unhnossn Sea: Work as a Pilgrimage of Identity*. Copyright © 2001 by David Whyte. Reprinted with the permission of Riverhead Books, a division of Penguin, Group (USA) Inc.

William Carlos Williams, excerpt from "Asphodel, That Greeny Flower" (Book I) ["My heart rouses / thinking to bring you news / of something / that concerns you...'] from *The Collected Poens of William Carlos Williams, Volume II, 1939-1962*, edited by Christopher MacGowan. Copyright © 1994 by William Carlos Williams. Reprinted with the permission of New Directions Publishing Corporation.

William Butler Yeats, excerpts from "Gratitude to the Unknown Instructors," "Sailing to Byzantium," and "Broken Dreams" from *The Poems of W. B. Yeax: A Neat Edition*, edited by Richard J. Finneran. Copyright © 1933 by Macmillan Publishing Company, renewed © 1961 by Georgie Yeats. Reprinted with the permission of Simon & Schuster Adult Publishing.

訳者あとがき

本書は *Meditation Is Not What You Think: Mindfulness and Why It Is So Important* by Jon Kabat-Zinn. Hachette Books, New York, 2018 の全訳です。元々は、二〇〇五年に出版された *Coming to Our Senses: Healing Ourselves and the World through Mindfulness*（我に返る：マインドフルネスによって我々自身ひいては世界を癒す）という未邦訳の大著の一部として発表されたものを、内容をアップデートし、新たに著者の序文「イントロダクション」を加えた上で、二〇一八年に四分冊で出版されており、本書はその最初の「ブック1」にあたります。そこで、全体として「マインドフルネスの世界」シリーズを構成していると見なし、今回の「ブック1」に続き、以下「ブック2～4」を続刊の予定です。

実は、本書刊行のきっかけになったのは、今年一月の『インテグラル理論を体感する——統合的成長のためのマインドフルネス論』（ケン・ウイルバー著／門林　奨訳）の刊行です。〝「今ここに現前している人間の潜在的可能性」をウィルバーが指し示すインテグラル理論へのもう一つの入門書にして深遠な実践書〟と銘打たれた本書冒頭の「本書を読み始めるにあたって」で訳者は、大略、マインドフルネスについて次のように言及しています。

本書も、ある意味では、「自己成長」ないし「自己変容」を目指すための書籍の一つである。そしてその焦点は、〝自分の「器」そのものを成長・変容させる〟ことに当たっている。その「器」の成長には、大きく異なる二種類のものがあり、どちらも同じくらいに重要なものである。が、この点は、「成人以後の発達」に関する多くの文献ではあまり強調されていない。

が、その〝「もう一つの器」の成長〟に関わる実践が、近年、様々な場所で取り上げられるようになっている。それは「マインドフルネス」であり、もっと広く言えば、瞑想、禅、ヨーガ、武道など、私たちの精神的／霊的な意識と身体を深めるための様々な実践が該当する。

私たちは、様々な理由から「自己成長」を求めたり、あるいは逆に（あるいはその一環として）「ありのままの自己」を受容しようとしたりする。しかし、そのようにして成長させようとしている「自己」とは、そもそも何なのか？

実は、世界中の主要な精神的伝統（例えば仏教からキリスト教まで、道教からヨーガまで）においては、その核心において、ほとんど同じことが述べられている。つまり、〝私たちの最も深い本性は、生まれることもなく、純粋で、透明で、どんな形もなく、どんな境界もなく、あたかも曇りなき鏡のように、この世界を映し出している〟、と。

そして、こうした種類の成長ないし発達を、ウイルバーはその「インテグラル理論」のフレームワークおよび世界観と積極的に結びつけながら紹介している。

次に、発達や四象限という側面を中心にしてインテグラル理論が知られるようになってきたとはいえ、インテグラル理論のもうひとつの中核要素――そしてある意味では、最も大事な要素――である「精神性／霊性《スピリチュアリティ》」という部分が、前面にとりあげられていないのもまた事実である、と述べています。実際、世間にあふれる「スピリチュアル」な情報は玉石混交です。

ここで重要なことは、一般に「スピリチュアリティ」は、その言葉につきまとっている胡散臭さとあいまって、敬遠されがちであることとは対照的に、その実質的な内容の一部は、マインドフルネスや禅、あるいはヨーガや武道といった形をとって、「現代的」な人々のあいだでも受容されつつあるということです。ただ、そうした実践の多くが――広く普及しているものであればあるほど――その「核心」の話を避けているのも、否定しがたい事実であるかもしれないと言うのです。

ここでようやく今回の『瞑想はあなたが考えているものではない』が登場しますが、このタイトル自体に、マインドフルネスとその元になっている仏教瞑想それ自体についての誤解ないし思い違いがあるのではないかと思わせるものがあります。そこで、本書は、あたかも禅寺の石庭を掃除するかのように、そうした掃除というか整理から始まります。例えば、「瞑想――それはあなたが考えているものではない」という章に「瞑想のまたの名はリラクゼーションではない」と指摘されています。これは、瞑想が深いリラクゼーション、平和、静穏、洞察、知恵、そして同情／慈悲心を随伴されたりすることはないという意味ではありません。もちろん、随伴されますし、時々、され得ます。

また時々、熟練した瞑想者たちさえ、瞑想はどこか特別な場所に至るべく努めることについてのものではないということを忘れて、自分の願望や期待を叶えてくれるであろう一定の結果を待ち焦がれたり、切望したりする可能性があります。私たちが〝より良く知る〟時でさえもなお、そうしたことが時々起こり得るので、私たちはそれらの瞬間にそのような想念や願望を手放し、それらを、心の中で生起する他の思考と同様に扱い、何ものにも固執しないように心がけ、そしてそれらは〝もの欲しげな心〟とでも称すべきものの的であり、いかに無理からぬことであろうと、本質的には虚しい、単なる模造品かもしれないと見なしさえするように、自分自身に〝言い聞かせ〟なければなりません。

他の、よく見受けられる誤解は、瞑想とは自分の思考をコントロールしたり、あるいは特定の思考を持つための一定のやり方だというものです。この観念もまた、慈愛や平静沈着などの特定の性質や、歓喜や同情などの積極的情動を育むことを目指した特定の種類の瞑想があるという点で、ある程度の真実が備わっている一方、瞑想についての私たちの考え方は、しばしば、必要以上に実践を困難にし、現在の瞬間を、私たちの望み通りにではなく、開いたハートと開いた心で、そのあるがままに経験することを妨げます。

というのは、瞑想、とりわけマインドフルネス瞑想の狙いは、スイッチを切り変えてあなたをどこかにはじき飛ばすことでも、一定の思考を受け容れて、他のそれらを取り除くことでもないからです。また、あなたの心を空白にしたり、進んであなた自身を平安にしたり、リラックスさせたりすることでもないのです。それは、実は、(縫い目のない一つの全体と見なされる)ハートと心を、現在の瞬間にただありのままに気づくように仕向け、何であれ起こっているものを、単にそれがすでに起こっているが故に受け容れ、それらのどれも個人的に受け止めたりしないか、または自分がそれをいかに個人的に受け止めているかに注意し、そしてその認識を気づきの中に留めさえする、内なる仕草《ゼスチャー》なのです。

ここで、参考までに「日本のマインドフルネス」がどんな状況にあるのか、多少なりとも調べておく必要を感じ、ネットで検索したところ「「日本のマインドフルネス」へ向かって」という論考が見つかりました。これは「人間福祉学研究　第7巻第1号　2014.12」に掲載された特集論文「日本における〝マインドフルネス〟の展望」で、筆者は藤田一照曹洞宗国際センター所長（ちなみに、藤田師は『自己牢獄を超えて――仏教心理学入門』（コスモス・ライブラリー、二〇〇六年）の訳者です）。この論考の冒頭で、師は次のように述べています。

アメリカにおけるマインドフルネス・ムーヴメントの影響を受けてようやく日本でもマインドフルネスの理論や実践に対する関心が高まってきた。アメリカのマインドフルネスは元々は仏教のコンセプトであるサティ（パーリ語）に由来するものだが、「現在の瞬間に対する、判断を入れない注意のスキル」としてあまりにも仏教の文脈から切り離され、世俗化・メソッド化されてしまったために、サティが本来持っていた広がりや深さが失われているように思われる。例えばそれは「思い出す」という重要な働きや、戒や他の修行法との密接な関連性であり、主客二元を超えた無我行への深まりの方向性である。日本が今後マインドフルネス・ムーヴメントに貢献できるとすれば、あらためてマインドフルネスを仏教の中にもどして捉え直し、より広がりと深さを備えた新しいマインドフルネスとして更新していくことではないだろうか。

そういう視座から、本書「ブック1」にも登場している「ドゥッカ」や「ドゥッカ・マグネット」にも触れ、次にカバットジンをやや詳しく紹介し、それから「アメリカにおけるマインドフルネス・ムーヴメント」の状況を紹介しておられる。さらに、そこから「日本におけるマインドフルネスの現状」に目を転じ、「現今のマインドフルネス概念に欠けているもの、そして今後の展望」をかなり詳しく解説しています。この論文は〝「日本のマインドフルネス」に向かって〟で検索すればすぐに閲覧できるので、まだご覧になっていない方はぜひご一読ください。「スピリチュアリティ」がマインドフルネスや禅、あるいはヨーガや武道といった形をとって、「現代的」な人々のあいだでも受容されつつあるものの、「そうした実践の多くが——広く普及しているものであればあるほど——その「核心」の話を避けている」という、前出の門林氏の指摘に関わっていると思います。

なお、本書は、やや短いものからやや長いものまで、様々な論考から成っていますが、ご一読いただくと、どれも非常に周到な配慮が払われていることがお分かりになると思います。特に「イントロダクション」は長大なもので、ブック1から4までを視野に入れた、いわば「総序」になっており、これら四分冊それぞれの概要と意図も終わりの方に簡潔にまとめられています。

また、本書中の「瞑想についての二通りの考え方」（七十四頁）にウィルバーへの言及がありますので、興味のある方はご覧になってください。ちょうどタイムリーにも『INTEGRAL LIFE PRACTICE 私たちの可能性を最大限に引き出す自己成長のメタ・モデル』(日本能率協会マネジメントセンター)が刊行されたところです。「〝意識研究のアインシュタイン〟ケン・ウイルバーの理論の最良の実践書」で、「ティール型自己変容を実現する」ための「豊かで健全な人生、全人格的発達をもたらす統合的アプローチ」と銘打たれています。

ところで、著者ジョン・カバットジンは、「注意欠如障害の国」としてのアメリカの現状に触れる一方、「瞑想はいたるところにある」の中で、アメリカ人の〝心〟の現状について次のように述べています。

私たちは、一つの文化として、内面性との深い親密さの潜在可能性へ、また静寂と沈黙を包容するために気づきを培い、学ぶための力へと目覚めることの初期段階にある、と言っていいのではないかと思います。私たちは、より大きな明晰と洞察、より大きな感情的安定性、そして知恵を私たちにもたらすための現在の瞬間の力、世界の中に、家族と仕事の中に、より広く社会の中に、そしてグローバルな舞台へと私たちが持ち込むことができる体現された知恵を認識し始めているのです。要するに、私たちの文化にとって、瞑想はもはや異国の、エキゾチックな何かではないのです。今や、それは他の何かと同様に、アメリカ的になっているのです。あるいは、イギリス的、フランス的、イタリア的、または南アフリカ的に。ついにそれは辿り着いたのです。また、それは、世界の状態と、私たちの人生にひしひしと押し寄せている強大な勢力を考慮すれば、決して早過ぎではありません。それは、まさに、無数の異なった形でグローバルな規模で現れつつある、覚醒状態、慈悲心、そして知恵のルネッサンスのようなものかもしれません（私としてはそう呼びたいのです）。

これが我が国におけるマインドフルネスの現状、ひいてはその発展と、門林氏（そして彼と志を同じくしている方々）が切望している「直接体験としてのスピリチュアリティの深まり」、あるいは前掲引用文中で藤田師が言及されている「主客二元を超えた無我行への深まりの方向性」などにどう関わってくるかわかりません。しかし、本書「緒言」の末尾で、著者は次のように述べています。

〝マインドフルネス〟という言葉は、何世紀にもわたり成長してきた後、今や互いに密接に関わり合っている惑星的存在としての私たちの人生に固有の全体性を認識するのを助けるため、新しいやり方を見出し、新しい形式を帯びつつある、〝人間の知恵の進化の弧〟を表すものとされ始めており、それゆえ、それは、極めて若く早熟な種としての私たちの継続的な成長を育んでくれるものと受け止められつつあります。

科学者と瞑想者との間で行われている研究や交流、対話を通じて、また、多くの異なった伝統や文化からの多様で献身的で、十分に訓練された、ますます増えつつあるマインドフルネス教師の仕事を通じて、私たち人類は未だかつてないほど妥当なやり方でマインドフルネスを理解し、その潜在的な治癒的で変容促進的な効果を見出し、また新しい分野でそれらを施すための新たなやり方を見出しつつあります。世界中の政治家や政府でさえ注目し、その育成や実践に携わり始め、地域共同体《コミュニティ》や国の健康を促進するためのマインドフルネスの可能性に基づいて政策を策定し始めています――ただし、彼らが私たちと同じように人間らしく振る舞い、社会の中で組織的に公民権を奪われたり、権利を与えられていない人々に大きな救いの手を差し伸べるなど、状況によって社会の大義のために行動ができるような場合を除き、政治家を過信すべきではないでしょう。

最終的には、最も重要な課題《チャレンジ》は私たち全員がほんの少しでもいいからより多く目覚め、文字通りまた比喩的にも我に返ることだ、とあなたは言うかも知れません。程度はどうあれ、できる限り、欲するだけ我に返ること、特に、マインドフルネスが、人間存在としての私たちの中で最も深い、最善の部分との恋愛であると悟る時に。その時私たちは、私たちのすべての感覚を介して、見られるべくここにあるものを見、感じられるべくここにあるものを感じ、より多く気づくようになるための、より良い位置にあることとでしょう。人間の経験の全てが、あなたの人生により十分に招き入れられ、気づきの中に保持され、そして一生の実験または冒険として、あなたがチャンスを持っている間に何が展開するかを見てみるよう待ち受けています。

あなたのマインドフルネスへの関心と理解が一瞬また一瞬、一日また一日と育ち、開花し、あなたの人生と仕事、家族と地域共同体《コミュニティ》、そして私たち全員が属しているこの世界に滋養を与え、活気づけてくれますように。

本書で、著者は「率直な、時々刻々、一瞬一瞬の、判断を入れない気づきと考えられるマインドフルネスは、ただ単にそれについて考えたり、哲学的に解明したりすることよりはむしろ、瞑想によって培われることが最善であり、また、その最も入念で完全な解明は、マインドフルネスのことがしばしば〝仏教瞑想の核心〟として述べられている、仏教的伝統から来ているので、これから仏教と、マインドフルネスの実践へのその関係について触れながら、この並外れた伝統が、過去二千六百年にわたりこの惑星上の多くの異なる文化の中で孵化したという事実に基づいて、歴史の中の今この瞬間に世界に提供してくれるものから、何らかの理解と何らかの利益を刈り取る」ことを目論んでいると述べています。

著者はまたブッダのことを「自由に使うことができる彼自身の心《マインド》以外のいかなる道具も持たず、そして誕生と死、および一見して避けがたい苦しみの性質を深くまで調べるべく努めた人」と見なしたらいいかもしれないと述べています。彼の探査を進めるために、彼はまず、そのために自分が用いている道具、すなわち彼自身の心《マインド》を理解し、開発し、洗練し、調整し、そして安定させなければなりませんでした。この課題《チャレンジ》に応えるため、ブッダおよび彼の跡を受け継いだ人々は、心《マインド》それ自体の性質および生命のそれについての深い問題の探査――〝内面の科学〟の中核としての真の宗教的精神を駆使した探査――に着手しました。そして、彼らの自己観察の努力は目覚ましい発見に帰着したのです。

本書は、そうした様々な発見とそれらに関わる事柄への探求と、その成果を私たち一人ひとりの自己成長ないし自己変容に役立てること、また、私たちの内面に広々と横たわっているが、しかし〝考える〟心によっては踏み込めない〝非概念的な世界〟へと向かう〝オデッセイ〟(壮大な内面への旅)への誘いです。

著者／訳者紹介

ジョン・カバットジン（Jon Kabat-Zinn）

MBSR (mindfulness-based stress reduction) および Stress Reduction Clinic（ストレス低減クリニック）(1979)、およびマサチューセッツ医科大学の Center for Mindfulness in Medicine. Health Care, and Society（1995）の創設者。また、名誉教授。医療専門家、ビジネスコミュニティ、そして世界中の一般者向けのマインドフルネス・ワークショップおよびリトリートを引率している。彼は社会正義と経済的正義の強い支持者である。

Wherever You Go, There You Are（マインドフルネスを始めたいあなたへ）、*Full Catastrophe Living*（マインドフルネスストレス低減法）の著者。*Everyday Blessings* という妻のマイラ・カバットジンと共著のマインドフルネス子育てに関する本がある。

ビル・モイヤーズとの CBS Special *Healing and the Mind*、Oprah およびアンダーソン・クーパーとの CBS's 60 Minutes を含む、世界中の無数のドキュメンタリー番組で取り上げられた。彼の業績は医学、心理学、医療、学校、神経科学、高等教育、ビジネス、社会正義、刑事司法／裁判、監獄、法律、技術、政府、そしてプロスポーツなどの主流の組織制度へのマインドフルネスの浸透に寄与してきた。世界中の病院と医療センターが今やマインドフルネスと MBSR の訓練に基づいた臨床プログラムを提供している。

大野純一（おおの・じゅんいち）
翻訳家。主な訳書に、クリシュナムルティ『生と覚醒のコメンタリー・1〜4』『英知の教育』、ケン・ウィルバー『万物の歴史』（以上、春秋社）、『クリシュナムルティの瞑想録』『楽園の蛇』『生の全体性』（平河出版社）、『白い炎――クリシュナムルティ初期トーク集』（コスモス・ライブラリー）などがある。

ジョン・カバットジンとのマインドフルネス瞑想実践ガイド

シリーズ1：世界中のMBSRプログラムで使用中のボディスキャンと座る瞑想、およびマインドフルヨーガのガイド。詳細は『マインドフルネスストレス低減法』参照。

シリーズ2：山岳瞑想、湖水瞑想、座る瞑想など比較的短い瞑想ガイド。元々は『マインドフルネスを始めたいあなたへ』のために開発されたシリーズ。

シリーズ3：特に「ブック1」〜「ブック4」用に企画された瞑想ガイドで、呼吸／身体感覚（呼吸／身体風景）、音（音風景）、思考／情動（心風景）、無選択の気づき（今風景）、ラビングカインドネス（ハート風景）瞑想、並びに横臥瞑想（死体ポーズ／死ぬ前に死ぬ）、マインドフル歩行、そして日常生活でのマインドフルネス養成（生活風景）を含んでいる。

■iPhone and Androidアプリ用：www.mindfulnessapps.com
■digitalダウンロード用：www.betterlisten,com/pages/jonkabatzinnseries123
■CDセット用：www.soundstrue.com/jon-kabat-zinn

瞑想はあなたが考えているものではない
なぜマインドフルネスがこれほど重要なのか
マインドフルネスの世界・ブック1

著者　ジョン・カバットジン
訳者　大野純一

2020年9月16日　第1刷発行

発行所　(有)コスモス・ライブラリー
発行者　大野純一
〒113-0033　東京都文京区本郷3-23-5　ハイシティ本郷204
電話：03-3813-8726　Fax：03-5684-8705
郵便振替：00110-1-112214
E-mail：kosmos-aeon@tcn-catv.ne.jp
http://www.kosmos-lby.com/
装幀　河村　誠
発売所　(株)星雲社（共同出版社・流通責任出版社）
〒112-0005　東京都文京区水道1-3-30
電話：03-3868-3275　Fax：03-3868-6588
印刷／製本　シナノ印刷(株)
ISBN978-4-434-28038-2 C0011
定価はカバー等に表示してあります。

「コスモス・ライブラリー」のめざすもの

古代ギリシャのピュタゴラス学派にとって〈コスモス Kosmos〉とは、現代人が思い浮かべるようなたんなる物理的宇宙（cosmos）ではなく、物質から心および神にまで至る存在の全領域が豊かに織り込まれた〈全体〉を意味していた。が、物質還元主義の科学とそれが生み出した技術と対応した産業主義の急速な発達とともに、もっぱら五官に隷属するものだけが重視され、人間のかけがえのない一半を形づくる精神界は悲惨なまでに忘却されようとしている。しかし、自然の無限の浄化力と無尽蔵の資源という、ありえない仮定の上に営まれてきた産業主義は、いま社会主義経済も自由主義経済もともに、当然ながら深刻な環境破壊と精神・心の荒廃というつけを負わされ、それを克服する本当の意味で「持続可能な」社会のビジョンを提示できぬまま、立ちすくんでいるかに見える。

環境問題だけをとっても、真の解決には、科学技術的な取組みだけではなく、それを内面から支える新たな環境倫理の確立が急務であり、それには、環境・自然と人間との深い一体感、環境を破壊することは自分自身を破壊することにほかならないことを、観念ではなく実感として把握しうる精神性、真の宗教性、さらに言えば〈霊性〉が不可欠である。が、そうした深い内面的変容は、これまでごく限られた宗教者、覚者、賢者たちにおいて実現されるにとどまり、また文化や宗教の枠に阻まれて、人類全体の進路を決める大きな潮流をなすには至っていない。

「コスモス・ライブラリー」の創設には、東西・新旧の知恵の書の紹介を通じて、失われた〈コスモス〉の自覚を回復したい、様々な英知の合流した大きな潮流の形成に寄与したいという切実な願いがこめられている。そのような思いの実現は、いうまでもなく心ある読者の幅広い支援なしにはありえない。来るべき世紀に向け、破壊と暗黒ではなく、英知と洞察と深い慈愛に満ちた世界が実現されることを願って、「コスモス・ライブラリー」は読者と共に歩み続けたい。